Guia Prático de Ultra-Sonografia Vascular

Guia Prático de Ultra-Sonografia Vascular

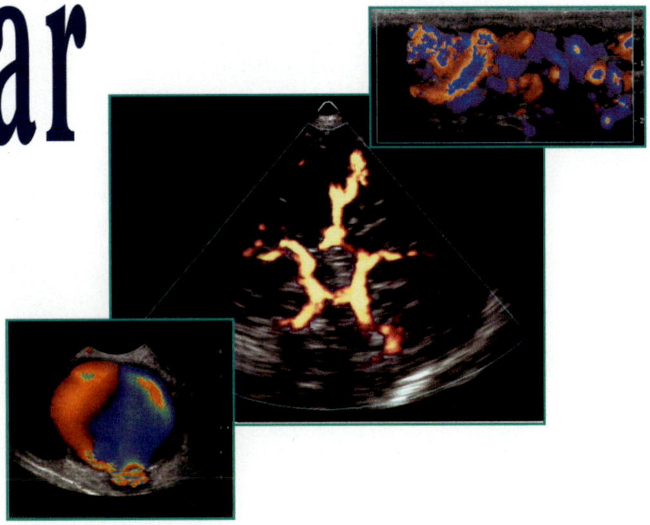

Peter H. Arger, M.D., F.A.I.U.M., F.A.C.R.

Professor Emeritus
Department of Radiology
University of Pennsylvania Medical Center
Hospital of the University of Pennsylvania
Philadelphia, Pennsylvania

Suzanne DeBari Iyoob, B.S., R.D.M.S., R.V.T.

Technical Director-Vascular Laboratory
Department of Radiology
University of Pennsylvania Medical Center
Hospital of the University of Pennsylvania
Philadelphia, Pennsylvania

REVINTER

Guia Prático de Ultra-Sonografia Vascular

ISBN 85-372-0081-6

Tradução:
RIVO FISCHER
Médico, RS

Revisão Técnica:
FLÁVIA ENGEL ADUAN BREYER
Residência Médica em Radiologia no HUPE, RJ
Especialização em Radiologia Intervencionista
Médica do Serviço de Radiologia do HUPE, RJ
Médica do Serviço de Radiologia do INCA, RJ

Nota: A medicina é uma ciência em constante evolução. À medida que novas pesquisas e experiências ampliam os nossos conhecimentos, são necessárias mudanças no tratamento clínico e medicamentoso. Os autores e o editor fizeram verificações junto a fontes que se acredita sejam confiáveis, em seus esforços para proporcionar informações acuradas e, em geral, de acordo com os padrões aceitos no momento da publicação. No entanto, em vista da possibilidade de erro humano ou mudanças nas ciências médicas, nem os autores e o editor nem qualquer outra parte envolvida na preparação ou publicação deste livro garantem que as instruções aqui contidas são, em todos os aspectos, precisas ou completas, e rejeitam toda a responsabilidade por qualquer erro ou omissão ou pelos resultados obtidos com o uso das prescrições aqui expressas. Incentivamos os leitores a confirmar as nossas indicações com outras fontes. Por exemplo e em particular, recomendamos que verifiquem as bulas em cada medicamento que planejam administrar para terem a certeza de que as informações contidas nesta obra são precisas e de que não tenham sido feitas mudanças na dose recomendada ou nas contraindicações à administração. Esta recomendação é de particular importância em conjunto com medicações novas ou usadas com pouca freqüência.

Título original:
The Complete Guide to Vascular Ultrasound

Livraria e Editora REVINTER Ltda.
Rua do Matoso, 170 – Tijuca
20270-135 – Rio de Janeiro – RJ
Tel.: (21) 2563-9700 – Fax: (21) 2563-9701
livraria@revinter.com.br – www.revinter.com.br

Ao Christopher, aos meus pais, Susan e Robert, ao meu irmão, Chris, à minha avó, Edith, a todo o restante da minha família e aos meus amigos (especialmente Susan Schultz e Bonnie Brake), pelo amor, orientação e apoio.

S.D.I.

A Afento, Harry, Donald, Anastasia, Eugenia e Nicholas, aos quais sou imensamente grato porque influíram profundamente em toda a minha visão da vida.

P.H.A.

Agradecimentos

Gostaríamos de estender os nossos sinceros agradecimentos à Patricia Hartman, cujo auxílio inestimável foi fator-chave para a realização deste livro. Sua habilidade com o computador e a digitação das muitas modificações e reformulações foram uma constante fonte de energia.

Estendemos, também, a nossa gratidão à Philips Ultrasound, a Scott Leonard e a todos os técnicos em ultra-sonografia e médicos da seção de ultra-sonografia do Hospital of the University of Pennsylvania. Agradecemos o auxílio deles na aquisição das imagens de ultra-sonografia incluídas neste livro. Somos gratos, também, a Steven Horii, por compartilhar conosco a sua perícia técnica.

Prefácio

A ultra-sonografia vascular progrediu de tal modo, que se tornou um componente integrante de quase todos os aspectos do diagnóstico por ultra-sonografia. A complexidade da ultra-sonografia vascular aumentou com o avanço da tecnologia, juntamente com a capacidade dos equipamentos de ultra-sonografia de visibilizar cada vez mais vasos e com amplitude maior de variáveis de fluxo. O aumento de capacidade e a utilização de cores, a potência e o dúplex-Doppler são exemplos disto.

A compreensão dos aspectos técnicos e o diagnóstico da ultra-sonografia vascular são essenciais para a obtenção do máximo possível das informações que podem ser adquiridas e para a realização do diagnóstico mais fidedigno e informativo sobre um determinado problema.

O *Guia Prático de Ultra-Sonografia Vascular* aborda a ultra-sonografia vascular de maneira diferente. Esta abordagem combina a "técnica de como fazer" com a da "análise diagnóstica" da ultra-sonografia vascular, resultando em um melhor diagnóstico da patologia em diversos níveis. Para a montagem desta estratégia abrangente, de profundo conhecimento, sobre cada um dos diversos problemas vasculares, a maioria dos capítulos está esquematizada em uma divisão de seis partes:

1. **Anatomia.** Demonstra graficamente a anatomia geral da área vascular a ser examinada, bem como a anatomia individual dos vasos.
2. **Patologia.** Discute brevemente os processos patológicos que podem afetar os vasos em exame. Expõe importantes informações da fisiopatologia associada, necessárias para uma boa análise.
3. **Histórico/perguntas a serem feitas ao paciente.** Detalha os sintomas associados às potenciais doenças vasculares dos vasos que estão sob avaliação.
4. **Exames diagnósticos.** Detalha as características técnicas que deve ter um exame específico para um determinado vaso a ser avaliado. Estes aspectos técnicos podem incluir testes realizados habitualmente, mas não os de ultra-sonografia.
5. **Análise diagnóstica.** Inclui imagens e ilustrações de ondas de Doppler. Discute, sob a forma de explicações detalhadas, a relevância dos vários achados clínicos.
6. **Outros testes diagnósticos** relacionados com o problema clínico, compreendendo outros testes diagnósticos que não os de ultra-sonografia.

Acreditamos que a informação contida neste livro diga respeito a um público amplo, compreendendo médicos como radiologistas, cirurgiões-vasculares e cardiologistas, bem como técnicos em ultrasonografia, cujo trabalho é vital no campo da ultrasonografia.

Peter H. Arger
Suzanne DeBari Iyoob

Sumário

Guia Prático de Ultra-Sonografia Vascular

CAPÍTULO 1

Vasos Sanguíneos – Anatomia e Fisiologia

I. ANATOMIA DOS VASOS SANGUÍNEOS

A. As **três camadas (túnicas) dos vasos sanguíneos** (Fig. 1.1)

1. Túnica interna ou íntima. É a camada mais interna e é constituída por células endoteliais.
2. Túnica média. É a camada intermediária, que é composta por músculos lisos e fibras elásticas. Ela é mais espessa nas artérias, pode modificar o tamanho e a forma das artérias, confere às artérias sua rigidez e forma cilíndrica e é influenciada por hormônios e outros compostos químicos.
3. Túnica externa ou adventícia. É a camada mais externa, composta por colágeno e fibras elásticas. Ela protege o vaso e o firma nos tecidos circundantes.

B. O **sistema circulatório** (Fig. 1.2)

1. A **circulação sistêmica** refere-se ao fluxo de sangue do ventrículo esquerdo do coração através do corpo (exceto dos pulmões) e o retorno ao átrio direito do coração. O sangue transporta oxigênio e nutrientes para os tecidos do corpo. Ele também remove resíduos, dióxido de carbono e calor dos tecidos do corpo. O sangue sai do ventrículo esquerdo do coração e segue através da aorta, das artérias, arteríolas, vênulas, veias e da veia cava, para adentrar o átrio direito do coração:

   Coração → Aorta → Artérias → Arteríolas → Capilares → Vênulas → Veias → Veia cava → Coração

2. A **circulação pulmonar** refere-se ao fluxo de sangue do ventrículo direito do coração através das artérias pulmonares, direita e esquerda, para os alvéolos (sacos aéreos) nos pulmões e, então, dos alvéolos dos pulmões, através das veias pulmonares, direita e esquerda, de volta para o átrio esquerdo. Quando entra nos alvéolos, vindo do ventrículo direito, o sangue está desoxigenado (porque antes já passou pelo resto do corpo, durante a circulação sistêmica) e quando sai dos alvéolos pulmonares ele está oxigenado e vai para o átrio esquerdo.

   Coração → Artérias pulmonares → Alvéolos → Veias pulmonares → Coração

C. **Tipos de vasos sanguíneos**

1. **Artérias** são vasos sanguíneos que transportam o sangue do coração para os tecidos do corpo. Elas contêm todas as três camadas de túnicas. A túnica interna e a média são mais espessas do que nas veias. A túnica externa é mais fina do que nas veias. As artérias vão subdividindo-se em ramos cada vez menores, eventualmente subdividindo-se em arteríolas.

2. **Arteríolas.** Esses pequenos vasos são reguladores do fluxo de sangue das artérias para os capilares. À medida que se situam mais próximas dos capilares, as camadas das arteríolas se afinam, terminando por consistir apenas de uma camada de células endoteliais, rodeada por umas poucas fibras musculares lisas. A vasoconstrição (quando os músculos lisos se contraem) faz diminuir o fluxo sanguíneo para os capilares. A vasodilatação (quando os músculos lisos se relaxam) faz aumentar o fluxo do sangue para os capilares. São as arteríolas que têm a resistência máxima no sistema circulatório. Elas concorrem com metade da resistência total ao fluxo sanguíneo.

3. **Capilares.** Esses vasos microscópicos só têm uma camada de endotélio e uma membrana basal. Eles permitem a troca de nutrientes e de produtos residuais entre o sangue e as células dos tecidos. Os capilares (às vezes são extensas redes de capilares) geralmente conectam as arteríolas às vênulas.

4. **Vênulas.** Esses vasos drenam o sangue dos capilares para as veias. Junto aos capilares, as vênulas podem consistir apenas de uma camada endotelial, circundada pela túnica externa. Junto às veias, as vênulas possuem todas as três camadas.

5. **Veias.** As veias são vasos sanguíneos que transportam o sangue dos tecidos do corpo de volta para o coração. Elas são compostas por todas as três camadas de túnicas, embora as túnicas íntima e média sejam mais finas do que as das artérias. A túnica externa é mais espessa do que a das artérias. As veias contêm válvulas para evitar o refluxo do sangue, que nesses pontos tem uma pressão mais baixa.

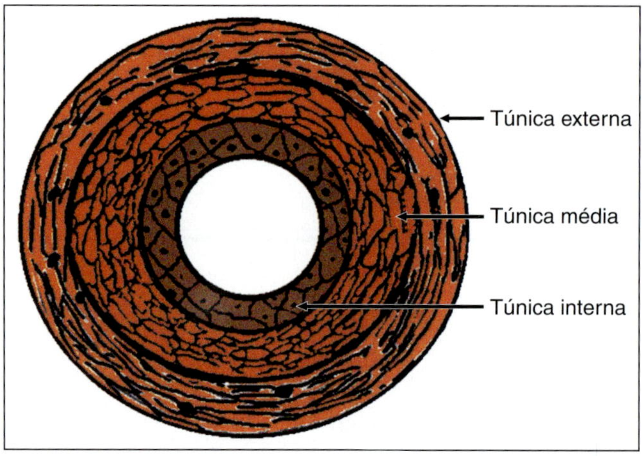

Figura 1.1. As três camadas da parede vascular.

6. *Vasa vasorum*. Essa é uma rede de vasos sanguíneos diminutos que fazem a perfusão dos próprios tecidos dos vasos sanguíneos.

II. FISIOLOGIA E CARACTERÍSTICAS DO FLUXO SANGUÍNEO

A. **Fluxo sanguíneo** é a quantidade de sangue que passa através de um vaso durante um período de tempo. Na maioria dos vasos, o sangue flui num padrão de fluxo laminar (Fig. 1.3). Um padrão de fluxo laminar é um padrão estável, consistindo de várias lâminas (camadas), que são concêntricas. Supõe-se que cada lâmina flui numa velocidade diferente. A velocidade de cada camada aumenta à medida que ela se aproxima do centro da luz do vaso. Supõe-se que é no centro que existe a máxima velocidade do fluxo sanguíneo. Os dois fatores primordiais determinantes do fluxo sanguíneo são a pressão sanguínea e a resistência.

B. **Pressão sanguínea.** Considera-se pressão sanguínea a pressão que o sangue exerce sobre as paredes dos vasos.

1. A pressão sanguínea é diretamente proporcional ao fluxo sanguíneo. Quando um aumenta, o outro também aumenta.
2. O sangue sempre flui das áreas de maior pressão para as áreas com menor pressão.
3. A pressão sanguínea começa elevada quando o sangue sai do ventrículo esquerdo para ir para a circulação sistêmica (pressão média de 100 mmHg) e dirige-se para 0 mmHg quando o sangue retorna ao coração, para o átrio direito.
4. Os principais fatores que afetam a pressão sanguínea arterial:
   a. O **débito cardíaco.** O débito cardíaco é determinado pela multiplicação do **volume sistólico** (que é a quantidade de sangue ejetada de cada ventrículo em cada sístole, caracteristicamente 70 mL) pela taxa cardíaca. Em um adulto normal, em repouso, isso corresponde a 5,25 L/min. O débito cardíaco é diretamente proporcional à pressão sanguínea. Quando um(a) diminui, a(o) outra(o) também o faz.
   b. O **volume sanguíneo.** O volume de sangue também é diretamente proporcional à pressão sanguínea. Quando um(a) aumenta, a(o) outra(o) também o faz. Normalmente, o volume de sangue num adulto é de cerca de 5 L. Uma hemorragia faz diminuir o volume de sangue e, em conseqüência, a pressão sanguínea também diminui. Uma alta ingesta de sais (retenção de água) aumenta o volume sanguíneo e, em conseqüência, a pressão sanguínea também aumenta.
   c. A **resistência periférica** é definida como o conjunto de fatores que se opõem ao fluxo do sangue no sistema circulatório. As arteríolas mudam. As arteríolas mudam seus diâmetros para afetar a resistência, o que afeta o fluxo sanguíneo e a pressão sanguínea. Se a resistência periférica aumenta, também aumenta a pressão sanguínea arterial. Essa também é uma relação de proporcionalidade direta.
5. A **resistência.** Oposição ao fluxo sanguíneo. Isso ocorre em conseqüência da fricção entre as paredes dos vasos sanguíneos e o sangue. Também ocorre por causa da viscosidade gerada pelas proteínas plasmáticas e pelas hemácias. Ela é diretamente proporcional à pressão sanguínea e do fluxo sanguíneo resultante. Um aumento da resistência resultaria em aumento do fluxo sanguíneo e da pressão sanguínea.

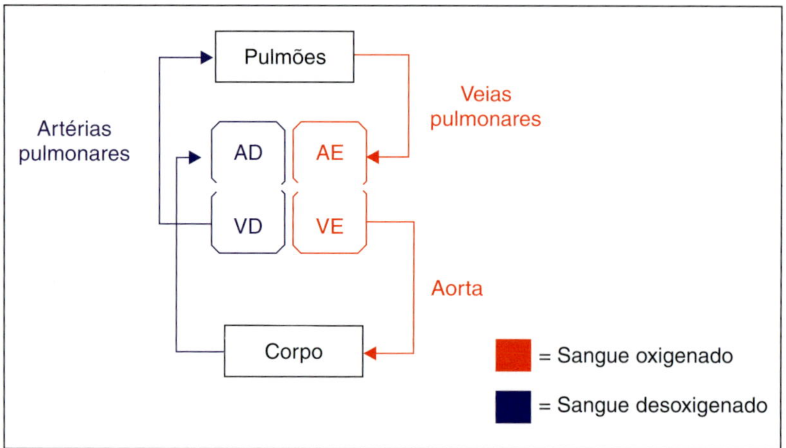

Figura 1.2. Simplificação do sistema circulatório.

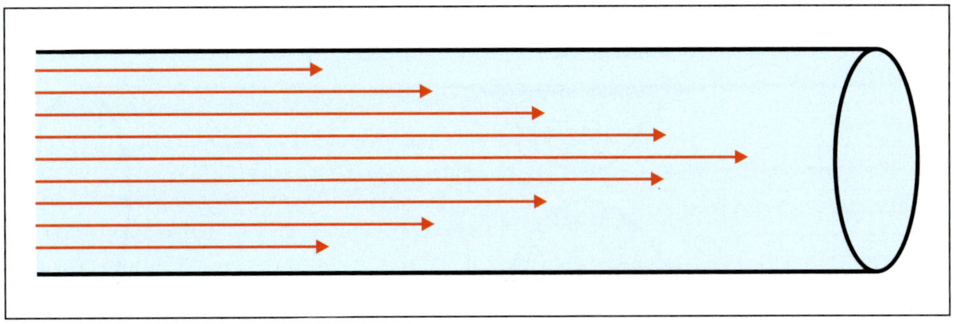

Figura 1.3. Fluxo laminar.

6. Principais fatores que afetam a resistência ao fluxo sanguíneo:
   a. **A viscosidade do sangue.** A viscosidade do sangue diz respeito a quão "grosso" ele é. Movimentar um sangue mais viscoso demanda mais energia. A viscosidade é diretamente proporcional à resistência e, portanto, à pressão sanguínea. Desidratação, queimaduras graves e policitemia (um aumento no número de hemácias) causam aumento da viscosidade do sangue, que aumenta a resistência e a pressão sanguínea. Condições como anemia ou hemorragia podem causar diminuição da viscosidade do sangue, o que diminui a resistência e a pressão sanguínea.
   b. **O raio do vaso sanguíneo.** O raio de um vaso sanguíneo, elevado à quarta potência, é inversamente proporcional à resistência. Quando o raio diminui, aumentam a resistência e a pressão sanguínea. Obviamente, vasos menores têm resistências maiores.
   c. **O comprimento do vaso sanguíneo.** Quanto mais longo um vaso sanguíneo, maior sua resistência. Há uma relação de proporcionalidade direta.

C. A **Lei de Poiseuille** ajuda a determinar quanto fluido está se deslocando através de um vaso. Ela é uma equação que descreve a relação entre resistência, pressão e volume de fluxo. Ela demonstra que o que mais afeta a resistência é a mudança no diâmetro do vaso sanguíneo. A resistência aumenta à medida que o raio diminui. Neste caso, a velocidade do fluxo sanguíneo precisa aumentar para que possa ser mantida a mesma quantidade de sangue deslocando-se através do vaso. Portanto, há uma relação inversamente proporcional entre a velocidade no vaso sanguíneo e a região do vaso sanguíneo.

$$\text{Lei de Poiseuille} = Q = \frac{(P_1 - P_2)\,\pi r^4}{8\eta L}$$

Q = volume do fluxo
P_1 = pressão na extremidade proximal do vaso
P_2 = pressão na extremidade distal do vaso
r = raio do vaso
L = comprimento do vaso
π = 3,1416
η = viscosidade do fluido

Também pode ser usada uma relação abreviada entre pressão/volume de fluxo:

$$Q = P/R$$

Q = volume de fluxo
P = pressão
R = resistência

D. O **Número de Reynolds.** À medida que a pressão aumenta, o volume de fluxo também aumenta. Isso só acontece até certo ponto. Quando um fluxo laminar estável é perturbado, as correntes em linhas retas se alteram e formam correntes circulares, chamadas correntes em redemoinho e vórtices. Osborne Reynolds descobriu que quando o padrão de fluxo muda do linear para o turbulento, o volume de fluxo não é mais aumentado pelo aumento da pressão. Em vez disso, o que aumenta é a perturbação do fluxo. O número de Reynolds é um número "não-dimensionado" que informa em que ponto o fluxo se torna turbulento. Quando o número ultrapassa 2.000, o fluxo passa a ser turbulento. Outros fatores, como irregularidades das paredes dos vasos e placas, o pulsar do fluxo sanguíneo e movimentos corporais, podem fazer com que o fluxo sanguíneo se torne turbulento mesmo com o número de Reynolds em valores baixos:

$$\text{Número de Reynolds (Re)} = Re = \frac{Vq2r}{\eta}$$

Re = número de Reynolds
V = velocidade
q = densidade do fluido (dado que a densidade e a viscosidade geralmente são constantes, fluxo turbulento)
r = raio do tubo (desenvolve-se principalmente em conseqüência de mudanças na velocidade ou no raio)
η = viscosidade do fluido

E. A **Equação de Bernoulli.** Ela demonstra que há uma relação inversamente proporcional entre pressão e velocidade. Quando a velocidade é elevada, a pressão é baixa e vice-versa. As separações de fluxos são gradientes de pressão (a diferença de pressão entre uma área do vaso e outra). Isso pode ser causado por uma mudança de direção no vaso (uma curva ou dobra) ou na geometria do vaso (devido a um alargamento, como no bulbo carotídeo, ou a um estreitamento devido a uma estenose ou placa) (Fig. 1.4). Numa área de separação

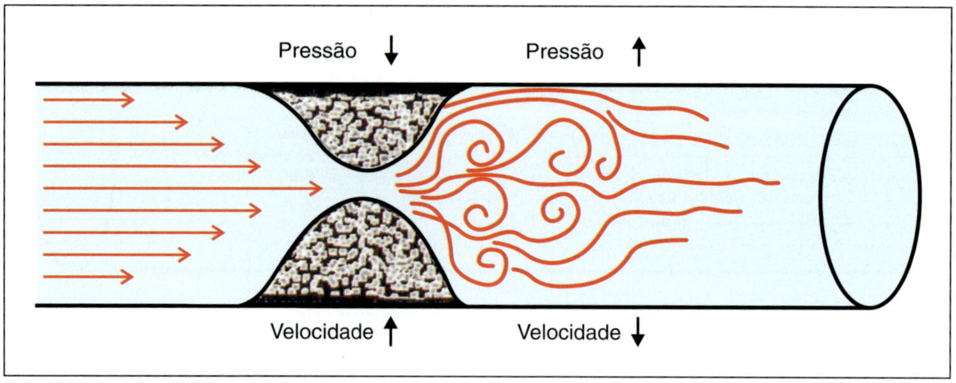

Figura 1.4. Efeitos da placa estenosante sobre o padrão, a velocidade e a pressão do fluxo.

de fluxos, a velocidade diminui, e a pressão aumenta. A direção do fluxo sanguíneo muda nessa área, porque o sangue flui da pressão mais alta para a mais baixa.

F. **Outras características do fluxo sanguíneo**

1. O fluxo que sofre pouca resistência é contínuo e constante durante a sístole e a diástole. Geralmente ele se encontra irrigando um leito vascular dilatado, como nas artérias carótidas internas, renais, vertebrais, hepáticas, esplênicas e celíacas.
2. O fluxo que sofre alta resistência é pulsátil (trifásico ou bifásico) (Fig. 1.5). Geralmente ele pode ser encontrado em artérias que suprem leitos vasculares periféricos de alta resistência, tais como as artérias carótidas externas, aorta, ilíacas, subclávias, mesentéricas superiores jejunais e as das extremidades.
3. Em artérias que suprem leitos vasculares periféricos de alta resistência, normalmente se encontra reversão do fluxo diastólico. Essa reversão de fluxo aumenta com a vasoconstrição e diminui com a vasodilatação (que pode ser obtida por exercício, aquecimento do corpo e estenose). Por exemplo, um sinal arterial de Doppler, normalmente de alta resistência, torna-se de baixa resistência após exercício. Como um reflexo avançado, agora é observada uma porção reversa na forma da onda do fluxo diastólico.
4. A reversão do fluxo diastólico desaparece distalmente a uma estenose.
5. A reversão do fluxo diastólico também pode desaparecer proximalmente a uma estenose significativa.
6. A vasoconstrição causa aumento de pulsação em artérias de tamanho pequeno ou médio e diminuição de pulsação em artérias diminutas, em arteríolas e em capilares.

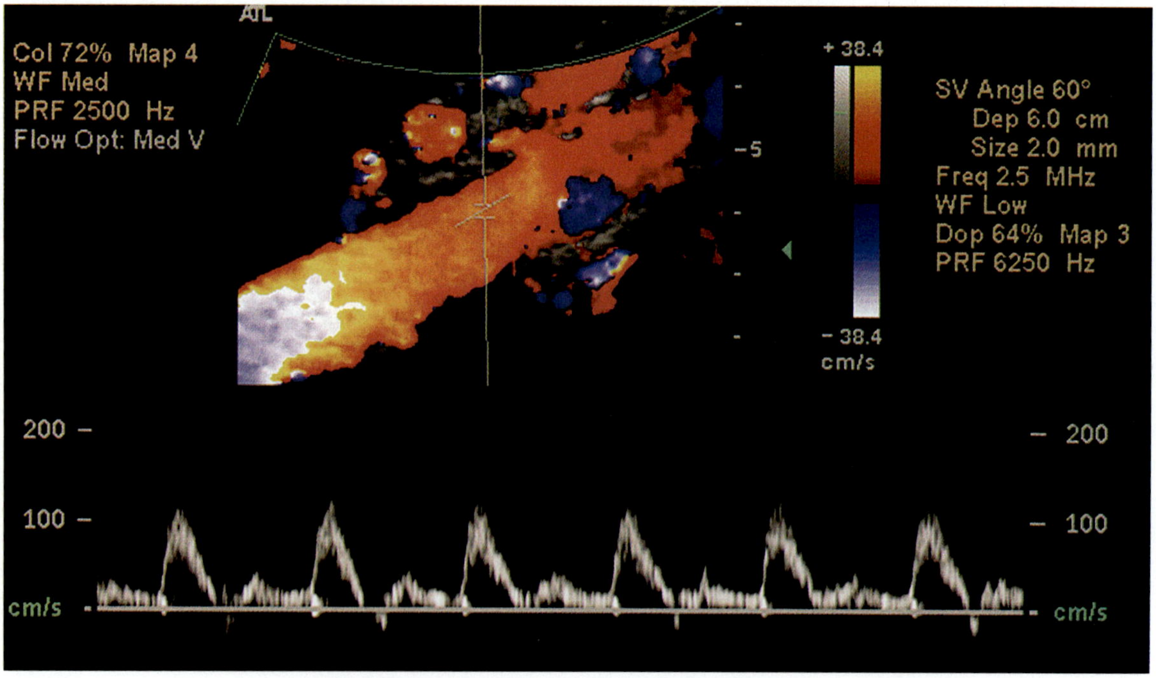

Figura 1.5. Traçado de Doppler da aorta média demonstrando um fluxo pulsátil de alta resistência.

7. A vasodilatação causa diminuição de pulsação em artérias pequenas e de tamanho médio e aumento de pulsação em artérias diminutas, em arteríolas e em capilares.
8. O fluxo sanguíneo total pode ser normal numa extremidade em repouso, mesmo que haja uma estenose ou uma oclusão significativa num vaso. Isso se deve ao desenvolvimento de vascularização colateral.

BIBLIOGRAFIA

Rumwell C, McPharlin M. *Arterial evaluation in vascular technology – an illustrated review Pt. 1*, 2nd ed. Pasadena, CA: Davies Publishing, 2000:1-33.

Tortora GJ, Anagnostakos NP. *The cardiovascular system: vessels and routes. In: Principles of anatomy and physiology*, 6th ed. New York: Harper & Row, 1990:606-612.

CAPÍTULO 2

Vasos Abdominais

I. AORTA ABDOMINAL

A. Anatomia (Fig. 2.1)

1. A aorta abdominal estende-se da décima segunda vértebra torácica à quarta vértebra lombar.
2. Porções da aorta abdominal (Fig. 2.2):
   a. Proximal – em nível superior ou igual ao do eixo celíaco, mede 2 a 3 cm.
   b. Média – abaixo do eixo celíaco, acima das artérias renais, mede 1,6 a 2,5 cm.
   c. Distal – imediatamente acima da bifurcação, mede 1,1 a 2,0 cm.
   d. Artérias ilíacas – medem 0,6 a 1,4 cm.
3. Principais ramificações da aorta:
   a. **Tronco celíaco ou artéria celíaca.** É o primeiro ramo da aorta abdominal, divide-se em **artéria gástrica esquerda**, **artéria esplênica** e **artéria hepática comum.** Elas irrigam o estômago, o baço, o fígado, o pâncreas e o duodeno.
   b. A **artéria mesentérica superior** a 1 cm, distalmente, do tronco celíaco. Essa artéria irriga o intestino delgado, o colo ascendente, o ceco e parte do colo transverso.
   c. As **artérias renais** são a ramificação seguinte. Elas suprem os rins, os ureteres e as glândulas supra-renais (Fig. 2.3).
   d. A **artéria mesentérica inferior** fica a aproximadamente 3 ou 4 cm acima da bifurcação aórtica. Ela supre o colo descendente, ilíaco e sigmóide, bem como a metade esquerda do colo transverso e parte do reto.
   e. As **artérias ilíacas comuns** são os ramos finais da aorta abdominal. Elas se dividem em **artérias ilíacas internas** e **artérias ilíacas externas.**
4. Há outras ramificações da aorta abdominal, mas que não são observadas normalmente em ultra-som, que são:
   a. O par de **artérias diafragmáticas inferiores ou frênicas inferiores.**
   b. O par de **artérias mesossupra-renais.**
   c. O par de **artérias gonadais.**
   d. Os pares da **primeira a quarta artérias lombares.**
   e. A artéria **mesossacral.**
5. Acima do umbigo, todas as artérias que são pares passam atrás da veia correspondente. Abaixo do umbigo, todas as artérias que são pares passam na frente da veia correspondente.

B. **Patologia**

1. **Ectasia.** É quando a aorta abdominal não tem um diâmetro normal, mas não chega a estar dilatada a ponto de constituir um aneurisma.
2. **Aterosclerose ou arteriosclerose.** Espessamento, endurecimento e deposição de placa na parede íntima da artéria, que pode causar estenose.
   a. Isso está associado a tabagismo, hipertensão, vida sedentária, diabetes melito e pelo aumento dos níveis de colesterol causado por níveis aumentados de lipoproteínas de baixa densidade (LDL).
   b. A aorta abdominal é sensível à placa por causa de seu grande tamanho e por sua elevada taxa de fluxo. Dois locais onde é freqüente a formação de placas são a origem das artérias renais e a bifurcação das artérias ilíacas comuns. O local mais comum é a porção infra-renal da aorta.
   c. A aterosclerose afeta mais os homens do que as mulheres, e sua incidência aumenta com a idade.
   d. A aterosclerose pode estar associada a aneurisma e enfraquecimento das paredes.
3. **Coarctação.** É o estreitamento da aorta. Dois achados clínicos são associados a isso:
   a. Hipertensão resultante da diminuição da perfusão renal.
   b. Diminuição das pulsações nos membros inferiores, manifestação de isquemia nos membros inferiores.
4. **Aneurisma.** Aumento no diâmetro arterial (Fig. 2.4).
   a. Tipos de aneurismas (Fig. 2.5):
      (1) *Fusiformes* – dilatação simétrica, o mais comum, encontrado geralmente abaixo do nível das artérias renais (90% de todos os aneurismas), podendo estender-se para as artérias ilíacas comuns. Também podem conter trombos.
      (2) *Saculares* – expansão focal, mais rara, geralmente afeta a porção lateral esquerda da aorta abdominal distal (onde a sustentação é menor) e causa alteração marcante no padrão do fluxo sanguíneo. Também pode ter trombos ou placas.

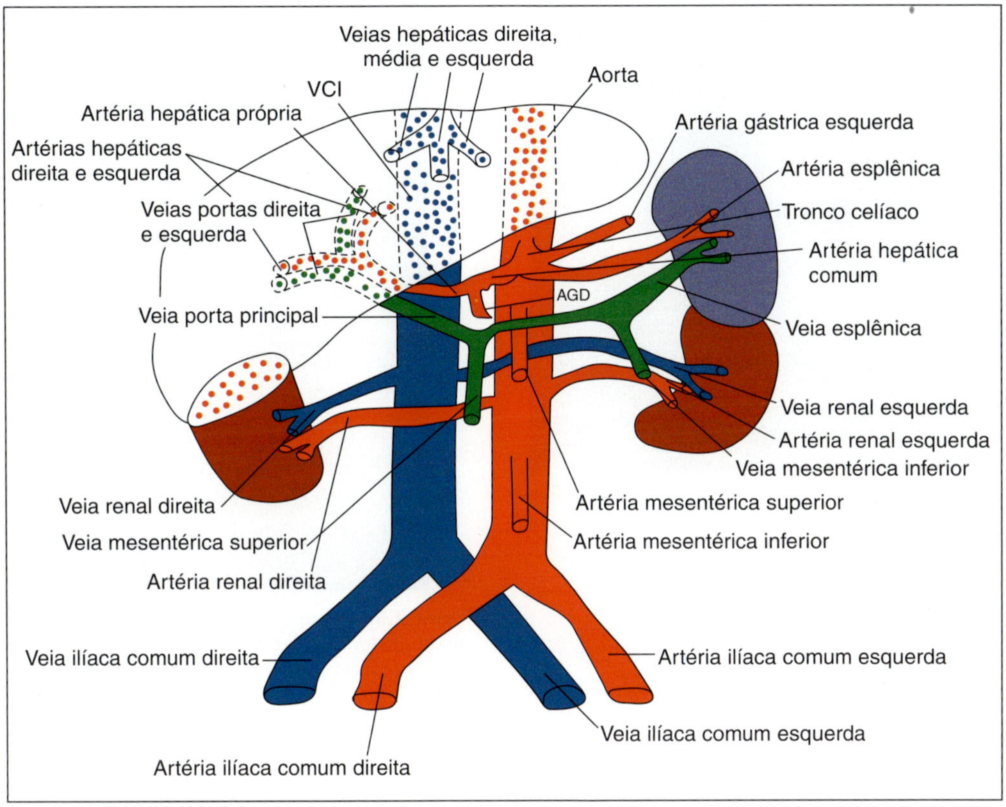

Figura 2.1. A vascularização abdominal.

(3) *Dissecantes* – rupturas no revestimento íntimo da parede do vaso. Um falso lúmen é criado entre a íntima e a média. Eles podem estender-se desde a válvula aórtica até a aorta abdominal. Podem ser muito perigosos. O fluxo sanguíneo pode empurrar essa tira através do lúmen, obstruindo o fluxo completamente (ou quase completamente). Dois lumens de fluxo, com características de fluxo marcantemente diferentes, seriam observados. Isso é mais freqüente na aorta torácica (Fig. 2.6).

(4) *Pseudo ou falsos aneurismas* – pequenos bolsões de sangue em movimento, ligados a uma artéria através de uma pequena abertura ou de um colo e pode estar parcialmente rodeado por trombos. Esses trombos se formam devido a procedimentos de radiologia intervencionista (por exemplo, cateterização cardíaca, usando a artéria femoral comum), traumatismo, cirurgia ou infecção. Eles podem ser sentidos como uma massa pulsátil. Um padrão de fluxo turbulento seria visualizado. Eles podem coagular mediante compressão com um transdutor.

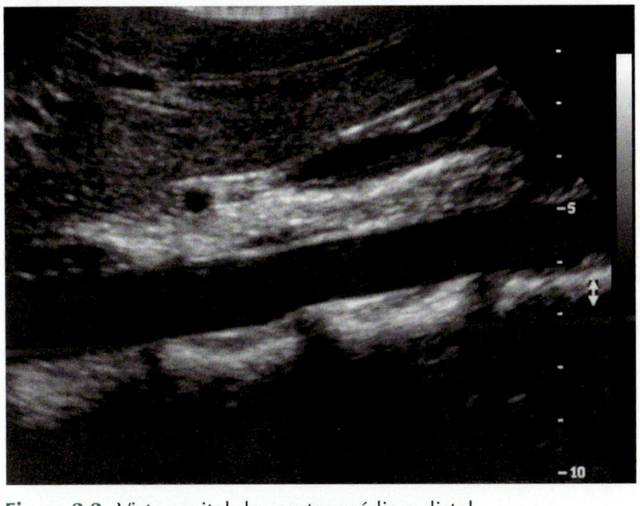

Figura 2.2. Vista sagital das aortas média e distal.

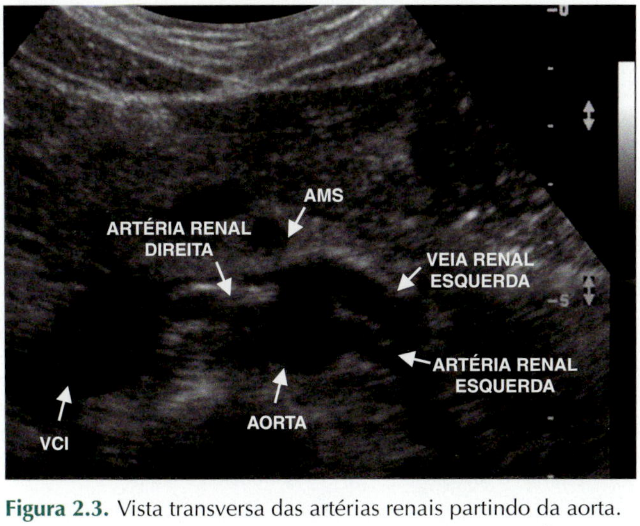

Figura 2.3. Vista transversa das artérias renais partindo da aorta.

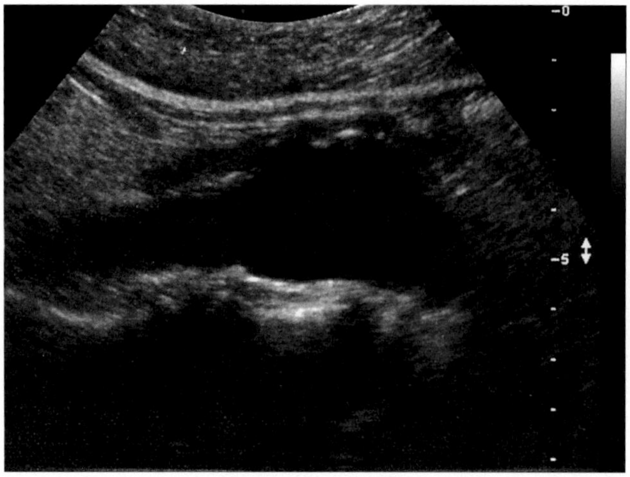

Figura 2.4. Aneurisma da aorta abdominal. Note a dilatação irregular da aorta distal.

Uma terapia alternativa seria a injeção de trombina.

b. Considera-se que existe aneurisma da aorta abdominal se o diâmetro for maior do que 3 cm ou tiver mais do que 50% do diâmetro original.

c. Um aneurisma verdadeiro (fusiforme ou em saco) contém todas as três camadas da artéria. Um pseudo ou falso aneurisma vaza através de um orifício na íntima, mas é contido pela camada externa ou pelo corpo.

d. Existe aumento de risco de aneurisma aórtico abdominal em consanguíneos próximos.

e. A incidência da doença é maior em homens, particularmente naqueles com mais de 65 anos de idade.

f. A constatação de um aneurisma da aorta abdominal aumenta o risco de aneurismas nas artérias ilíacas, nas artérias femorais comuns e nas artérias poplíteas.

g. Só 4% dos aneurismas da aorta abdominal afetam efetivamente o fluxo nas artérias renais. A estenose das artérias renais e a hidronefrose são complicações potenciais dos aneurismas da aorta abdominal.

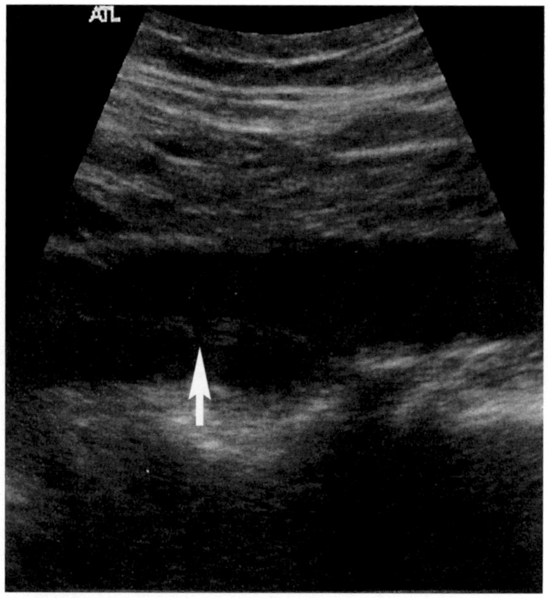

Figura 2.6. Dissecção da aorta abdominal. No interior da aorta parece haver lumens paralelos, hipoecóicos. A porção posterior é um falso lúmen, separado do verdadeiro lúmen por uma saliência (*seta*). (A imagem é cortesia da Philips Medical Systems.)

h. Aneurismas com mais de 6 cm de diâmetro são considerados emergências cirúrgicas e 60% dos aneurismas com mais do que 7 cm de diâmetro rompem-se dentro do prazo de um ano. Os aneurismas da aorta abdominal podem ter pequenas rupturas e vazar para a cavidade abdominal.

i. A principal complicação do aneurisma da aorta abdominal é a ruptura; a principal complicação do aneurisma periférico é a embolização distal.

j. O aneurisma da aorta abdominal com placas de aterosclerose pode tornar-se inflamatório e sua parede vir a sofrer espessamento e ficar rodeada por fibrose.

k. A síndrome de Marfan está associada a enfraquecimento da parede arterial e pode resultar em aneurisma da primeira porção da aorta, que leva à válvula aórtica. Isso pode levar à dissecção dessa porção da aorta.

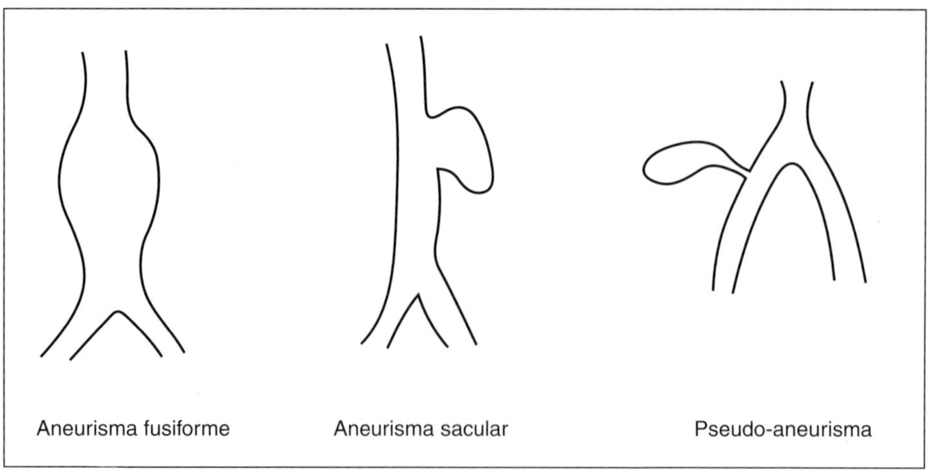

Figura 2.5. Tipos de aneurismas.

l. Para reparar um aneurisma, o cirurgião pode fazer um enxerto. A aorta nativa geralmente é enrolada ao redor do enxerto. Pode haver acúmulo de líquido entre o enxerto e a parede do vaso. Os tipos de enxertos aórticos são os seguintes:
   (1) Enxerto aórtico ponta a ponta (enrolado na aorta nativa).
   (2) Enxerto aortoilíaco.
   (3) Enxerto aortobifemoral.

C. **Histórico: Perguntas a formular ao paciente**
   1. Você tem dor abdominal? (Pode ser profunda e penetrante, principalmente na parte posterior). A ruptura aórtica causa dor intensa.
   2. Você tem sensação de pulsação em seu abdome? (Na maior parte do tempo, não se considera um aneurisma torácico. Entretanto, se isso for considerado ou se, nas primeiras imagens da aorta, for observada uma sugestão de extensão proveniente da área torácica, então faça a próxima pergunta).
   3. Você tem dor na parte superior das costas, tosse, ofegos, rouquidão ou dificuldades de deglutição?

D. **Exame diagnóstico**
   1. Comece com o paciente em posição supina, embora a posição em decúbito seja útil para avaliar a bifurcação.
   2. Usando um transdutor convexo de 3,5 ou de 5,0 MHz, coloque-o em plano sagital, na linha média do corpo, imediatamente abaixo do apêndice xifóide do esterno. Mova ou angule o transdutor ligeiramente para a esquerda e localize a aorta proximal. Mova-o lentamente para baixo, usando um movimento de balançar-deslizar.
   3. Repita-o no plano transverso.
   4. Meça as dimensões ântero-posterior e transversa da aorta, desde os limites externos das paredes externas.
   5. Obtenha imagens sagitais e transversas, com e sem calibres, das seguintes estruturas:

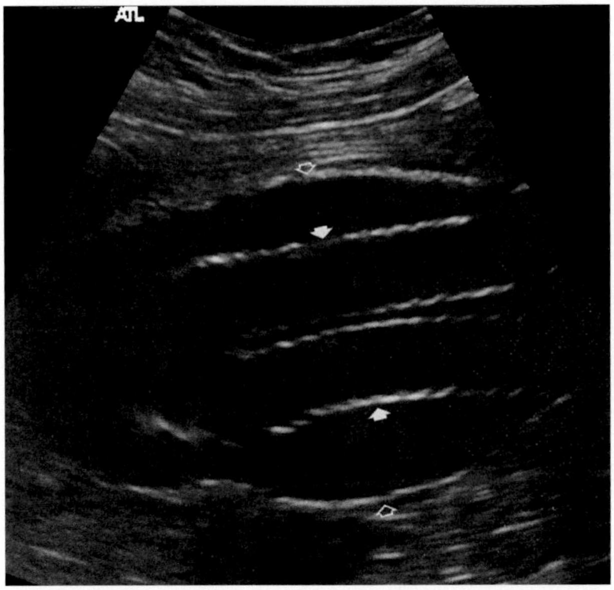

Figura 2.7. Vista sagital de um endoenxerto bifurcado *(setas cheias)* no interior de um lúmen aórtico dilatado *(setas vazias)*. (A imagem é cortesia da Philips Medical Systems.)

      a. Aorta proximal (abaixo do diafragma e acima do tronco celíaco).
      b. Aorta intermediária (abaixo do tronco celíaco e ao longo do comprimento da artéria mesentérica superior).
      c. Aorta distal (abaixo da artéria mesentérica superior e acima da bifurcação).
      d. Artérias ilíacas comuns, direita e esquerda.
      e. Se necessário, podem ser obtidas imagens coloridas e formas de onda de Doppler.
      f. Para avaliar um enxerto *stent* endovascular obtenha imagens da aorta nativa, do enxerto todo e da saída para os vasos ilíacos: imagens de ambos os planos em escala de cinza, imagens coloridas e formas de onda do Doppler. Examine também todo o saco residual do aneurisma. Avalie os locais com potencial de vazamentos internos, tais como os pontos de ligação do enxerto ou os ramos relacionados à artéria lombar e à artéria mesentérica inferior (Fig. 2.7).
   6. **Distinguindo a aorta da veia cava inferior (VCI) na ultra-sonografia:**
      a. A aorta nunca toca o fígado; a VCI sim.
      b. A aorta tem paredes mais espessas (uma túnica média mais grossa).
      c. A aorta tem pulsação cardíaca; a VCI muda com a respiração.
      d. A aorta vai se afilando da parte superior para a inferior; a VCI tem forma de "rede".
      e. A aorta e a VCI têm ondas de Doppler diferentes.
      f. A aorta tem vários ramos anteriores, enquanto a única ramificação da VCI é a das veias hepáticas.
      g. A artéria renal direita está atrás da VCI; não se encontram vasos atrás da aorta.

E. **Análise diagnóstica**

A análise da aorta abdominal deve incluir o seguinte:
   1. As seguintes dimensões reais máximas: ântero-posterior, de comprimento e transversa.
   2. A documentação da localização de um aneurisma e se há envolvimento de artérias renais ou ilíacas.
   3. A anotação de espessamento(s) de parede(s) em termos de seu tipo e extensão.
   4. Avaliação quanto à dissecção. Ela aparece como uma membrana fina "flutuando" no lúmen. O Doppler apresenta ondas diferentes em cada canal.
   5. Exame de ambos os rins quanto a sinais de hidronefrose ou de estenose da artéria renal.
   6. Constatação de que, no Doppler, são observadas formas de ondas trifásicas ou bifásicas, normais, de alta resistência.
   7. O sinal de Doppler de um endovazamento associado a um enxerto de *stent* endovascular é claramente distinto do sinal associado a um endovazamento de um endoenxerto. Não deveria haver fluxo de vazamento através do enxerto, para dentro ou para fora do saco residual do aneurisma.

F. **Outros testes diagnósticos**
   1. Angiografia aórtica.

2. Angiografia por ressonância magnética (ARM).
3. Angiografia por tomografia computadorizada (ATC).

II. VEIA CAVA INFERIOR (VCI)

A. Anatomia (Fig. 2.8)

1. Origina-se do par de veias ilíacas comuns, na altura da quinta vértebra lombar.
2. Situa-se à direita da aorta.
3. Seu tamanho geralmente é inferior a 3,5 cm durante uma grande inspiração.
4. Seus principais ramos compreendem as **veias hepáticas**, as **veias renais** e as **veias ilíacas comuns**.
5. A veia renal direita e a esquerda ingressam lateralmente na VCI, passando na frente das artérias renais. A veia renal esquerda é mais longa e passa na frente da aorta e atrás da artéria mesentérica superior (AMS).
6. A veia gonadal direita e a quarta veia lombar também ingressam na VCI. (A veia gonadal esquerda ingressa na veia renal esquerda.)
7. A túnica média da VCI é muito fina e elástica.
8. Não há válvulas na VCI. Também não há válvulas nas veias ilíacas externas e comuns, nas hepáticas, nas renais, nas lombares, nas gonadais e nem nos *sinus* soleares.
9. Durante a inspiração, a pressão intra-aórtica diminui, e a pressão intra-abdominal aumenta. O sangue se movimenta do abdome para o tórax, com fluxo diminuído das veias periféricas, e o fluxo para as pernas diminui ou pára. O ingresso de fluxo vem dos membros superiores. Durante a expiração, ocorre o inverso. A expansão do fluxo aumenta nas veias dos membros inferiores.
10. Pressão hidrostática é aquela devida à gravidade – quando o paciente está em supino, a pressão hidrostática é desprezível (0 a 15 mmHg). Quando o paciente está ereto, a pressão hidrostática pode ser de 102 mmHg, dependendo da altura dele.

B. Patologia

1. **Alargamento da VCI.** Uma válvula tricúspide defeituosa, que permite que o sangue reflua, através do átrio direito, para a VCI, faz com que esta aumente de tamanho (> 3,5 cm). O fluxo em cores mostra uma reversão – do azul para o vermelho e daí, novamente, para o padrão azul.
2. **Trombos na VCI** podem levar a edema localizado e ao não-colapso da VCI durante a exalação.
3. **Tumores** podem invadir a VCI, especialmente do rim direito, através da veia renal direita. Eles formam metástases a partir de linfomas, carcinomas hepatocelulares, carcinomas de células renais e carcinomas de mamas. Os tumores primários são raros. O tipo mais comum de tumor mural do sistema venoso é o leiomiossarcoma, da parede da VCI.
4. A **síndrome de Budd-Chiari.** Trombos nas veias hepáticas impedem o sangue de drenar do fígado para a VCI.
5. **Anormalidades congênitas** podem incluir a drenagem das veias hepáticas diretamente no átrio direito.
6. A **ruptura da VCI** ocorre geralmente por traumatismo ou cirurgia.
7. O filtro de Greenfield (ou outro filtro). É colocado na VCI, perto da confluência das veias renais ou ilíacas. Isso evita que o trombo transite pela VCI, pelo coração e pelos vasos pulmonares. Para diminuir o risco de embolia pulmonar, também pode ser colocado um grampo cirúrgico na VCI.

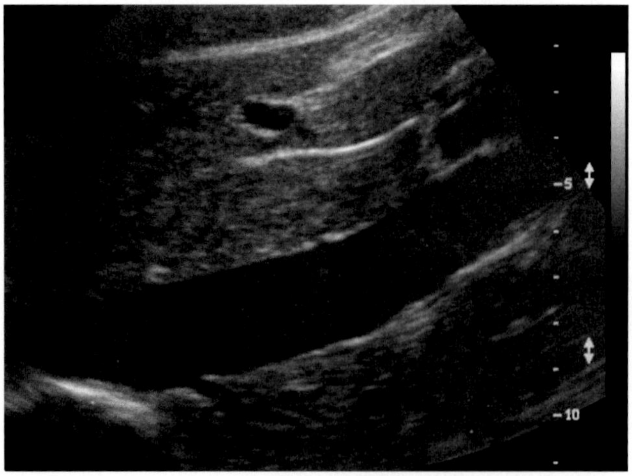

Figura 2.8. Vista sagital da veia cava inferior.

C. Histórico: Perguntas a formular ao paciente.

Os sintomas podem ser inespecíficos. Tumores primários de veia cava são raros e os sintomas são mais relacionados aos envolvimentos ou à compressão da VCI. Pode haver relacionamento a sintomas renais secundários. Faça as seguintes perguntas:

1. Você tem inchações ou edema nas pernas?
2. Você sabe se tem alguma doença renal?

D. Exame diagnóstico

1. Comece com o paciente em posição supina, embora uma suave posição de Trendelenburg, reversa, pode conduzir mais sangue para a VCI. Uma posição em decúbito também pode ser útil.
2. Usando um transdutor convexo, de 3,5 ou de 5,0 MHz, coloque-o em plano sagital, na linha média do corpo, imediatamente abaixo do apêndice xifóide do esterno. Mova ou angule o transdutor ligeiramente para a direita e localize a VCI. [Veja em "Distinguindo a Aorta da VCI" (Seção I.D.2), as características ultra- sonográficas diferentes entre as duas.] Mova o transdutor lentamente para baixo, usando um movimento de balançar-deslizar.
3. Repita isso no plano transverso.
4. Obtenha imagens sagitais e transversas das seguintes estruturas:
   a. A VCI distal, inclusive o diafragma e as veias hepáticas.
   b. A VCI média ao nível da cabeça do pâncreas.
   c. A VCI proximal.
   d. A bifurcação das veias ilíacas comuns direita e esquerda.

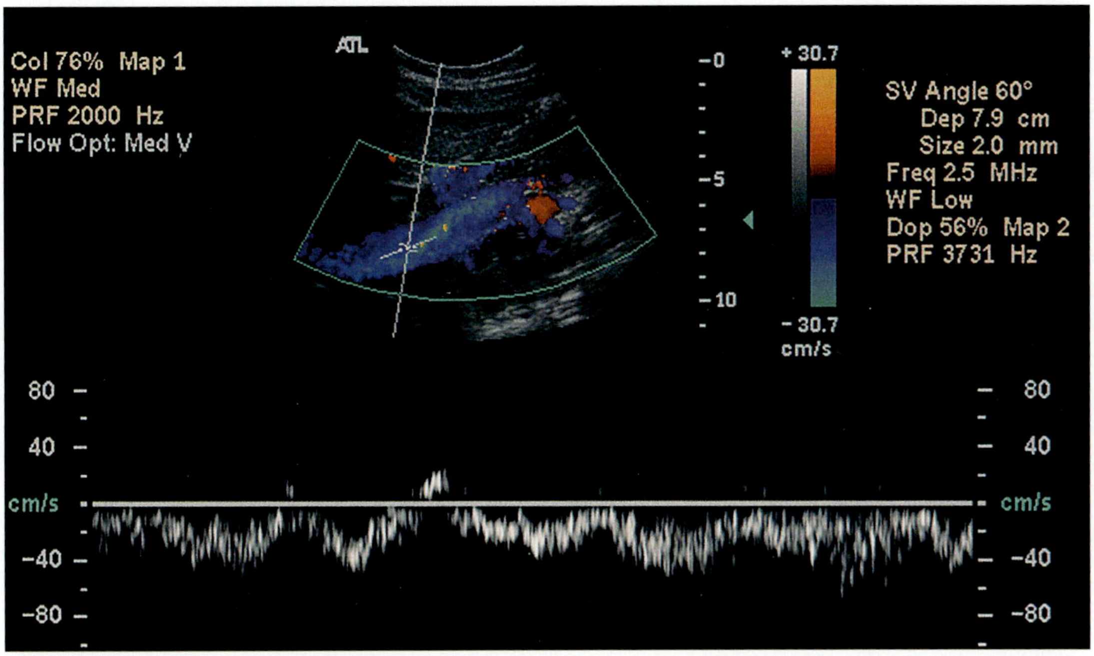

Figura 2.9. Traçado de Doppler da veia cava inferior.

E. **Análise diagnóstica**
1. A VCI transmite tanto as pulsações cardíacas quanto as respiratórias, que se tornam tanto mais perceptíveis quanto mais próximas do coração. O padrão de traçado do Doppler tem sido descrito como "serrilhado" (Fig. 2.9).
2. A VCI dilata-se com a grande inspiração. Com a expiração profunda, o diâmetro da VCI diminui. Ao fazer-se uma manobra de Valsalva, o fluxo é temporariamente suspenso.
3. Avalie o lúmen quanto a trombos, tumores ou fluxo sanguíneo lento. O fluxo sanguíneo lento parece mais ecogênico e move-se num padrão turbulento. O fluxo sanguíneo lento é observado quando há sobrecarga de líquido, colapso do coração direito e adiante de uma obstrução.

F. **Outros testes diagnósticos**
1. Venografia.
2. ARM.
3. ATC.

III. VEIAS HEPÁTICAS, VEIAS PORTAS E ARTÉRIAS HEPÁTICAS

A. **Anatomia**
1. O sistema porta entrega ao fígado aproximadamente 1,2 L de sangue por minuto.
2. O fígado recebe um duplo suprimento de sangue. Da veia porta recebe sangue desoxigenado e da artéria hepática recebe sangue oxigenado.
3. O sangue do sistema porta transporta uma quantidade significativa de toxinas e de resíduos, para serem purificados no fígado.
4. O sangue é progressivamente limpo e livre de toxinas, à medida que passa através de ramificações cada vez menores do fígado. O fluxo para o fígado é chamado de **hepatopetal.**
5. O fígado fraciona as toxinas e os resíduos em compostos químicos que, mais tarde, são removidos do organismo através da bile.
6. O sangue é drenado do fígado por três **veias hepáticas** que entram na VCI imediatamente abaixo do diafragma. O fluxo para fora do fígado é chamado **hepatófugo.**
7. As **veias gástricas direita e esquerda** ingressam na **veia porta principal** e drenam o esôfago e o estômago.
8. A **veia porta principal** entra no fígado e se divide em **veias portas direita e esquerda.**
9. A **veia esplênica drena o baço, o fígado e o pâncreas.**
10. A **veia mesentérica inferior** drena o colo distal e o reto e entra na veia esplênica.
11. A **veia mesentérica superior** drena o colo proximal e o intestino delgado.
12. Em 72% das vezes, a **artéria hepática** nasce do eixo celíaco. No fígado, ela se ramifica nas **artérias hepáticas, esquerda e direita.**
13. A própria artéria hepática também dá origem à **artéria gastroduodenal** (AGD), à **artéria supraduodenal** e à **artéria gástrica direita.**

B. Patologia
1. **Síndrome de Budd-Chiari**
   a. Envolve trombos ou tumores nas veias hepáticas, que obstruem a saída do sangue venoso hepático.
   b. As causas mais comuns compreendem as tromboses devidas ao uso de contraceptivos orais; a invasão por tumor de carcinoma hepatocelular, carcinoma de células renais ou carcinoma de supra-renais; e a irradiação do fígado, que pode obliterar veias hepáticas pequenas.

2. **Hipertensão porta.** É o aumento da pressão venosa da veia porta. Essa pressão normalmente está entre 0 e 5 mmHg. Com a hipertensão porta ela pode subir para 10 a 12 mmHg.
   a. **Pré-hepática (ou infra-hepática)** – qualquer aumento no fluxo de sangue portal, causado por:
      (1) Atresia congênita das veias portas (aumento da pressão adiante da constrição).
      (2) Trombose de veia porta (secundária a uma invasão por tumor ou uma cirrose).
      (3) Trombose de veia esplênica.
      (4) Compressão de um elemento porta (por tumor, linfonodo, ou massa estranha).
      (5) Esplenomegalia (leva ao aumento de sangue no interior do sistema porta).
      (6) Malformação arteriovenosa (MAV) (uma fístula entre uma artéria e uma veia pode causar aumento do fluxo sanguíneo portal).
   b. **Intra-hepática (ou hepática)** – decréscimo da capacidade do sangue oriundo do sistema porta circular e do fígado para a VCI, pelas seguintes causas:
      (1) Cirrose.
      (2) Esquistossomose hepática (doença parasítica).
      (3) Hepatite crônica.
      (4) Esteatose hepática.
      (5) Doença metastática difusa.
   c. **Supra-hepática (ou pós-hepática)** – pressão aumentada, pelas seguintes causas:
      (1) Anormalidades cardíacas (colapso cardíaco crônico).
      (2) Síndrome de Budd-Chiari (veias hepáticas bloqueadas).
      (3) Oclusão da VCI (tumor, coágulo, compressão extrínseca).
   d. **Procedimento de desvio transjugular intra-hepático portossistêmico (TIPS)** – em casos extremos de hipertensão porta, pode-se criar uma via artificial para que o sangue flua diretamente da veia porta principal para as veias hepáticas, contornando as vênulas do fígado. Geralmente o TIPS se estende da veia hepática direita através do ramo posterior da veia porta direita, até a veia porta principal.
   e. Órgãos envolvidos e associação de achados clínicos, com a hipertensão porta:
      (1) Veia porta principal e veia esplênica: varizes esplênicas.
      (2) Veias portas intra-hepáticas: varizes subcapsulares no fígado.
      (3) Veias gástricas, direita e esquerda: varizes esofágicas.
      (4) Veia mesentérica superior: hemorróidas.
      (5) Veia porta principal: *ligamentum teres* patente (veia umbilical patente) e cabeça de medusa.
      (6) Qualquer porção do sistema porta com a pressão cronicamente aumentada: ascites e derrames pleurais.
3. **Tromboses da veia porta**
   Podem ser causadas por hipertensão porta, por processos inflamatórios abdominais (tais como em apendicite, peritonite, pancreatite), por complicações pós-cirúrgicas, traumatismos, estados de hipercoagulabilidade (como com contraceptivos orais, gravidez, trombocitose, policitemia vera, etc.), neoplasias abdominais, transplantes renais e doença de úlcera benigna. Podem também ser idiopáticas.
4. **Aneurismas da veia porta**
   Podem ser causados por malformações congênitas, por hipertensão porta e por enfraquecimento da parede vascular por pancreatite. Os aneurismas de veia porta podem levar à hipertensão porta.
5. **Aneurismas da artéria hepática**
   a. A maioria dos aneurismas da artéria hepática (75%) são extra-hepáticos. Quando são intra-hepáticos, eles afetam mais freqüentemente o ramo direito.
   b. Eles são raros e afetam mais o sexo masculino.
   c. As causas mais comuns compreendem infecções sistêmicas, traumatismos, ou arteriosclerose. Eles podem, também, ser congênitos. Pacientes com pancreatite crônica podem desenvolvê-los. Eles também ocorrem nas artérias esplênica, mesentéricas superior e inferior.
6. **Transplante de fígado**
   a. Os transplantes de fígado estão se tornando um tratamento comum para pacientes no estágio final de doença hepática.
   b. As complicações pós-operatórias do transplante de fígado compreendem:
   c. Trombose de veia porta.
   d. Formação de pseudo-aneurisma.
   e. Trombose de VCI.
   f. Oclusão da artéria hepática (levando ao infarto hepático).
   g. Rejeição do transplante de fígado.

C. **Histórico: Perguntas a formular ao paciente**
   1. Você teve, ou alguém lhe disse que você teve o fígado ou o baço aumentado?
   2. Você teve testes sanguíneos que não eram normais em relação às funções hepáticas?
   3. Você alguma vez esteve ictérico, com a pele amarelada ou os olhos amarelados?
   4. Você alguma vez teve uma urina muito escura?
   5. Você já teve hepatite?
   6. Você alguma vez já teve uma doença na vesícula?
   7. Você alguma vez já apresentou:
      a. Fadiga?
      b. Fraqueza?
      c. Perda de peso?
      d. Falta de apetite?
      e. Náusea?
      f. Febre?
      g. Prurido incomum?
      h. Sangue nos intestinos?
      i. Sangue ao tossir?
      j. Dor abdominal?
      k. Aumento da cintura?

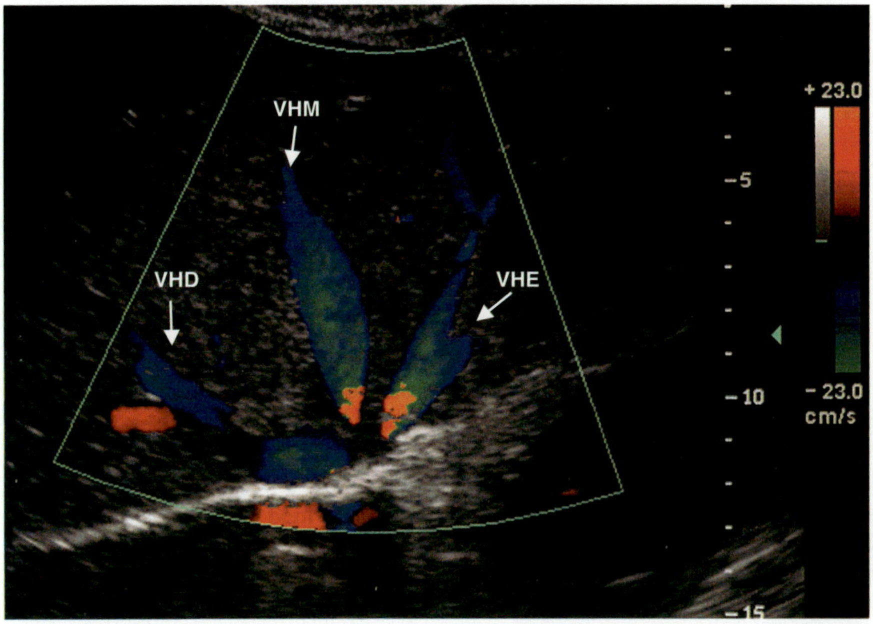

Figura 2.10. Imagem colorida dos fluxos das veias hepáticas. Elas drenam do fígado para a veia cava inferior. Por isso elas aparecem em azul ou distantes do transdutor. (Note a direção no mapa colorido de fluxo.)

D. Exame diagnóstico

1. Comece com o paciente em posição supina, embora uma posição de decúbito lateral esquerdo também possa ser útil em alguns pacientes.
2. Usando um transdutor convexo de 3,5 ou de 5,0 MHz, coloque-o em plano transverso, na linha média do corpo, imediatamente abaixo do apêndice xifóide do esterno, ligeiramente angulado para o ombro direito do paciente. Angule o transdutor abruptamente para cima, até se ver o coração e daí endireite lentamente o transdutor para uma posição mais perpendicular, até se ver o fígado. Os primeiros vasos que podem ser enxergados são as veias hepáticas direita, média e esquerda, drenando para a VCI.
3. Lentamente, endireite o transdutor para uma posição ainda mais perpendicular, movendo-o lentamente para baixo, para o lobo esquerdo do fígado. O próximo vaso a ser visto é a veia porta esquerda.
4. Deslize para baixo, pela margem costal das costelas, na parte lateral do corpo do paciente, mas angulando para cima. Neste ponto, pode ser necessária uma varredura intercostal. As veias portas principal e direita tornam-se visíveis imediatamente abaixo da veia porta esquerda. As artérias hepáticas dispõem-se ao lado das veias portas. Elas são mais bem vistas com Doppler colorido.
5. Obtenha imagens coloridas e curvas de Doppler, com medidas de velocidade de pico das seguintes estruturas:
   a. As veias hepáticas direita, média e esquerda (Fig. 2.10).
   b. As veias portas direita, principal e esquerda (Figs. 2.11 a 2.13).
   c. As artérias hepáticas direita, a própria e a esquerda. (Se for após transplante de fígado, documente a velocidade ao longo da artéria hepática pró-

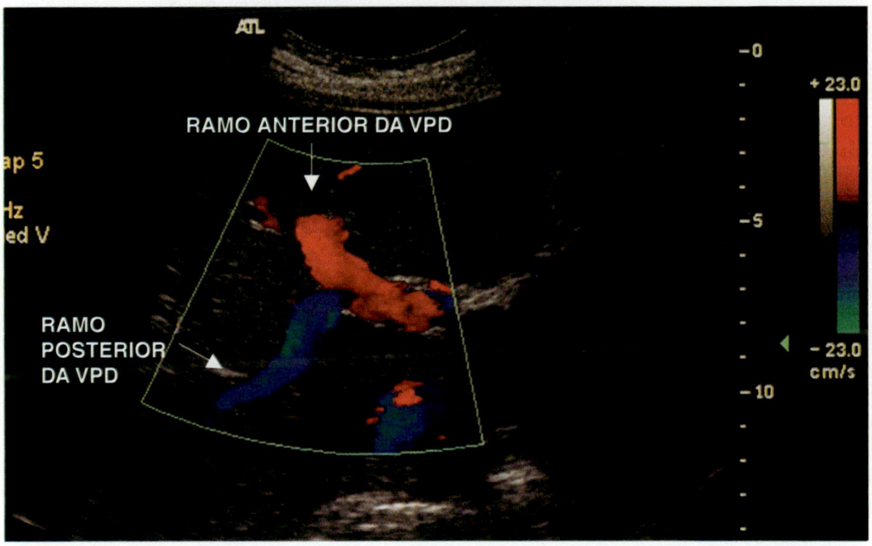

Figura 2.11. Imagens coloridas do fluxo da veia porta direita. Embora os ramos posterior e anterior drenem, ambos, para o fígado, o ramo anterior aparece em vermelho, porque o fluxo vai em direção ao transdutor, e o ramo posterior aparece em azul porque o fluxo se afasta do transdutor. (Note a direção no mapa colorido de fluxo.)

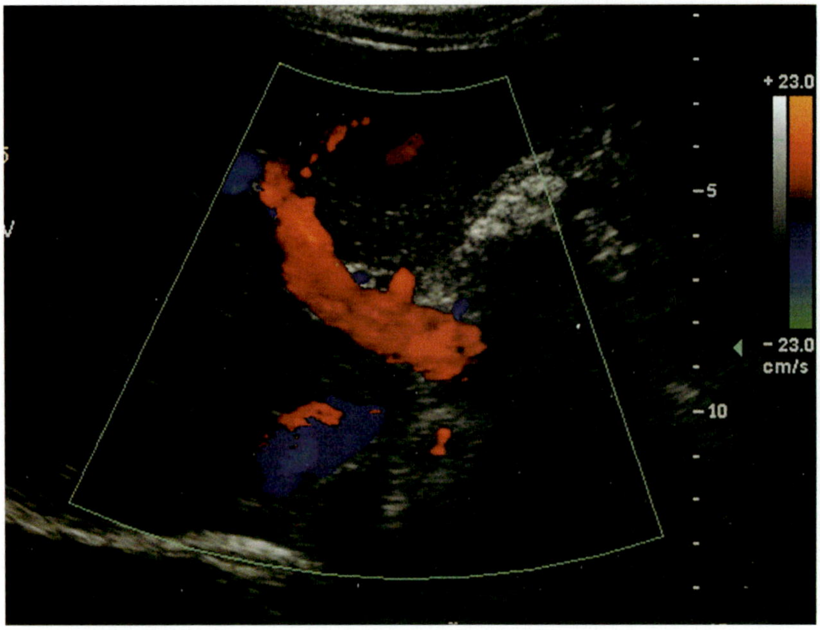

Figura 2.12. Imagem colorida do fluxo da veia porta principal. Ela drena para o fígado, e o fluxo aparece em vermelho porque vai em direção do transdutor. (Note a direção no mapa colorido de fluxo.)

pria em três pontos: na artéria do doador no fígado, no local da anastomose e na artéria do receptor, próximo ao eixo celíaco. Avalie também a veia esplênica e a VCI.)

d. No caso de um TIPS, avalie a extremidade portal venosa do TIPS. Avalie também a veia porta direita, a principal e a esquerda; a VCI; a veia hepática envolvida e a veia esplênica.

E. Análise diagnóstica

1. Veias hepáticas

a. Os sinais da síndrome de Budd-Chiari podem incluir a perda de visualização das veias hepáticas, trombos ou tumores no lúmen de um vaso, um aparente espessamento de paredes vasculares, hipertrofia do lobo caudado e do segmento lateral esquerdo, com atrofia do lobo direito, ascite, esplenomegalia, derrames pleurais, áreas hiperecóicas no fígado e a VCI com formato de ampulheta.

b. O fluxo sanguíneo nas veias hepáticas normalmente é hepatófugo, trifásico e pulsátil (Fig. 2.14). A pulsação pode apresentar-se exagerada em pacientes com colapso do coração direito. Em pacientes com doenças de fígado, como a cirrose, pode-se observar uma onda de forma monofásica.

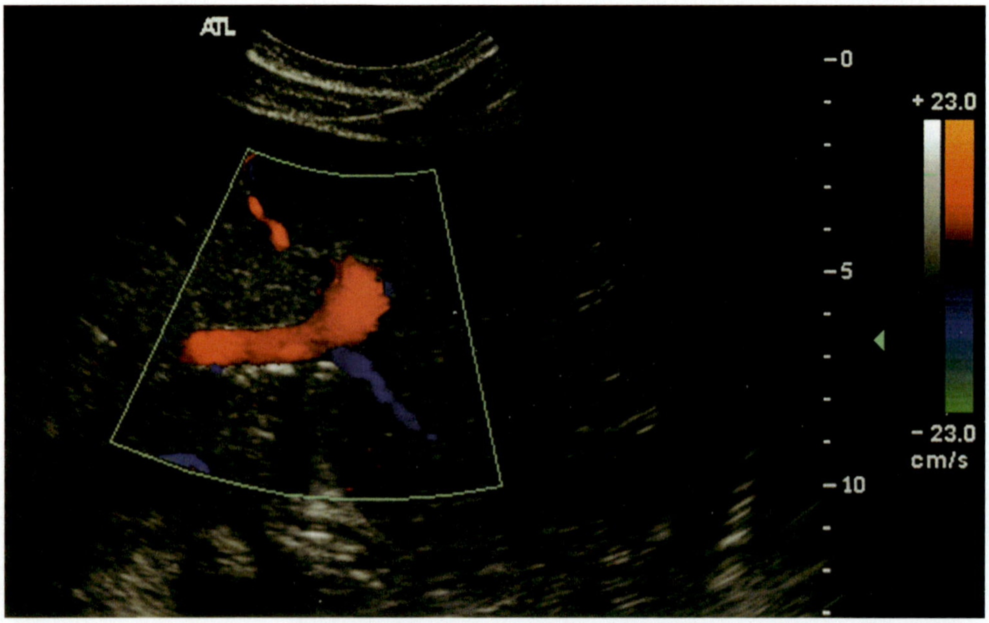

Figura 2.13. Imagem das cores de fluxo da veia porta esquerda. Ela drena para o fígado, e o fluxo aparece em vermelho porque vai em direção ao transdutor. (Note a direção no mapa colorido de fluxo.)

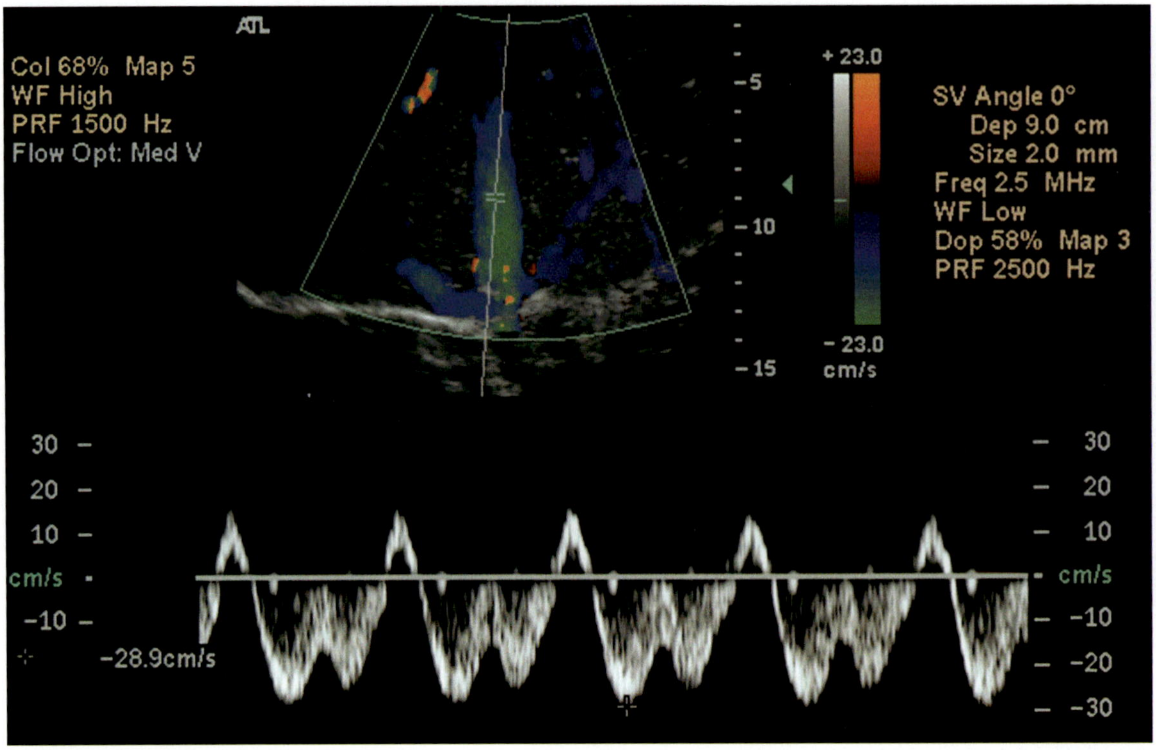

Figura 2.14. Traçado normal de Doppler da veia hepática média.

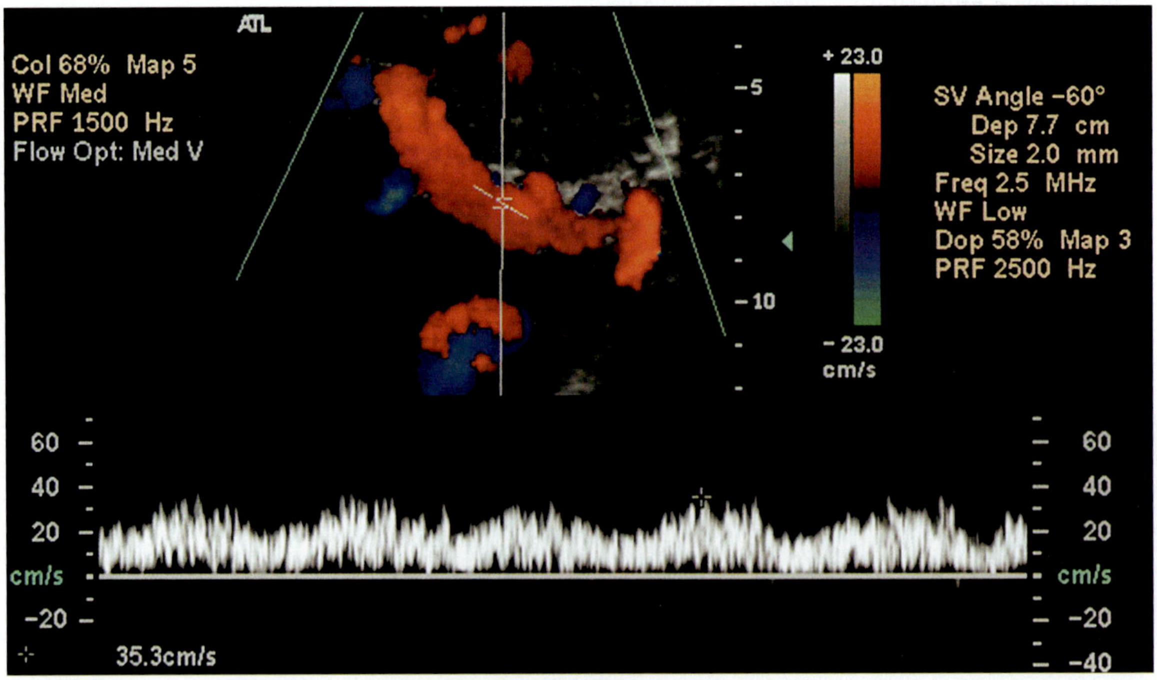

Figura 2.15. Traçado normal de Doppler da veia porta principal.

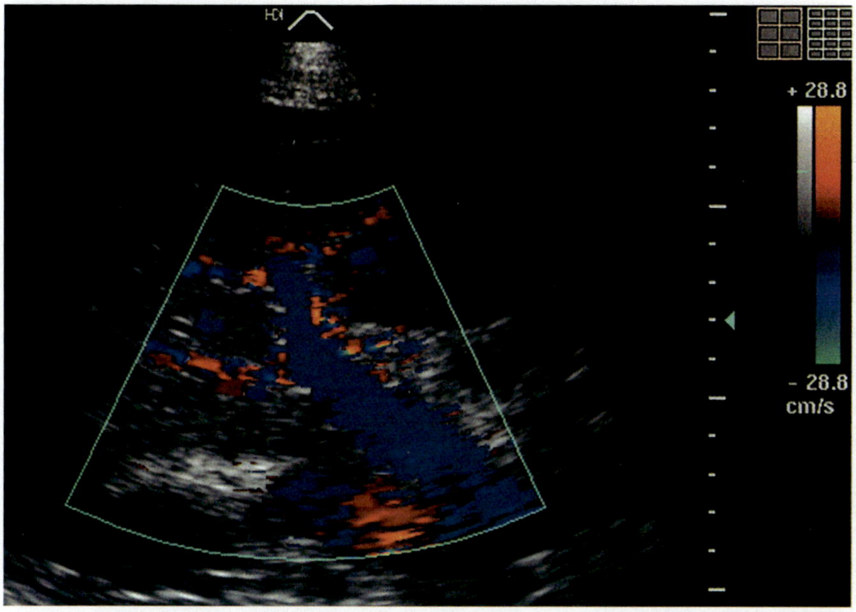

Figura 2.16. A veia porta principal apresentando reversão de fluxo. (Note a direção no mapa colorido de fluxo.)

2. **Veias portas**

   a. O tamanho da veia porta principal geralmente é inferior a 1,3 cm. As paredes das veias portas devem ser mais ecogênicas do que as paredes das veias hepáticas. Avalie o tamanho da veia porta e examine-a quanto a aneurismas.

   b. O padrão de fluxo normalmente é contínuo e ondulante (Fig. 2.15). O fluxo normalmente se dirige para o fígado (hepatopetal). Através de Doppler, investigue alguma reversão do fluxo sanguíneo (hepatófugo) (Fig. 2.16), que é um sinal de hipertensão porta. Isso só pode ser evidenciado suspendendo-se a respiração.

   c. Outros sinais de hipertensão porta compreendem: veia umbilical patente (observada no ligamento falciforme); varizes esofágicas; varizes esplênicas (Fig. 2.17); um desvio esplenorrenal (fluxo revertido na veia esplênica, combinado com a dilatação da veia renal esquerda, indicando que o sangue está sendo desviado para a veia renal esquerda para aliviar a pressão); outras varizes, tais como pancreáticas, gastrorrenais e duodenais; ascite; aumento do baço; aumento do diâmetro da veia mesentérica superior e da esplênica; reversão no fluxo da veia mesentérica superior. Também foi observado que o fluxo sanguíneo tende a ser mais lento nos pacientes com hipertensão porta, venosa.

   d. Avalie a veia porta quanto a quaisquer sinais de material ecogênico (trombos ou tumores) (Fig. 2.18) ou colaterais em torno da veia porta. Grandes colaterais se desenvolvem quando há trombose crônica da veia porta. Isso é chamado de **transformação cavernomatosa da veia porta** (Fig. 2.19). Elas se apresentam como estruturas vermiformes múltiplas na área da veia porta. A

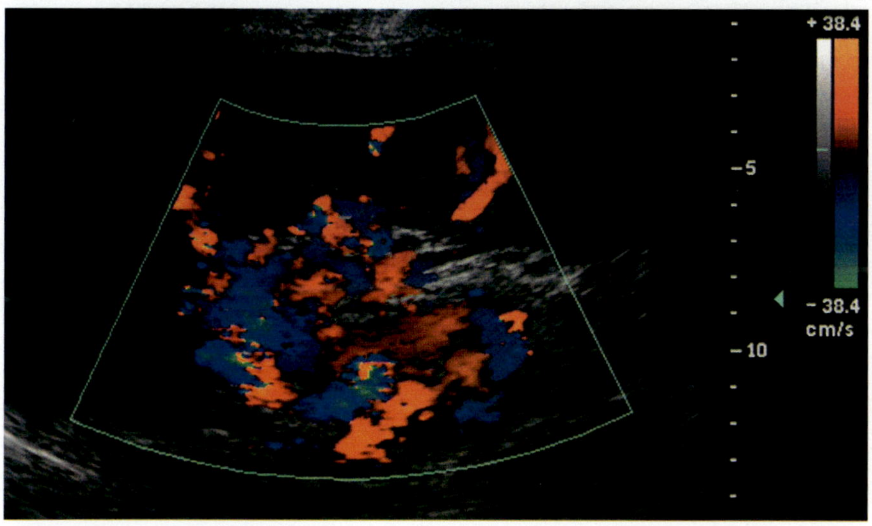

Figura 2.17. Imagens coloridas de fluxo de varizes esplênicas, que aparecem próximas ao hilo esplênico, como um emaranhado de muitos vasos dilatados.

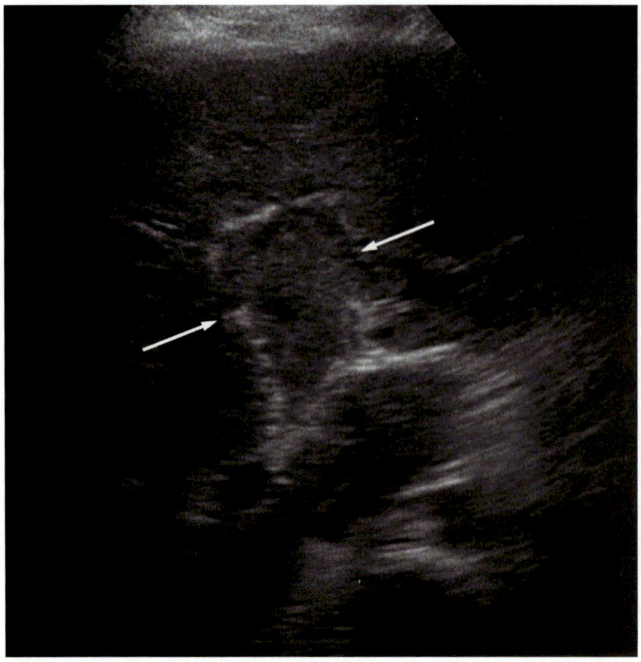

Figura 2.18. Tumor ecogênico no interior da veia porta esquerda.

ausência de fluxo na veia porta, causada pelo trombo, é detectada através do Doppler.

3. **Artérias hepáticas**
   a. Os aneurismas da artéria hepática aparecem no fígado como estruturas anecóicas, próximas às veias portas. Quando há um trombo envolvido, elas podem parecer complexas. Pelo Doppler, detecta-se um fluxo turbulento.
   b. Na artéria hepática, o fluxo normal tem pouca resistência (alta velocidade diastólica) e é pulsátil. Ausência de fluxo ou um fluxo enfraquecido, após transplante de fígado, indica obstrução da artéria hepática.

4. TIPS
   a. Após um procedimento de TIPS, o fluxo normal observado compreende um fluxo turbulento e de alta velocidade no desvio (pico médio da velocidade sistólica de 125 a 200 cm/s) e um fluxo hepatófugo na veia porta esquerda e no ramo anterior da veia porta direita (fluindo em direção ao TIPS) (Fig. 2.20). Também pode ser observado um aumento de velocidade no pico sistólico da artéria hepática.
   b. As complicações no TIPS incluem a oclusão do *stent*, a estenose do *stent* e estenose da veia hepática.
   c. Quando o TIPS é ocluído ou apresenta trombose, não haverá evidências de fluxo no *stent*.
   d. Quando o fluxo apresenta baixa velocidade, isto é, menos do que 50 a 60 cm/s (especialmente na extremidade portal venosa do TIPS), isso sugere uma estenose do *stent* adiante daquele ponto.
   e. A reversão de fluxo na veia hepática (para longe da VCI) sugere estenose da veia hepática envolvida no desvio.
   f. Outros achados anormais em um TIPS compreendem fluxo hepatopetal (para longe do TIPS) nos ramos da veia porta; uma mudança na velocidade de pico no *stent* em relação à velocidade do estudo basal inicial, com aumento ou diminuição de 50 cm/s; ou sinais secundários tais como reaparecimento de ascite, varizes e uma veia paraumbilical recanalizada.

F. **Outros testes diagnósticos**
   1. Angiografia abdominal.
   2. ARM.

IV. ARTÉRIA MESENTÉRICA SUPERIOR

A. **Anatomia**

A **artéria mesentérica superior** está aproximadamente 1 cm distal do tronco celíaco. Ela irriga o intestino delgado, o colo ascendente, o ceco e parte do colo transverso.

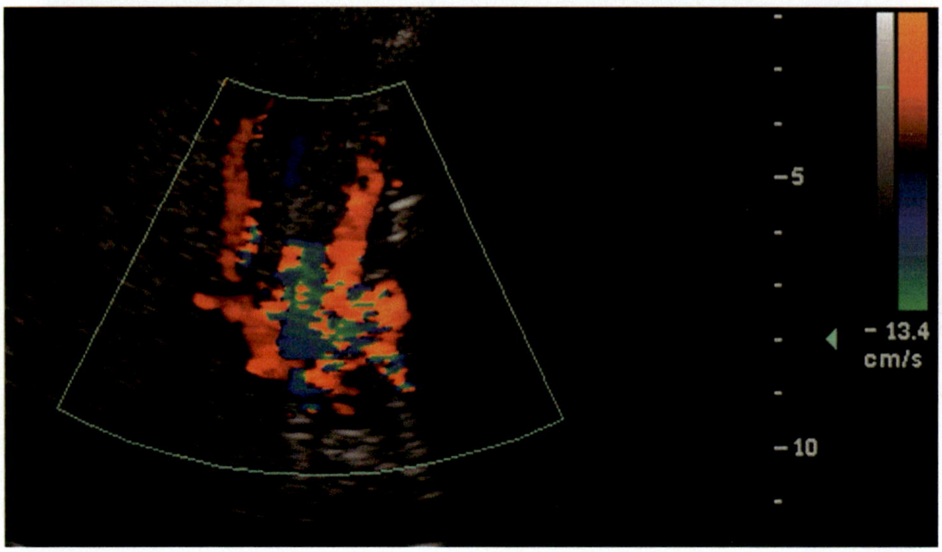

Figura 2.19. Transformação cavernomatosa da veia porta principal, apresentando grande variedade de direções de fluxo e velocidades.

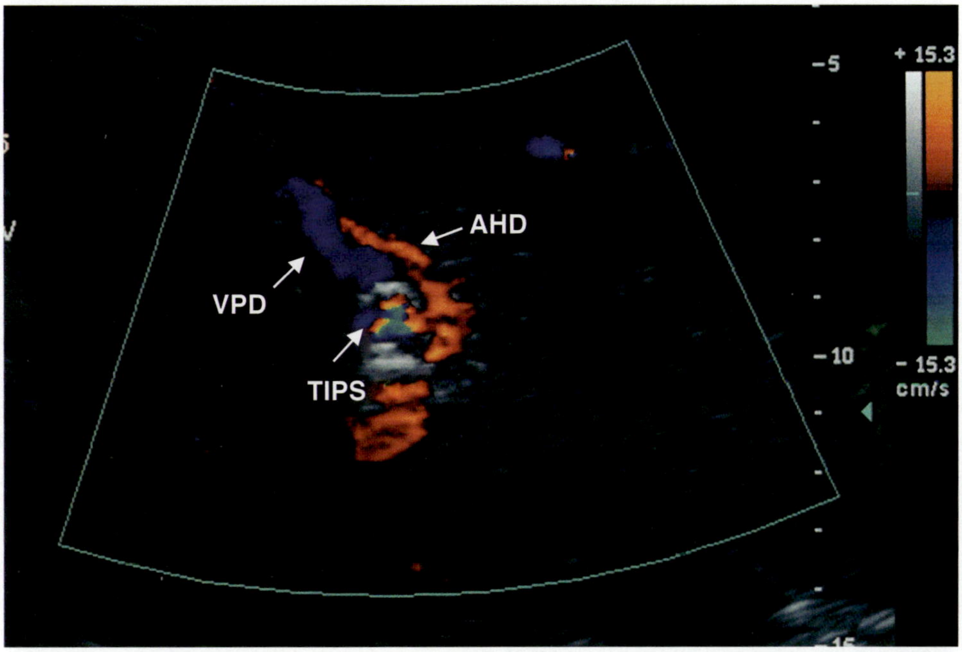

Figura 2.20. Ramo anterior da veia porta direita drenando para o desvio transjugular intra-hepático portossistêmico (TIPS). O ramo aparece em azul ou afastado do transdutor. (Note a direção no mapa colorido de fluxo.) Sem TIPS, o ramo anterior da veia porta direita aparece em vermelho ou próximo do transdutor (ver Fig. 2.11).

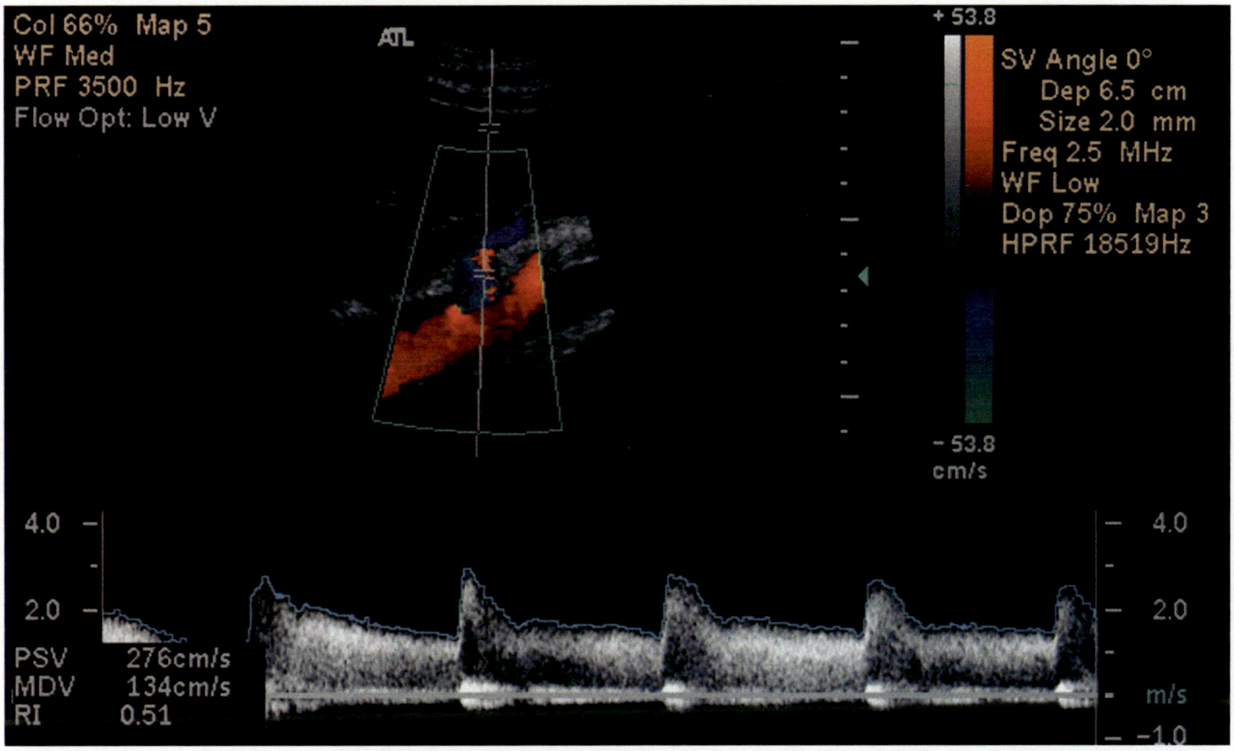

Figura 2.21. Embora o traçado de Doppler do tronco celíaco continue sendo de baixa resistência, a velocidade aumentada e a ampliação do espectro indicam uma estenose celíaca. (A imagem é cortesia da Philips Medical Systems.)

B. Patologia

1. **Isquemia mesentérica** é causada por uma deficiência de envio de sangue aos intestinos, resultante de um estreitamento ou uma obstrução significativos do tronco celíaco e da artéria mesentérica superior.
2. **Síndrome da compressão do tronco celíaco (SCTC).** Nessa síndrome, o ligamento arqueado médio do diafragma comprime o tronco celíaco. Isso ocorre durante a expiração.

C. Histórico: Perguntas a formular ao paciente

Essa doença apresenta uma variedade de sintomas diferentes sendo, conseqüentemente, muito difícil de diagnosticar. Você precisa fazer as seguintes perguntas:

1. Você costuma ter, constantemente, dor abdominal forte 15 ou 20 minutos depois de comer?
2. Você teve alguma perda de peso inexplicada?

D. Exame diagnóstico

1. Comece com o paciente em jejum, em posição supina. Usando um transdutor convexo, de 3,5 ou 5,0 MHz, coloque-o em plano sagital, na linha média do corpo, imediatamente abaixo do apêndice xifóide do esterno.
2. Mova ou angule o transdutor ligeiramente para a esquerda e localize a aorta proximal. O primeiro ramo da aorta abdominal é o tronco celíaco. Ele logo se ramifica em artéria hepática comum, à direita, e em artéria esplênica, à esquerda. O ramo seguinte é a artéria mesentérica superior, que também parte da parede anterior da aorta. Ela segue paralelamente à aorta, rumando para irrigar o intestino.
3. Através de sinais de Doppler, podem ser obtidas medidas pré e pós-prandiais dos picos de velocidade sistólica de ambas as veias.

E. Análise diagnóstica

1. A velocidade normal na artéria mesentérica superior é menor do que 200 cm/s. A velocidade normal na artéria celíaca é menor do que 275 cm/s.
2. A forma de onda normal pré-prandial (em jejum) na artéria mesentérica superior é de alta resistência, e a forma de onda normal pós-prandial (após uma refeição) é de baixa resistência.
3. Havendo isquemia mesentérica, a forma de onda da artéria mesentérica superior continuará sendo de alta resistência pós-prandialmente, e a velocidade aumentará.
4. Na SCTC, a forma de onda normal, de baixa resistência, da artéria celíaca é substituída por uma forma de onda de alta resistência, com velocidade e turbulência aumentadas (Fig. 2.21). Também ocorre que a artéria celíaca tem uma aparência achatada.
5. Placas e estreitamentos estenóticos do vaso podem ser observados.
6. **Resistências dos fluxos normais:**

Aorta	alta
Artéria renal	baixa
Artéria celíaca	baixa
Artéria mesentérica superior	alta (prandial)
Artéria esplênica	baixa (pós-prandial)
	baixa

V. ARTÉRIAS E VEIAS RENAIS

A. Anatomia

1. As **artérias renais** originam-se no primeiro trecho de 1,5 cm da artéria mesentérica superior. Elas surgem nas paredes laterais da aorta e cada uma penetra em um rim. A artéria renal direita segue atrás da VCI, para entrar no rim direito.
2. A **veia renal esquerda** sai do rim esquerdo e atravessa a face anterior da aorta (mas abaixo da artéria mesentérica superior), para entrar na face lateral da VCI. A **veia renal direita** sai do rim direito e entra na face lateral direita da VCI.
3. Aproximadamente 22% dos pacientes têm duas artérias renais. Uma pequena porcentagem tem três ou mais.

B. Patologia

1. **Aneurisma de artéria renal**
   a. Um aneurisma de artéria renal é uma dilatação da artéria renal. Ele pode ser sacular ou fusiforme.
   b. O aneurisma de artéria renal pode ser congênito ou devido a traumatismo, aterosclerose, inflamação ou doença fibromuscular.
2. **Malformação arteriovenosa e fístula**
   a. Podem ser congênitas ou, mais comumente, adquiridas. As comunicações arteriovenosas adquiridas geralmente são iatrogênicas, embora algumas possam ocorrer espontaneamente, por erosão de tumores.
   b. As comunicações arteriovenosas congênitas geralmente consistem de um emaranhado de pequenos vasos, enquanto as lesões adquiridas geralmente consistem de uma só artéria aferente e uma só veia de drenagem.
3. **Oclusão e infarto da artéria renal.** A oclusão da artéria renal pode ocorrer por trombose ou devido a um êmbolo. Se a artéria renal principal for afetada, o rim inteiro será afetado. Se vasos intra-renais menores forem afetados, haverá uma área focal de infarto.
4. **Estenose da artéria renal**
   a. A estenose da artéria renal pode ser causada por aterosclerose ou por hiperplasia fibromuscular (uma doença rara que pode afetar mulheres jovens). A estenose da artéria renal pode causar hipertensão renal (hipertensão renal vascular) ao ativar o sistema renina/angiotensina.
   b. A estenose da artéria renal pode ser curada cirurgicamente, em alguns casos por colocação de um enxerto de derivação contornando o segmento que contém a lesão estenótica. O segmento estenótico também pode ser dilatado por balão de angioplastia. Um terceiro modo de tratá-la é remover a placa e daí alargar a artéria com a colocação de um enxerto venoso. Um quarto tratamento, relativamente novo, é a colocação de um *stent* na artéria renal. O *stent* pode ser ecogênico ou não. A extremidade distal do *stent*

pode causar uma angulação da artéria que poderia tornar difícil o exame adequado pelo Doppler pelo ângulo de insonação. Pós-cirurgicamente, é importante procurar pelas seguintes complicações: dissecção de artéria renal, embolia distal ao rim, trombose e posicionamento incompleto do *stent*.

5. **Dilatação da veia renal.** Uma dilatação da veia renal esquerda poderia ser devida aos desvios esplenorrenais ou gastrorrenais observados na hipertensão porta. Outras causas de dilatação da veia renal poderiam ser o envolvimento de tumores ou fistulas arteriovenosas.
6. **Trombose da veia renal**
   a. A trombose da veia renal pode ocorrer por causa de doença renal concomitante, pelas condições de hidratação, pelas condições de coagulação, por tumores de rim ou de glândula supra-renal, por glomerulonefrite membranosa ou por compressão extrínseca, causada por tumores, traumatismos, pancreatite ou fibrose retroperitoneal.
   b. A trombose aguda terá como resultados a dor no flanco e hematúria. Os sintomas geralmente são pouco significativos, o início crônico é devido a desenvolvimento colateral.
7. **Transplantes renais**
   a. A artéria do doador é anastomosada do modo "extremidade-lado", à artéria ilíaca externa ou do modo "extremidade-extremidade", à artéria ilíaca interna. A veia renal é conectada à veia ilíaca externa de modo "extremidade-lado".
   b. Os transplantes renais geralmente são alocados na fossa ilíaca direita.
   c. As artérias normais, intra e extraparenquimatosas, do transplante são de baixa resistência. As causas de aumento da resistência arterial do transplante renal compreendem:
      (1) Rejeição aguda.
      (2) Trombose da veia renal.
      (3) Infecção.
      (4) Necrose tubular.
   d. Geralmente, 10% dos transplantes renais desenvolverão estenose da artéria renal durante o primeiro ano. Isso pode ocorrer em conseqüência de rejeição, complicações da cirurgia ou doença vascular intrínseca.
   e. A estenose da artéria renal, em transplantes renais, ocorre em três locais:
      (1) Na **anastomose** – ocorre mais freqüentemente nas anastomoses "extremidade-extremidade".
      (2) Na **artéria distal do doador** – ocorre mais freqüentemente nas anastomoses "extremidade- lado".
      (3) Na **artéria receptora** – ocorre igualmente em ambos os modos de anastomose e é mais rara.
   f. A trombose da artéria renal geralmente resulta na perda do transplante renal. A causa mais comum é a rejeição aguda ou hiperaguda. Outras causas são as iatrogênicas, hipotensão, tortuosidade de vasos, ciclosporina, anastomoses "extremidade-extremidade", estados de hipercoagulação, êmbolos ateroscleróticos e estenose adquirida da artéria renal.
   g. A trombose da veia renal e a estenose podem ser atribuíveis à compressão por coleções de líquidos, à propagação da trombose das veias ilíacas ou femorais profundas, à hipovolemia e a dificuldades cirúrgicas ou técnicas. Estas são raras.
   h. Em biopsias de transplante renal, geralmente resultam malformações arteriovenosas intra-renais. A maioria delas é pequena e se resolve espontaneamente. As grandes podem ser tratadas através de embolização percutânea. Malformações arteriovenosas grandes fazem diminuir a perfusão para o rim. Os sintomas são hematúria persistente e colapso cardíaco de alto débito.
   i. As malformações arteriovenosas e os pseudoaneurismas geralmente têm origem iatrogênica.
   j. Pacientes, que têm transplante renal e estão imunossuprimidos, podem desenvolver malignidades, inclusive sarcoma de Kaposi e linfoma.

C. **Histórico: perguntas a formular ao paciente**

Estes sintomas geralmente estão associados à hipertensão. Pergunte o seguinte:

1. Você tem pressão sanguínea alta?
2. Você tem algum histórico de cefaléias, vertigens, sangramentos nasais ou de rubor facial e cansaço?
3. Na hipertensão crônica, os possíveis sintomas compreendem:
   a. Cefaléias.
   b. Fadiga.
   c. Náuseas.
   d. Vômitos.
   e. Respiração curta.
   f. Inquietude.
   g. Visão turva.
4. Outras perguntas a serem feitas incluem as seguintes:
   a. Nota sangue em sua urina?
   b. Tem dificuldades para urinar?
   c. Sente dor nas costas ou outra dor abdominal?

D. **Exame diagnóstico**

1. Comece com o paciente em posição supina, embora uma posição de decúbito lateral, direito ou esquerdo, também seja útil (especialmente quanto ao rim esquerdo). Usando um transdutor convexo de 3,5 ou 5 MHz numa abordagem sagital, deslize-o pela borda mais lateral da margem costal das costelas.
2. Localizado o rim, rode o transdutor o quanto for preciso para visualizar o eixo longo do rim.
3. Para estudar a estenose da artéria renal, obtenha imagens coloridas e ondas Doppler (mantendo um ângulo de insonação de 60 graus) dos seguintes vasos:

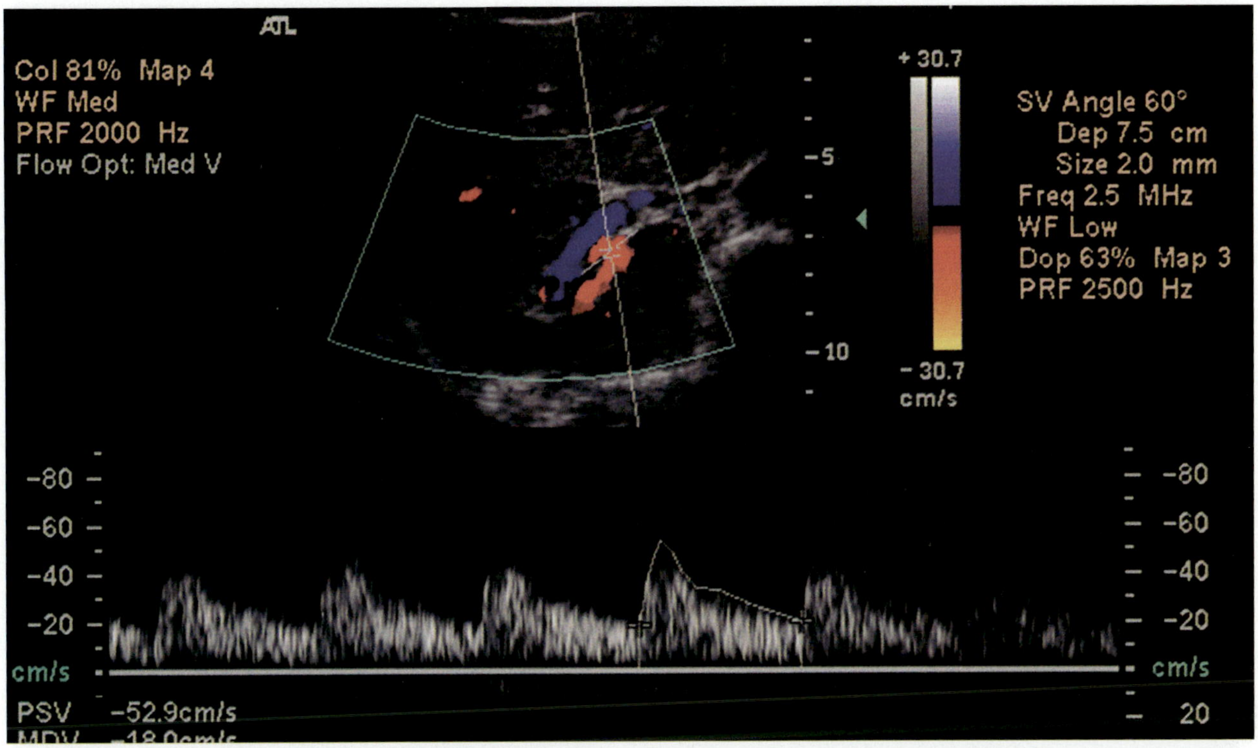

Figura 2.22. Traçado de Doppler da artéria renal direita, obtido no hilo do rim.

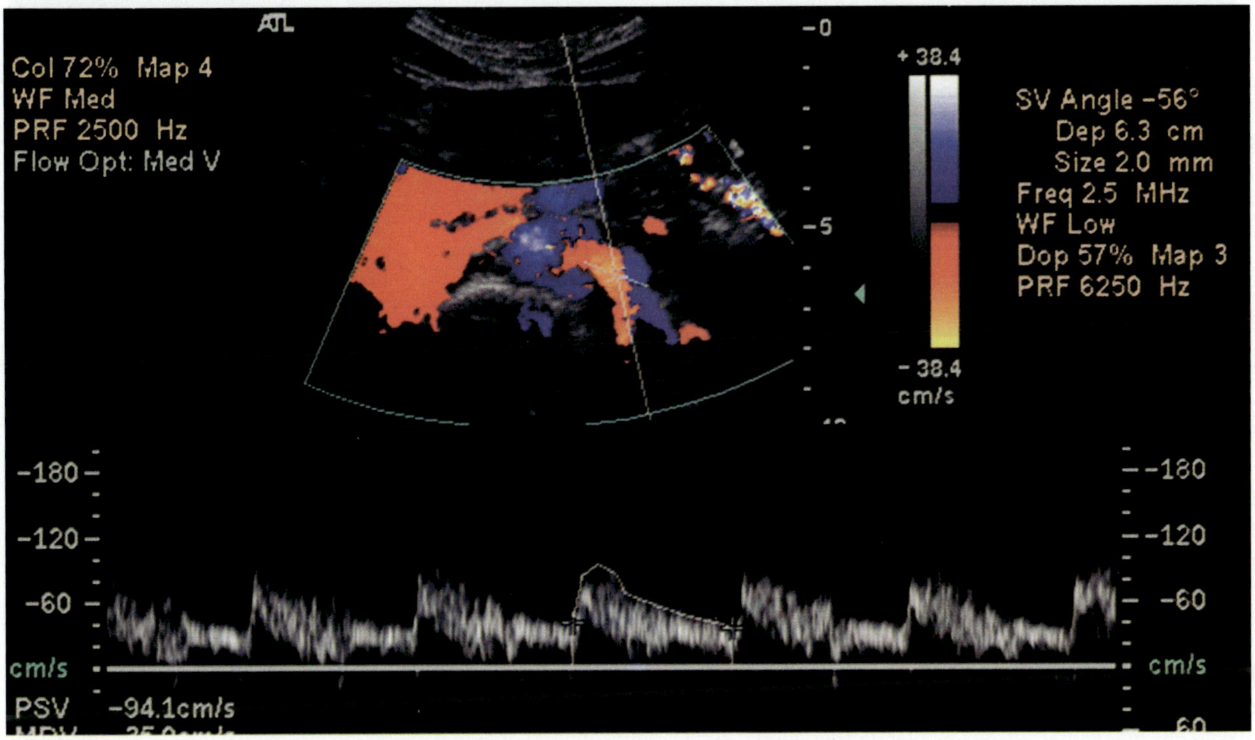

Figura 2.23. Traçado de Doppler da artéria renal esquerda, obtido em sua origem na aorta.

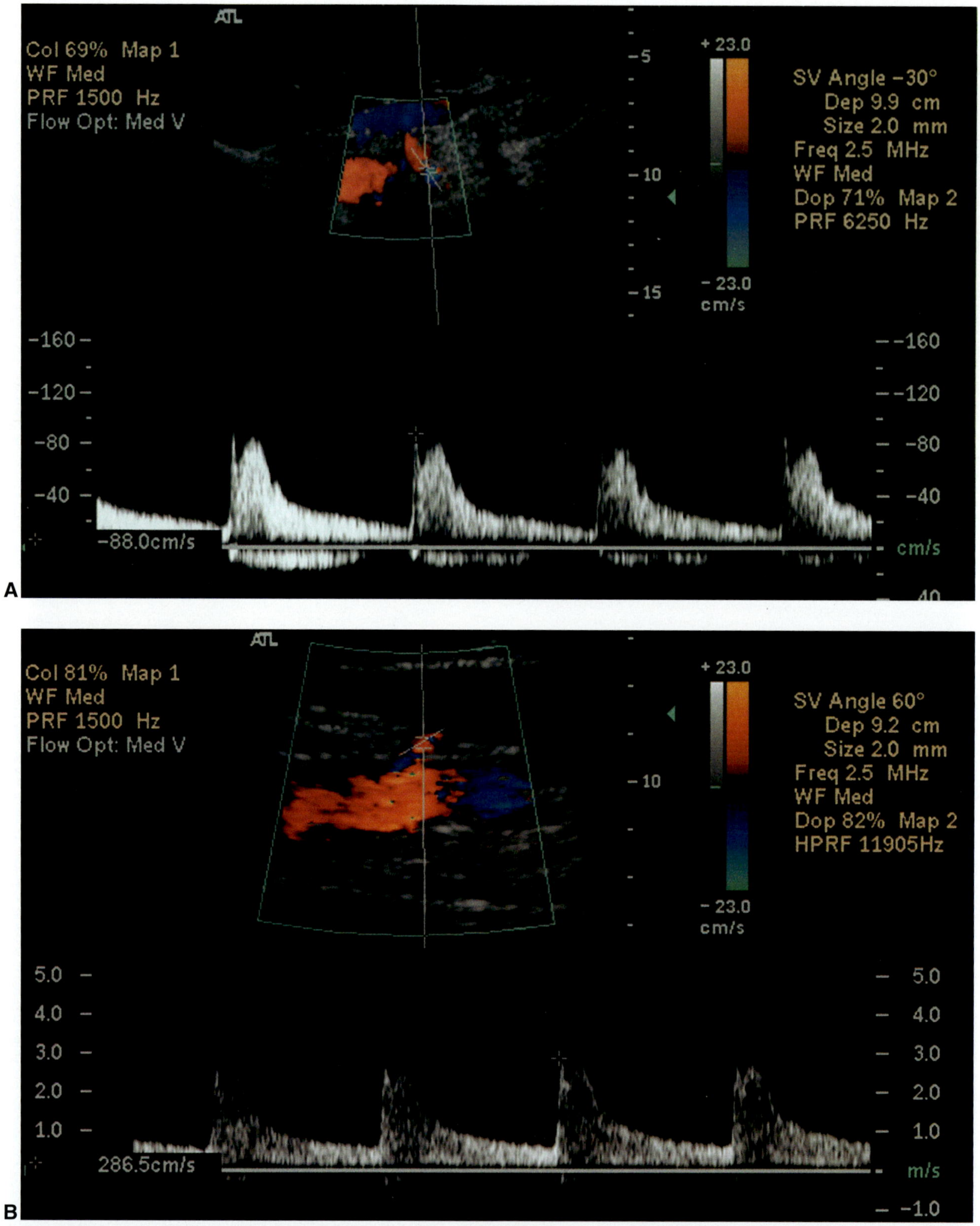

Figura 2.24. **A:** Traçado de Doppler da artéria renal esquerda, obtido em sua origem na aorta, demonstrando uma velocidade normal de 88 cm/s. **B:** Traçado de Doppler da artéria renal direita, obtido em sua origem na aorta, do mesmo paciente apresentado em A, demonstrando uma velocidade anormalmente alta, com valor de 286,5 cm/s. Isto indica uma estenose.

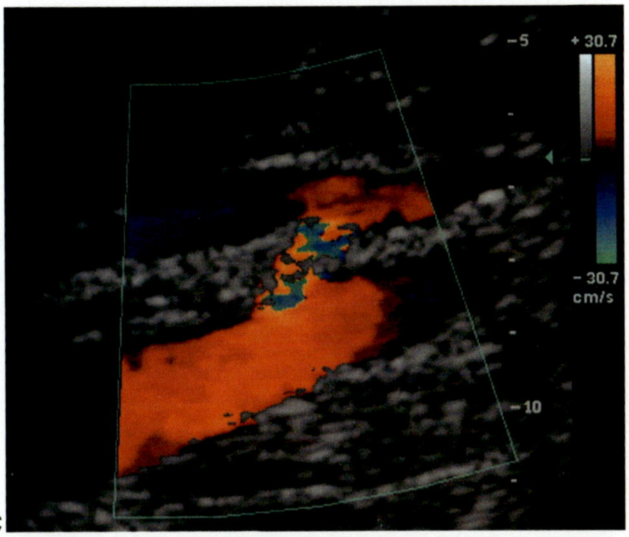

Figura 2.24. *(Continuação)* **C:** Imagem colorida do fluxo, no mesmo local que em **B**, demonstrando *aliasing* na origem aórtica da artéria renal direita.

a. Artérias segmentares nos pólos renais superior, médio e inferior. Usando uma velocidade de varredura rápida do espectro do Doppler, obtenha o tempo de aceleração.

b. Meça os picos das velocidades sistólicas (Fig. 2.22). As artérias renais principais, no hilo do rim.

c. As artérias renais principais em suas origens na aorta (Fig. 2.23) são mais bem visualizadas no plano transverso da aorta média, abaixo da artéria mesentérica superior. A artéria renal direita geralmente sai da aorta numa posição correspondente a cerca das 10 horas, e a artéria renal esquerda geralmente sai da aorta por volta da posição de 3 a 4 horas.

d. A aorta média, ao nível das artérias renais. Meça a velocidade de pico sistólica para obter a **razão renal/aórtica (RRA)**, que é calculada pela divisão da velocidade de pico sistólica da artéria renal pela velocidade de pico sistólica da aorta.

e. As veias renais principais também podem ser avaliadas.

4. Para transplantes renais, comece com o paciente em posição supina e use transdutor de 5 MHz. Meça o transplante nos planos sagital e transverso. Com cuidado, avalie o parênquima. Examine quanto a sinais de coleções de líquidos (linfoceles, urinomas, abscessos, hematomas) em torno do transplante. Examine quanto à hidronefrose.

5. Por meio de Doppler, avalie a artéria renal do doador, o local da anastomose e a artéria ilíaca interna ou externa, quanto a sinais de estenose.

6. Meça as velocidades de pico sistólica e diastólica terminal e verifique se a resistência de fluxo é normal.

7. Meça o índice de resistência das artérias arqueadas nos pólos superior, médio e inferior.

8. Avalie a veia renal do doador. Avalie também a bexiga.

O **índice de resistência** é uma fórmula que indica a resistência. É calculado assim:

(pico da velocidade sistólica – velocidade diastólica terminal) / pico da velocidade sistólica.

O **índice de pulsatilidade** é outra forma que indica resistência. É calculado por:

(pico da velocidade sistólica – velocidade diastólica terminal) / velocidade média.

E. **Análise diagnóstica**

1. **Aneurisma da artéria renal**

a. Os aneurismas da artéria renal têm um fluxo turbulento e produzem um mosaico de cores à ultra-sonografia.

b. O aneurisma da artéria renal aparece como uma massa cística ao longo da artéria renal. Ele também pode aparecer nas artérias intra-renais. Trombos ou calcificação das paredes podem estar presentes ou não.

c. Se o aneurisma for maior do que 2,5 cm ou estiver associado à gestação, recomenda-se tratamento porque a incidência de rupturas aumenta.

2. **Malformação arteriovenosa e fístula**

a. O Doppler colorido e o dúplex-Doppler revelarão um fluxo turbulento, com um mosaico de cores.

b. O fluxo diastólico turbulento e o aumento na velocidade de fluxo são observados na porção arterial, enquanto na porção venosa observam-se pulsações arteriais. Também se faz presente uma ampliação do espectro.

3. **Oclusão e infarto da artéria renal**

a. O fluxo para o rim não será evidenciado por Doppler colorido ou dúplex-Doppler.

b. No modo convencional um rim com infarto agudo pode aparecer como normal.

c. Um infarto focal pode aparecer como uma massa hipoecóica em forma de cunha. Isso é indistinguível da pielonefrite aguda. Com o tempo, ela pode tornar-se ecogênica ou pode se formar uma cicatriz.

d. Na oclusão crônica observa-se um rim pequeno, cicatrizado.

4. **Estenose da artéria renal**

a. A velocidade sistólica normal para a artéria renal está na faixa de 100 a 200 cm/s.

b. Conforme os critérios da Universidade de Washington, picos de velocidade sistólica maiores do que 180 cm/s indicam uma redução de diâmetro de mais do que 60%, e uma RRA maior do que 3,5 indica uma redução de mais do que 60% no diâmetro.

c. Pelos critérios de Dean RH, Hansen KJ, Bowman Gray, picos de velocidade sistólica maiores do que 200 cm/s, com turbulência pós-estenose, indicam uma redução de diâmetro de mais do que 60% (Fig. 2.24).

d. A **RRA** é uma razão entre o pico da velocidade sistólica na artéria renal e o pico da velocidade sistólica na corrente média da aorta ao nível das artérias renais, ou próximo delas. Uma RRA igual ou maior do que 3,5 indica uma redução de diâmetro maior do que 60%. Uma RRA de 2 a 3,5 é suspeita, mas não significativa do ponto de vista hemodinâmico.

e. Avalie a forma da onda. Normalmente ela é de baixa resistência. Havendo uma estenose proximal, a forma da onda continua sendo de baixa resistência, mas deprimida por uma ascendente e uma descendente prolongadas. A ausência da chanfradura (no pico sistólico ou imediatamente antes dele), combinada com uma onda de forma deprimida, indica uma estenose de pelo menos 60%.

f. Avalie a forma da onda intra-renal. Um **tempo de aceleração** (tempo entre o início do fluxo sistólico e o pico máximo de sístole) de 70 milissegundos ou mais indica uma estenose significativa. O índice de aceleração (a curva ascendente da sístole) também pode ser usado. Um índice normal de aceleração tem 3 m/s^2 ou mais.

g. Um descompasso no tamanho dos rins também indica uma redução no suprimento de sangue para o menor deles. (Um rim de tamanho < 9 cm é suspeito de estenose da artéria renal.)

5. **Trombose da veia renal**

a. Na trombose aguda da veia renal o rim pode mostrar-se aumentado, edematoso e hipoecóico,

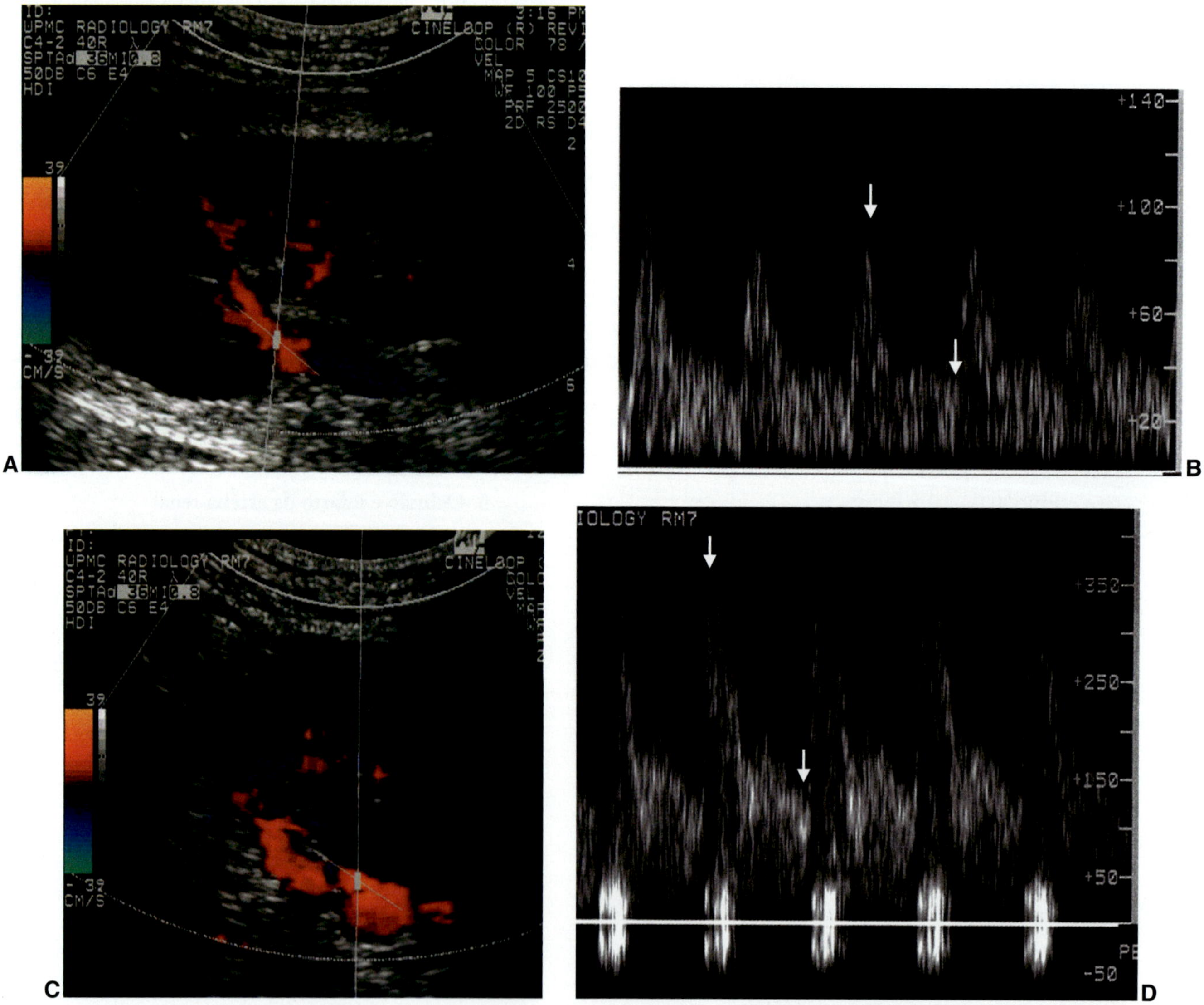

Figura 2.25. **A:** Artéria renal normal em posição do doador de um transplante renal. **B:** Traçado de Doppler no mesmo local de **A**, demonstrando um valor normal de velocidade, de 94,7 cm/s. **C:** Artéria renal no local da anastomose de um transplante renal. **D:** Traçado de Doppler no mesmo local de **C**, demonstrando uma velocidade anormalmente alta de 363 cm/s, indicando uma estenose. Este é o mesmo paciente apresentado em **A** e **B**.

com uma perda da diferenciação corticomedular. Na trombose crônica da veia renal, o rim é pequeno e ecogênico.

b. Ocasionalmente podem ocorrer trombos na veia renal. Os trombos agudos podem ser anecóicos e invisíveis.

c. A perda de fluxo pode ser evidenciada por Doppler colorido. Entretanto, pode ser difícil detectar um fluxo com velocidade muito baixa.

d. Um sinal secundário de trombose da veia renal pode ser a ausência de fluxo ou sua reversão diastólico-terminal nas artérias renais do parênquima do rim nativo.

6. **Transplantes renais**

a. Os sinais de rejeição compreendem o aumento de tamanho do transplante renal, áreas hipoecóicas no parênquima e ecogenicidade cortical aumentada. Na rejeição crônica, o transplante renal será pequeno e ecogênico.

b. Índices de resistência de 0,6 a 0,8, na artéria arqueada, são normais. De 0,8 a 0,9 são equívocos, e maiores do que 0,9 indicam resistência vascular aumentada.

c. O pico normal de velocidade sistólica da artéria renal principal é igual ou menor do que 180 cm/s.

d. O padrão de fluxo normal, nas artérias intra e extraparenquimatosas, é o de baixa resistência.

e. Na estenose da artéria renal, os achados incluem um jato de alta velocidade (com *aliasing* no Doppler colorido), na estenose com fluxo distal turbulento. Velocidades superiores a 180 cm/s sugerem estenose. Uma dobra no vaso também pode produzir esses sinais.

f. No caso de uma trombose completa da artéria renal, o fluxo para o rim não será detectado por Doppler colorido ou dúplex-Doppler. Uma trombose parcial pode apresentar um fluxo diastólico arterial revertido ou diminuído.

g. Outras complicações de transplantes renais a serem investigadas compreendem tromboses de veias renais (fluxo ausente na veia renal, com Doppler colorido e dúplex-Doppler, e reversão do fluxo diastólico arterial), estenose da veia renal (rim hipoecóico normal ou aumentado e *aliasing* focal, com velocidades aumentadas), fístula arteriovenosa intra ou extra-renal (que aparece como áreas focais de *aliasing* coloridas e padrões de Doppler de formas de ondas venosas turbulentas, arterializadas), pseudo-aneurismas (área cística com fluxo turbulento pulsátil e cores girantes no Doppler colorido) e tumores (Fig. 2.25).

F. **Outros testes diagnósticos**

1. Angiografia renal.
2. ARM.
3. ATC.
4. Medicina nuclear.

BIBLIOGRAFIA

Downey DB. The retroperitoneum and great vessels. In: Rumack CM, Wilson SR, Charboneau JW, eds. *Diagnostic ultrasound* 2nd ed. St. Louis, MO: Mosby Year-Book, 1998:464-486.

Guida JA. Vascular structures. In: Kawamura DM, ed. *Abdomen—diagnostic medical sonography – a guide to clinical practice.* Vol. III. Philadelphia: JB Lippincott, 1992:45-90.

Rumwell C, McPharlin M. Part I. Arterial evaluation. In: *Vascular technology – an illustrated review,* 2nd ed. Pasadena, CA: Davies Publishing, 2000:33-120.

Thurston W, Wilson SR. The urinary tract. In: Rumack CM, Wilson SR, Charboneau JW, eds. *Diagnostic ultrasound,* 2nd ed. St. Louis, MO: Mosby Year-Book, 1998:379-382, 385-391.

Tortora GJ, Anagnostakos NP. The cardiovascular system: vessels and routes. In: *Principles of anatomy and physiology,* 6th ed. New York: Harper & Row, 1990:628-630.

Withers CE, Wilson SR. The liver. In: Rumack CM, Wilson SR, Charboneau JW, eds. *Diagnostic ultrasound*, 2nd ed. St. Louis, MO: Mosby Year-Book, 1998:144-147.

CAPÍTULO 3

Vascularização Arterial Periférica

I. ARTÉRIAS DOS MEMBROS INFERIORES

A. Anatomia (Fig. 3.1)

1. As **artérias ilíacas comuns** bifurcam-se em externa e interna (hipogástrica), ao nível da junção sacrolombar.
2. As **artérias ilíacas internas** têm 3 a 4 cm de comprimento. Seus ramos irrigam a parede da pelve, o períneo, os órgãos pélvicos e a região glútea.
3. No adulto, as **artérias ilíacas externas** são maiores do que as artérias ilíacas internas. Depois de passar por debaixo do ligamento inguinal, a artéria ilíaca externa torna-se a artéria femoral comum. Os dois ramos da artéria ilíaca externa são a artéria epigástrica inferior (que irriga os músculos abdominais e a pele) e a artéria circunflexa profunda (que irriga os músculos abdominais).
4. A **artéria femoral comum** (Fig. 3.2) divide-se em uma artéria femoral superficial e na **artéria femoral profunda** (Fig. 3.3).
5. A **artéria femoral superficial** (Fig. 3.4) passa através do canal adutor (canal de Hunter) e entra na fossa poplítea, tornando-se a artéria poplítea.
6. A **artéria poplítea** divide-se na artéria tibial anterior e no tronco tibiofibular.
7. A **artéria tibial anterior** é o primeiro ramo a sair da artéria poplítea. Ela corre ao longo da superfície anterior da membrana interóssea, na parte dianteira da perna. No pé, a artéria tibial anterior torna-se a **artéria dorsal** do pé.
8. O **tronco tibiofibular** é o segundo ramo a sair da artéria poplítea. Logo ele se divide em artérias tibial posterior e fibular.
9. A **artéria tibial posterior** estende-se para baixo na região medial posterior, inferior da perna. No pé, ela se divide nas **artérias plantares medial e lateral**.
10. A **artéria fibular** estende-se para baixo, na região lateral posterior inferior da perna, ao longo da fíbula.
11. O **arco plantar** consiste da **artéria plantar profunda** (ramo da dorsal do pé) e da **artéria plantar lateral** (ramo da artéria tibial posterior). O arco plantar e as **artérias metatársicas dorsais** irrigam os dedos.

B. Patologia

1. **Fístulas arteriovenosas**
   a. As fístulas arteriovenosas podem ser congênitas ou iatrogênicas (causadas por cirurgia e/ou procedimentos envolvendo punção de uma artéria ou veia, no caso de uma cateterização).
   b. Elas são comunicações anormais entre artéria e veia.
2. **Pseudo-aneurismas**
   a. Um pseudo-aneurisma é uma pequena bolsa de sangue em movimento, ligada a uma artéria através de uma pequena abertura (o colo), podendo estar parcialmente rodeada por trombos.
   b. Esses aneurismas se formam graças a procedimentos de radiologia intervencionista (por exemplo, cateterização cardíaca através da artéria femoral comum), traumatismos, cirurgias ou infecções. Os trombos podem ser sentidos como uma massa pulsátil.
   c. Pode-se tratar o pseudo-aneurisma através de compressão com transdutor até que este coagule. Uma terapia alternativa seria a injeção de trombina.
3. **Aneurismas de artérias periféricas**
   a. Os aneurismas de artérias periféricas se desenvolvem quando a parede da artéria enfraquece.
   b. São definidos como dilatações ou alargamentos focais de cerca de 20%, no diâmetro do vaso.
   c. Têm mais probabilidade de se desenvolver na artéria femoral superficial ou na artéria poplítea.
   d. Podem ser bilaterais e assintomáticos.
   e. Pode haver presença de trombos no aneurisma.
   f. Um aneurisma de artéria periférica, que tenha 2 cm de diâmetro ou mais, geralmente exige tratamento.
4. **Aprisionamento da artéria poplítea pelo músculo gastrocnêmio.** Este é um problema raro, devido a um posicionamento errado da inserção do músculo. Geralmente acontece em homens jovens. Só é bilateral em um terço dos casos.

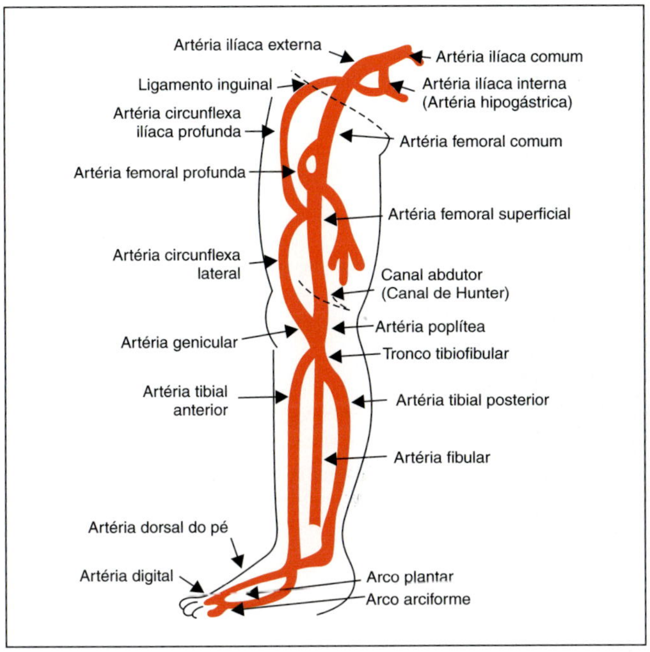

Figura 3.1. Artérias: membro inferior.

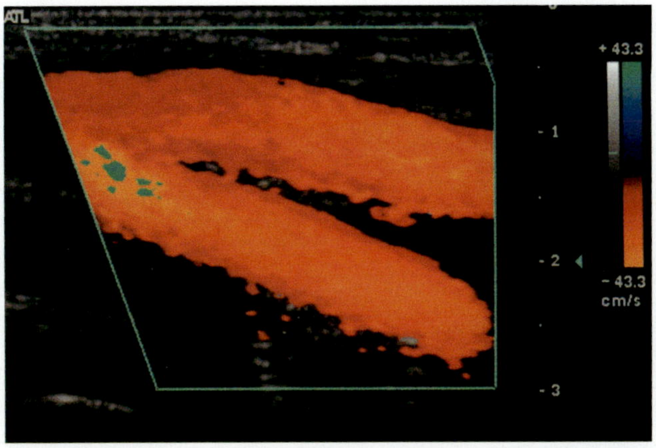

Figura 3.3. Imagem sagital colorida, do fluxo da artéria femoral comum direita.

5. **Síndrome do compartimento.** É uma variedade de sintomas produzidos pela obstrução de parte do suprimento de sangue e pelo aumento da pressão (freqüentemente na panturrilha). Isso pode ser causado por aumento de sangue (trombose venosa profunda, hemorragia) ou de líquido sérico (edema, líquido linfático) no interior do compartimento. Pode acontecer após a revascularização da artéria da panturrilha, causada por isquemia aguda prolongada. O tratamento mais efetivo é abrir o local afetado cirurgicamente, para aliviar a pressão. Freqüentemente usa-se angiografia para diagnóstico.

6. **Doença arterial oclusiva crônica dos membros inferiores**
   a. **Causas:**
      (1) **Aterosclerose obliterante** (ASO) – noventa e nove por cento do total das doenças crônicas nos Estados Unidos são causadas pela ASO. Ela é o acúmulo de placa nas artérias. Primeiro uma placa fibrosa deposita-se sob a íntima. Estrias de gordura também podem aparecer sob a íntima. Eventualmente, ela degenera e forma uma placa complexa (material fibroso, placa e cálcio). Podem ocorrer ulcerações, que podem sangrar.
      (2) **Tromboangiite obliterante** (TAO), também conhecida como doença de Buerger – é uma doença que causa inflamação das artérias (ou veias), impedindo o fluxo de sangue. Ela sempre começa nos vasos plantares ou palmares e avança centralmente, impedindo a formação de colaterais.

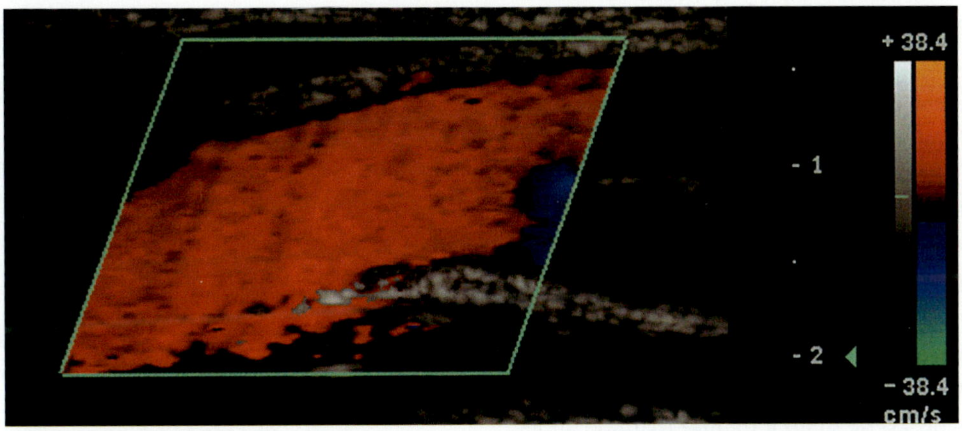

Figura 3.2. Imagem sagital colorida, do fluxo da artéria femoral superficial direita e da artéria femoral profunda.

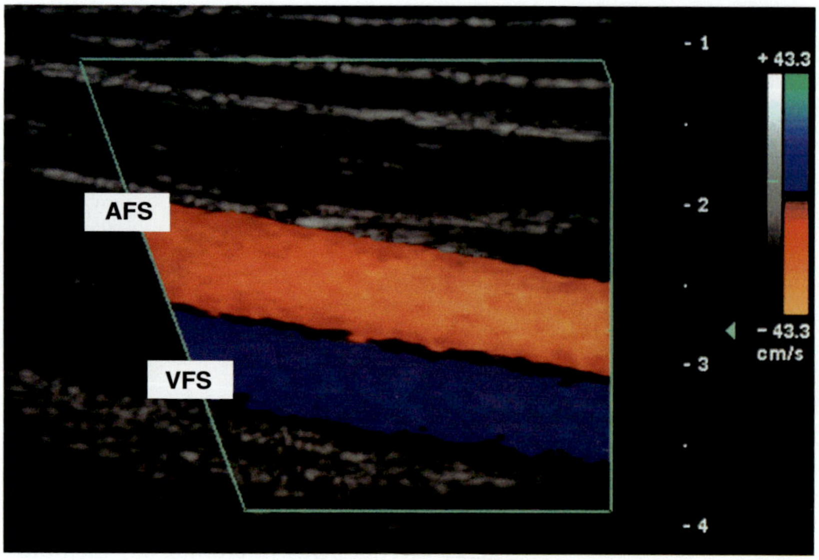

Figura 3.4. Imagem sagital colorida, da artéria femoral superficial medial direita (AFS, vermelho) e da veia femoral superficial medial direita (VFS, azul).

(3) História de tabagismo, hiperlipidemia, história familial, diabetes e hipertensão – São todos precursores da doença arterial periférica.

b. **Sintomas:**

(1) Claudicação – dor causada por exercício (o local mais comum é a panturrilha) e aliviada pelo repouso. Durante o exercício há um aumento de demanda de sangue pelos músculos. As artérias lesadas e as colaterais não conseguem fornecer a quantidade suficiente do sangue necessário (as arteríolas já estão dilatadas devido ao seu estado doentio). A dor ocorre pela falta de oxigênio nos músculos e é aliviada pelo repouso.

(2) Claudicação por dor no pé – é produzida por TAO. Causa dor intensa.

(3) A dor em repouso é mais intensa à noite, é causada em uma fase mais avançada da doença e sentida mais freqüentemente nos dedos e no dorso do pé. Os membros devem ser abaixados, de modo que a gravidade introduza mais sangue músculos abaixo.

(4) Perda de cabelo nos membros inferiores.

(5) Espessamento e mudanças de coloração nas unhas dos pés.

(6) Mudanças na cor e no aspecto da pele (pele distendida e brilhante).

(7) Diminuição das pulsações palpáveis.

(8) Sensações anormais nos membros afetados (alfinetadas/agulhadas, formigamentos).

(9) Nas fases mais avançadas da doença, rubor nos pés por causa das arteríolas dilatadas.

(10) Evidência de sopro e frêmito (barulho anormal). Na estenose grave (> 90%) o sopro desaparece porque o fluxo arterial decresce a ponto de não haver mais vibração nos tecidos.

(11) Úlceras arteriais – podem gangrenar e estão presentes na doença mais avançada.

7. **Doença arterial oclusiva aguda dos membros inferiores**

a. **Causas:**

(1) Compressão ou obstrução física de uma grande artéria.

(2) Aprisionamento da artéria poplítea pelo músculo gastrocnêmio.

(3) Obstrução causada por êmbolos – eles podem ser provenientes de uma válvula cardíaca doente ou de um aneurisma aórtico.

(4) Hipercoagulação – certas quimioterapias ou doenças malignas podem causar isso.

(5) Dissecção da íntima que reveste um vaso – o retalho pode ocluir completamente o fluxo de sangue.

(6) Massas ou hemorragia intensa após traumatismos.

b. **Sintomas:**

(1) Dor – intensa e claudicação unilateral durante o exercício são um sintoma de aprisionamento pelo músculo gastrocnêmio.

(2) Paralisia.

(3) Parestesias – sensações anormais no membro afetado.

(4) Palidez – pele com tom pálido, fria ao toque (se quente ao toque, pode ser devido à trombose venosa profunda).

(5) Pulso ausente.

(6) Pododáctilos pretos – causados por embolização ou por hipercoagulação. "Síndrome do pododáctilo azul" – êmbolos alojados nas artérias digitais causam cianose. Isso pode ser devido a arterites, lesões ulceradas e, às vezes, secundárias à angiografia.

8. **Os locais de claudicação mais freqüentes e sua indicação sobre o nível da doença:**
   a. Nádegas – este local indica uma doença arterial aortoilíaca.
   b. Coxas – este local indica uma doença da artéria ilíaca e/ou da artéria femoral comum.
   c. Panturrilhas – este local indica uma doença arterial femoropoplítea.
9. **Locais de doenças oclusivas nos membros inferiores e respectivos efeitos:**
   a. O local mais comum de uma doença arterial oclusiva de membro inferior é a artéria femoral distal, no canal adutor. Se este é o único local da doença, raramente há sintomas de claudicação, pela proximidade de ramos da artéria femoral profunda, bem como das artérias pélvicas e da panturrilha, que deixam o sangue fluir da área pélvica ou do alto da coxa para a panturrilha, sem usar a artéria femoral superficial. Além disso, o potencial de formação de um sistema colateral da coxa e da panturrilha é muito grande.
   b. O segundo local mais comum é a região aortoilíaca. Se a aorta distal estiver obstruída, é possível que o sangue alcance as artérias ilíacas externas através dos ramos que saem das artérias ilíacas internas. Isso produziria uma reversão de fluxo em uma ou em ambas as artérias ilíacas internas. Haveria sintomas de claudicação, dado que a capacidade de volume de fluxo das colaterais é bem menor do que a capacidade de volume de fluxo da aorta. Também é possível haver oclusão de uma ou ambas as artérias ilíacas comuns. Se só uma estiver ocluída, colaterais da outra poderiam vascularizar a área afetada. Se ambas as artérias ilíacas comuns estiverem ocluídas, colaterais da artéria mesentérica superior, da artéria mesentérica inferior, das artérias lombares e outras seriam responsáveis pela vascularização. Isso também produz sintomas de claudicação. As bifurcações são locais comuns de doença arterial, por causa da turbulência que ali ocorre.
   c. Se a doença estiver na artéria poplítea, colaterais da artéria femoral profunda ou da artéria genicular podem aliviar os sintomas de claudicação. (As artérias geniculares saem das artérias femorais superficiais, seguem paralelas a elas e às artérias poplíteas e se anastomosam em vários locais ao longo dessas artérias.)
   d. Abaixo da trifurcação (em artérias tibial posterior, tibial anterior e fibular), a doença de um único ponto raramente é significativa, por causa da riqueza de comunicações entre os músculos da panturrilha. Raramente há sintomas.

C. **Histórico: Perguntas a formular ao paciente**

1. **O radiologista vascular deve responder a três perguntas básicas:**
   a. Os sintomas do paciente são devidos à doença vascular?
   b. Qual a extensão da doença vascular presente?
   c. Em que parte do membro afetado se localiza a doença?
2. **Perguntas a formular ao paciente:**
   a. Você sente alguma dor nas pernas ao se exercitar e o repouso a alivia?
   b. Que distância você consegue caminhar até que a dor comece (número de quadras).
   c. Em que região de sua(s) perna(s) é a dor, exatamente? (geralmente o local da dor é distal em relação ao local da doença oclusiva.).
   d. A dor é em ambas as pernas? É mais forte em uma perna do que na outra?
   e. Você sente dores nos dedos dos pés, nos pés ou nas pernas à noite, quando está deitado?
   f. Há quanto tempo você tem esta ferida/úlcera?
   g. Você sente alfinetadas/agulhadas ou formigamento nos membros?
   h. Você tem diabetes? Se afirmativo, de que tipo (diabetes melito não-insulinodependente ou diabetes melito insulinodependente)? A existência de diabetes aumenta a chance de doença vascular periférica em pelo menos oito vezes. Não é raro diabéticos terem úlceras de cicatrização lenta nas solas dos pés. Um problema para o diabético é a neuropatia – lesões nas extremidades dos neurônios, causando dor que pode, ou não, estar relacionada à doença vascular.
   i. Você tem hipertensão? Se afirmativo, está tomando medicamentos para controlá-la? A hipertensão é uma fonte importante de tensão para o sistema vascular e pode acelerar o processo de aterosclerose.
   j. Você tem colesterol elevado? Você tem doenças cardíacas em sua família? Já teve algum acidente vascular cerebral?
   k. Você fuma? Se fuma, quantos maços por dia? Há quantos anos? O risco de doença arterial aumenta enormemente com o aumento do número de anos de tabagismo e do número de cigarros fumados por dia. O decréscimo de oxigênio no sangue pode produzir os sintomas da claudicação. A nicotina afeta negativamente o endotélio e causa vasoconstrição.
3. **Exame físico do paciente:**
   a. Examine a pele quanto às lesões/úlceras, rubor, palidez, distensão e brilho, perda de cabelos, mudanças na espessura e na cor das unhas dos pés, mudanças de cor nos dedos dos pés e se a pele se apresenta mais fria, quente ou morna ao toque.
   b. Sinta a pulsação nas artérias femorais comuns, nas artérias poplíteas, nas artérias tibiais posteriores e nas artérias dorsais dos pés. Classifique as pulsações em 0 se ausentes; 1 se intermitentes ou inseguras; 2 se fracas; 3 se fortes e marcantes.

c. Verifique caroços (linfonodos aumentados) compatíveis com diagnóstico de celulite, que é uma infecção de tecidos dérmicos no membro e que freqüentemente se apresenta como tecidos quentes e ruborizados, freqüentemente nas canelas e no dorso do pé.

d. Verifique frêmitos ou sopros, que podem indicar um aneurisma, um pseudo-aneurisma ou uma fístula arteriovenosa.

e. Freqüentemente, os pseudo-aneurismas são palpados como uma massa pulsátil.

4. A intensidade dos sintomas depende:

a. Do grau de obstrução arterial no membro.

b. Do grau de vascularização colateral. Sintomas nas pernas, com causas vasculares, resultam de "hipotensão regional". As colaterais demoram a se desenvolver, de modo que a doença aguda pode ser mais dolorosa do que a doença crônica.

5. Quatro locais apropriados para a ausculta arterial:

a. Artéria carótida.

b. Aorta abdominal.

c. Artéria femoral.

d. Artéria poplítea.

6. Três condições que podem produzir frêmitos ou vibrações palpáveis:

a. Um enxerto patente de hemodiálise.

b. Turbulência pós-estenose.

c. Uma fístula arteriovenosa. O fluxo aumenta muito na artéria proximal (especialmente durante a diástole) porque a fístula causa um decréscimo marcante de resistência. Na veia proximal, o fluxo também aumenta e é mais pulsátil.

D. Exame diagnóstico

1. Exames com dúplex-Doppler:

a. Comece com o paciente em posição supina, com a perna ligeiramente dobrada e relaxada e pendendo lateralmente para fora. Usando um transdutor linear de 5,0 ou 7,0 MHz em plano transverso, comece a obter imagens logo acima da virilha.

b. Localize a artéria femoral comum.

c. Deslize seu transdutor perna abaixo, para avaliar os outros vasos. Quando chegar na artéria poplítea, leve seu transdutor para detrás do joelho. Isso colocará, em tela, a artéria atrás da veia, uma vez que agora você está numa abordagem traseira.

d. Embora alguns protocolos exijam um exame detalhado das artérias da panturrilha, para avaliar a artéria tibial posterior, deslize seu transdutor para cima, ao longo do aspecto medial da panturrilha, começando no tornozelo.

e. A artéria tibial posterior (com esta abordagem) se localiza entre a tíbia e a fíbula, bem debaixo do plano da fáscia.

f. A artéria fibular está atrás dela.

g. A artéria tibial anterior é localizada colocando-se o transdutor sobre a superfície anterior da parte medial da perna, entre joelho e tornozelo. Sua situação é anterior ao plano da fáscia, entre a tíbia e a fíbula.

h. Obtenha imagens coloridas, nos planos sagital e transverso, imagens coloridas e ondas de Doppler (mantendo um ângulo de insonação de 60 graus), com as medidas de velocidade de pico sistólico dos seguintes vasos:

(1) Artéria femoral comum (Fig. 3.5).

(2) Artéria femoral profunda.

(3) Artérias femorais superficiais proximal, medial e distal (Figs. 3.6 e 3.7).

(4) Artéria poplítea.

(5) Artéria tibial posterior (se necessário).

(6) Artéria fibular, se necessário.

(7) Artéria tibial anterior, se necessário.

(8) Se necessário, podem ser obtidas as formas de ondas de Doppler da artéria ilíaca interna, da artéria ilíaca comum e da aorta distal.

2. Exame segmentar da pressão arterial

a. Por causa do efeito de Bernoulli, os segmentos de um membro que são distais a uma doença oclusiva significativa terão decréscimos de pressões.

b. O paciente deve estar em supino para que a gravidade não afete as pressões (artefato de pressão hidrostática). A cada 1 cm do membro que esteja acima do coração a pressão diminui 0,74 mmHg.

c. A largura do manguito deve ser 20% a 25% maior do que o diâmetro do membro ou 40% maior do que a circunferência do membro.

d. O pico da pressão sistólica é obtido pela instalação de um manguito (o mais largo possível) sobre o segmento desejado do membro. Ele é inflado até uma pressão suficiente para ocluir qualquer fluxo sanguíneo por meio daquele segmento (a pelo menos 20 mmHg acima da pressão suficiente para fazer desaparecer o pulso detectável por Doppler). O manguito é desinflado lentamente e qualquer porção do sistema arterial debaixo dele pode ser usada para determinar a pressão de todo o segmento abaixo do manguito. (Geralmente são usadas a artéria dorsal do pé e a tibial posterior.) O primeiro fluxo de sangue é o pico da pressão sistólica.

e. Pacientes diferentes têm pressões diferentes, de modo que é preciso normalizar os resultados de pressão no membro em relação à pressão sanguínea sistêmica do paciente. Geralmente os valores de pico das pressões sistólicas dos segmentos são

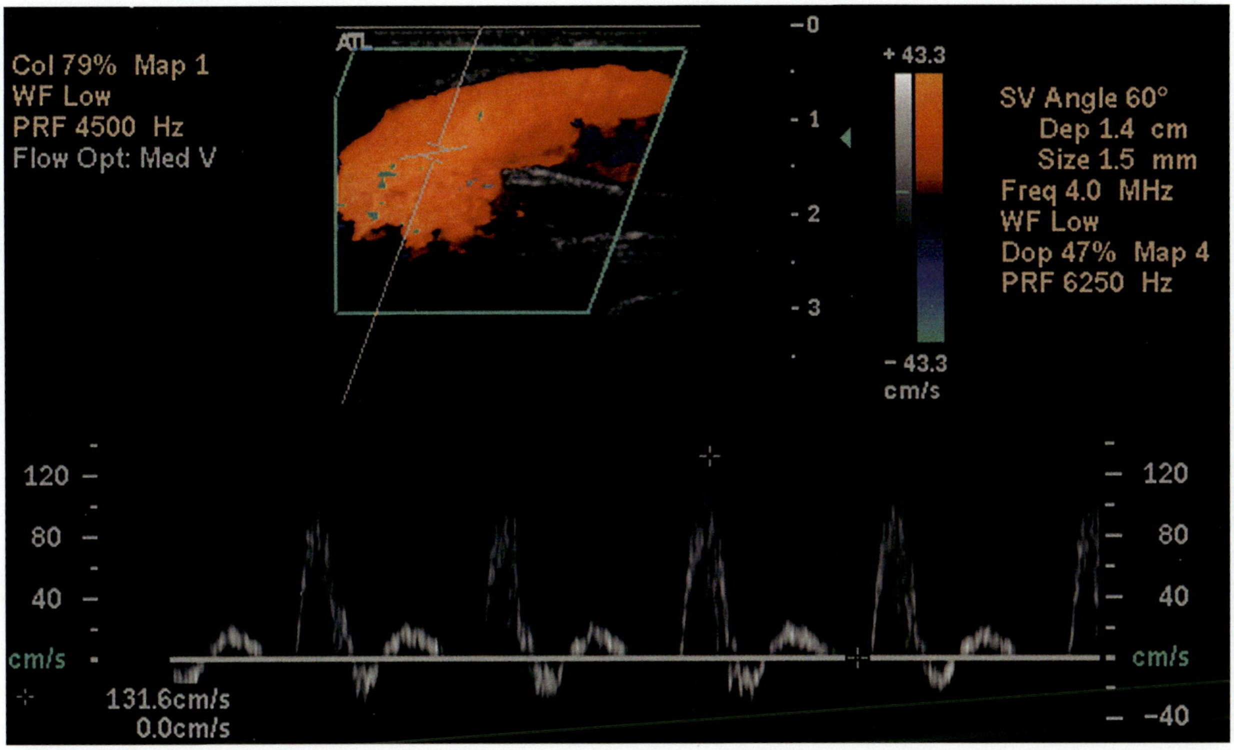

Figura 3.5. Traçado de Doppler da artéria femoral comum direita.

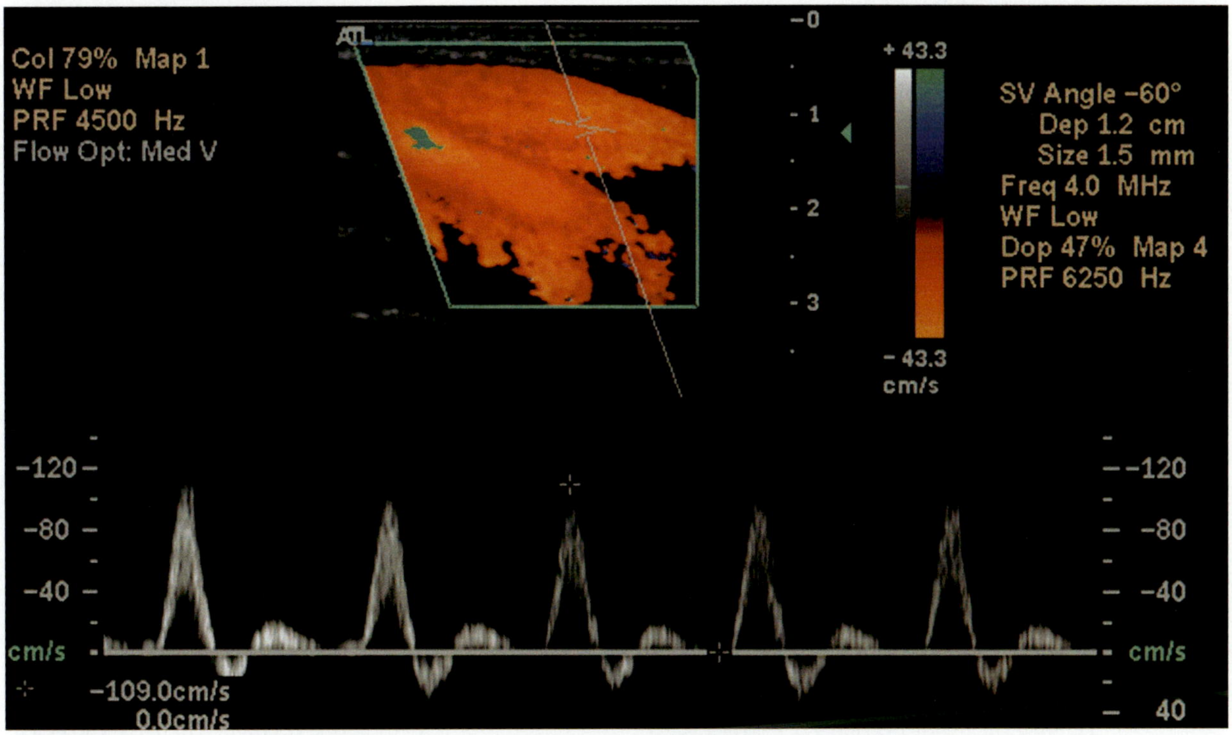

Figura 3.6. Traçado de Doppler da artéria femoral superficial proximal direita.

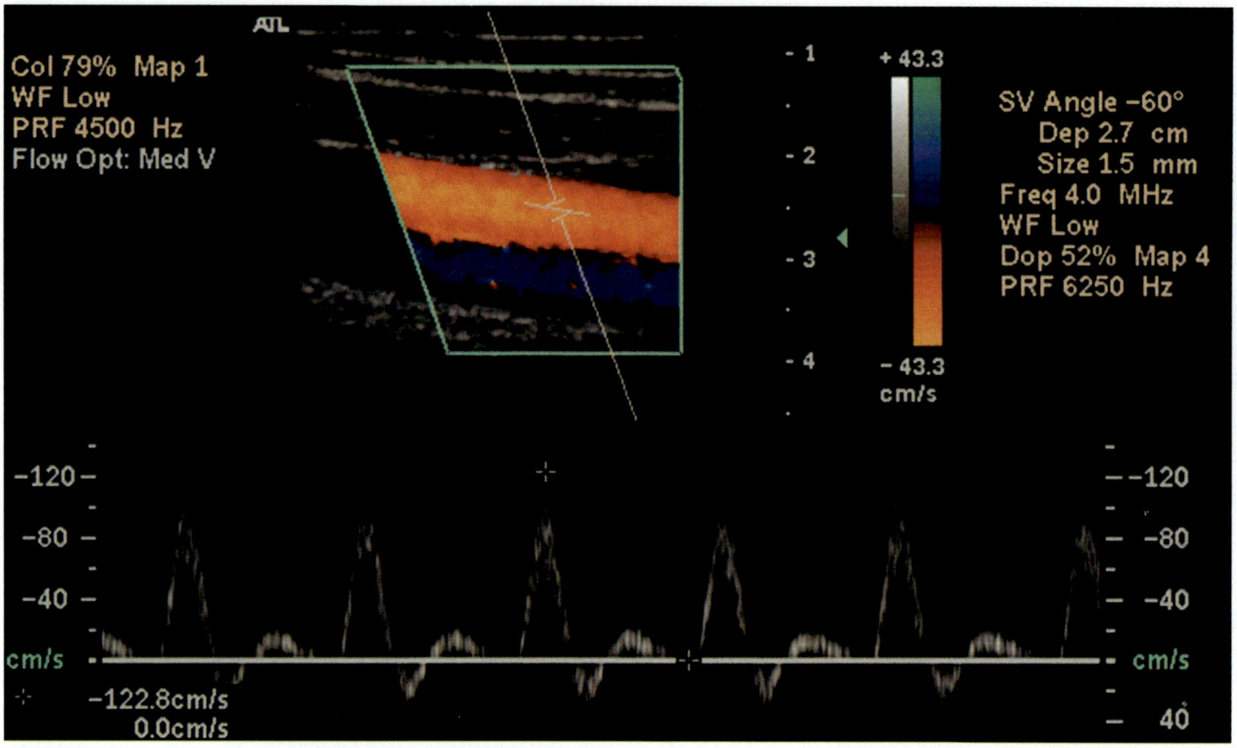

Figura 3.7. Traçado de Doppler da artéria femoral superficial medial direita.

divididos pelo maior de dois valores de pico de pressão sistólica braquial.

f. O índice mais comumente usado é o índice tornozelo/braquial (ITB).

g. **Desvantagens do exame segmentar da pressão arterial:**

(1) Não se pode distinguir entre estenose e oclusão.

(2) Não se pode localizar o ponto exato da doença.

(3) Quando o paciente é obeso, a pressão pode estar falsamente elevada. Quando o paciente é extremamente magro, a pressão proximal na coxa pode ser falsamente baixa. Isso se deve a um artefato da relação manguito/membro. (A largura do manguito deve ser 20% a 25% maior do que o diâmetro do membro.)

(4) Há dificuldades em discriminar entre a doença da artéria femoral comum e a da artéria ilíaca externa.

(5) Vasos calcificados causam pressões falsamente elevadas (observadas em pacientes diabéticos e com doenças renais crônicas). Um índice igual ou maior do que 1,25 indica pressões falsamente elevadas. Pacientes (em sua maioria diabéticos) incapazes de tolerar o nível de pressão exigido para "espremer" artérias estenosadas devem ser avaliados com outras técnicas, tais como por imagens de dúplex-Doppler ou arteriografia. A pressão nos pododáctilos, através de fotopletismografia (FPG), também pode ser usada. As pressões nos pododáctilos são usadas para confirmar ITBs anormalmente elevados resultantes de calcificação de vasos. As artérias desses dígitos raramente são afetadas por aterosclerose ou calcificação.

(6) A existência de diversos níveis de uma doença dificulta a interpretação das pressões segmentares.

(7) Pacientes com colapso cardíaco congestivo descompensado podem apresentar ITBs diminuídos após exercício.

3. **Pletismografia – registro do volume de pulso (RVP)**

a. Também é conhecida como pletismografia de pulso.

b. A pletismografia geralmente é combinada com outros testes (pressão segmentar, dúplex-Doppler).

c. É possível obter um resultado normal neste exame com resultado anormal no exame segmentar. Quando há colaterais, a pletismografia sozinha não consegue avaliar a doença.

d. Os tecidos do membro se expandem e contraem à medida que o sangue circula, e cada ciclo cardíaco produz mudanças significativas de volume em cada segmento do membro. Pela compressão, é possível eliminar o fluxo venoso para registrar somente o fluxo arterial.

e. Três métodos de pletismografia:

(1) Manguito de ar. É o mais popular. Embora não seja de uso tão rápido quanto usar a ple-

tismografia por medida de tensão e dê uma aparência mais "suave" à curva da forma de onda, é fácil de usar, não precisa ser calibrado constantemente, tem baixo custo e é durável.

(2) Medidor de tensão. Usa-se um tubo tipo silicone contendo mercúrio e com eletrodos de cobre em ambas as extremidades. O tubo é 1 a 3 cm mais curto do que a circunferência do membro. O medidor de tensão é enrolado em volta do membro com bom contato. À medida que o membro se contrai e expande, o comprimento do tubo também muda. Ele precisa ser calibrado a partir de uma base estável.

(3) FPG. Uma fotocélula é firmemente presa à porção distal inferior do maior pododáctilo. Luz infravermelha é enviada para os tecidos por meio de um diodo fotoemissor, e a fotocélula (fotodetector) recebe a luz infravermelha dispersada e mede sua reflexão.

(4) RVP por deslocamento de água – raramente é usado atualmente.

f. A amplitude deve ser maior do que 15 mm na coxa ou no tornozelo, e maior do que 20 mm na panturrilha. Se a amplitude for menor, provavelmente existe uma doença.

g. Três prerrogativas da pletismografia:

(1) Quando combinada com as pressões segmentares, ajuda a diferenciar a verdadeira claudicação arterial da que resulta de outras causas.

(2) Ajuda a localizar o nível da obstrução.

(3) Documenta aspectos funcionais da doença.

h. **Vantagens do RVP:**

(1) É fácil de executar e pouco dependente do técnico.

(2) Pode ser executada em pacientes diabéticos com paredes arteriais esclerosadas.

(3) Registra a expansão total do volume de um membro que se deve ao influxo total, inclusive o proveniente das colaterais.

i. **Desvantagens do RVP:**

(1) Se há muito ar, a precisão fica prejudicada – às vezes isso é inevitável em pacientes obesos. Pode causar pequenas perdas na amplitude, mas não afeta a forma de onda.

(2) Se a pressão no manguito for diferente de 65 mmHg, a morfologia e a amplitude podem ser alteradas.

(3) A pletismografia não consegue avaliar um vaso específico nem distinguir entre artérias principais e colaterais.

(4) A pletismografia não consegue distinguir entre oclusão e estenose.

4. **Exames de RVP/pressão segmentar**

a. Primeiro faça o paciente deitar em posição supina com as pernas no mesmo nível do coração por 15 a 20 min, antes de começar os exames. Isso fará com que a pressão sanguínea do paciente se estabilize e se recupere da caminhada. Sinta as pulsações, obtenha a história e instale manguitos de ar de 12 × 40 cm ou de 10 × 40 cm nos braços, partes superior e inferior das coxas, panturrilhas, tornozelos e pés. Os manguitos devem ser bem ajustados em torno dos membros. Manguitos muito folgados demoram mais para inflar e podem resultar em pressões falsamente elevadas.

b. Execute o RVP. Primeiro nas partes alta e baixa das coxas, depois nas panturrilhas e nos pés. Ajuste a sensibilidade e o ganho nas primeiras formas de ondas e mantenha-os para todo o resto do estudo. Registre, no mínimo, três ondas. Para obter as ondas nos pododáctilos use manguito digital e FPG de alta sensibilidade.

c. Obtenha as pressões segmentares usando uma sonda de 5 a 8 MHz num ângulo de 45 a 60 graus. Cada manguito é inflado até cerca de 20 a 30 mmHg acima do ponto em que o sinal arterial de Doppler (ou da forma de onda FPG) é perdido e daí desinflado lentamente. A pressão sistólica é marcada quando o sinal arterial de Doppler volta a ser audível (ou quando a forma de onda FPG retorna). Registre a pressão sistólica para: os braços (usando a artéria braquial); a parte superior das coxas (usando a artéria dorsal do pé ou a tibial posterior); a parte inferior das coxas (usando a artéria dorsal do pé ou a tibial posterior); as panturrilhas (usando a artéria dorsal do pé **e** a tibial posterior, ou uma delas apenas); os tornozelos (usando a artéria dorsal do pé **e** a tibial posterior, ou uma delas apenas); os dedos dos pés (usando FPG e um manguito digital).

d. Se houver uma amputação acima do joelho, obtenha o registro de FPG no coto. Se houver amputação abaixo do joelho, obtenha as pressões na coxa, na artéria poplítea.

5. **Teste de hiperemia reativa a esforço**

a. Ocasionalmente, há pacientes que têm os sintomas clássicos da claudicação, mas têm resultados normais nos exames arteriais. Se o paciente não tiver problemas cardíacos e for capaz de suportar um breve período de exercício, o teste em aparelho de ergometria pode ser usado para determinar se os sintomas do paciente são devidos à isquemia por doença arterial oclusiva.

(1) Primeiro, faça um exame RVP/segmentar completo. Com manguitos somente nos tornozelos e nos braços, o paciente caminha numa esteira com inclinação de 10% a 12%, a uma velocidade entre 2,4 e 3,2 km/h, durante 5 minutos ou até surgirem sintomas. Então o paciente é imediatamente deitado, e o ITB é medido dentro de 3 minutos. Se a pressão aumentar ou permanecer normal, o teste está concluído. Se a pressão diminuir, meça-a novamente após 2 min (na marca dos 5 minutos) e repita isso a cada 5 min, até os 20 min ou até que normalize.

(2) Se as pressões no tornozelo caírem após o exercício, mas retornarem rapidamente aos níveis originais dentro de 2 a 6 minutos, existe uma doença em nível único.

(3) Se a pressão no tornozelo permanecer baixa por mais de 10 a 12 minutos, deduz-se a presença de uma doença em vários níveis.

b. Teste da hiperemia reativa. É semelhante ao de esforço. É usado quando o paciente não suporta exercício ou tem uma doença cardíaca.

(1) Coloque um manguito oclusivo na parte superior da coxa (inflado com 20 a 30 mmHg a mais do que a pressão sistólica) durante 3 a 5 min, causando isquemia intensa no restante da perna e produzindo claudicação.

(2) Desinfle o manguito e meça imediatamente a pressão; depois repita isso em intervalos de 1 a 2 minutos.

(3) Normal – as pressões se mantêm ou diminuem, no máximo, em 20%. Anormal – a pressão cai mais de 20%. Sempre que possível, deve-se utilizar o teste de esforço, porque ele simula a realidade.

6. Oximetria transcutânea ($tcPO_2$)

a. Ela auxilia na determinação da cura de ferimentos e do nível de amputação.

b. Ela reflete a tensão de oxigênio nos tecidos, a qual depende do equilíbrio entre o consumo e o suprimento de oxigênio.

c. Comece com o paciente em supino, com a cabeça e o torso ligeiramente elevados. Limpe uma área de pele com álcool. Certifique-se de que esteja seca e então coloque no local um anel de fixação de plástico moldado auto-adesivo. Coloque algumas gotas da solução de eletrólito no anel de plástico. Coloque o eletrodo do sensor na pele e prenda-o seguramente no anel de fixação. Depois da calibração manual, as leituras de PO_2 são registradas após 15 a 20 minutos de estabilização. Faça uma leitura de referência no canto superior esquerdo do peito, depois em outros pontos específicos, tais como perto de um ferimento ou no nível antecipado para a amputação. Não coloque o sensor sobre pele edematosa, áreas com celulite, úlceras ou próximas a ossos. Se o nível de PO_2 estiver abaixo do normal, repita o teste com estimulação por oxigênio. Isso consiste em fazer o mesmo teste, só que com o paciente usando uma máscara facial para oxigenação.

7. Aprisionamento da artéria poplítea pelo músculo gastrocnêmio. As pressões segmentares e as formas de ondas RVP no tornozelo são repetidas com o paciente mantendo o pé em flexão plantar ativa. Procure por diferenças de sinais.

E. Análise diagnóstica

1. Oximetria transcutânea:

a. Os níveis normais de PO_2 são de 60 a 80 mmHg (30 a 40 mmHg, conforme outras referências). A estimulação com oxigênio pode aumentá-los em 10 a 20 mmHg.

b. Níveis de PO_2 de 10 a 15 mmHg são baixos. A estimulação com oxigênio não os elevaria para valores normais.

c. Ao determinar o nível de amputação, mova o eletrodo proximalmente até obter uma melhor leitura. Por exemplo, uma leitura ruim abaixo do joelho comparada com uma boa leitura acima do joelho indica que uma amputação acima do joelho terá melhores chances de cicatrização.

d. Quando a leitura do paciente ficar entre normal e baixa, use a estimulação com oxigênio. Com a estimulação, uma leitura de 20 mmHg poderia aumentar para 30 mmHg.

e. Dentre os fatores que afetam as leituras incluem-se o fluxo sanguíneo na pele, a temperatura dos capilares sob o sensor, a espessura da pele e a PO_2 arterial.

f. Os valores para a ocorrência da cicatrização são variáveis. Dependem do local e do tipo de estudo realizado. Em alguns locais, a cicatrização pode ocorrer com níveis inferiores a 30 mmHg.

2. Fístulas arteriovenosas. Geralmente, a fístula pode ser observada como um jato de sangue. A veia afetada está anormalmente distendida em comparação à correspondente do outro lado. O sinal de Doppler demonstra que ela tem um fluxo venoso arterializado. No jato de sangue, o sinal de Doppler revela um fluxo arterial/venoso de alta velocidade (Fig. 3.8).

3. Pseudo-aneurisma. Os pseudo-aneurismas são vistos, no Doppler colorido, como uma massa cística preenchida com cores em redemoinhos (Fig. 3.9). Entre a massa cística e a artéria pode ser visto um pequeno canal de comunicação. Ele é chamado colo. No colo de comunicação, o sinal de Doppler revela um fluxo sanguíneo de alta velocidade "do e para". Assegure-se de procurar por conexões entre diversos compartimentos, embora a maioria dos pseudo-aneurismas só tenha um. Um hematoma ou um linfonodo aumentado podem ser confundidos com pseudo-aneurisma. Entretanto, eles não têm o padrão de fluxo em redemoinho de alta velocidade, nem o canal de comunicação com a artéria.

4. Aneurismas de artérias periféricas. Os aneurismas de artérias periféricas podem ser vistos como expansões da parede arterial, com mais de 20% do diâmetro do vaso normal. Pode haver trombos no lúmen. No bojo do aneurisma pode ser evidenciado um padrão de fluxo turbulento.

5. Dúplex *scan* em doença arterial periférica dos membros inferiores.

a. À medida que a população envelhece, o diâmetro das artérias aumenta, e a velocidade de pico sistólico diminui.

b. O sinal arterial normal dos membros inferiores é trifásico, sem evidência de alargamento do espectro.

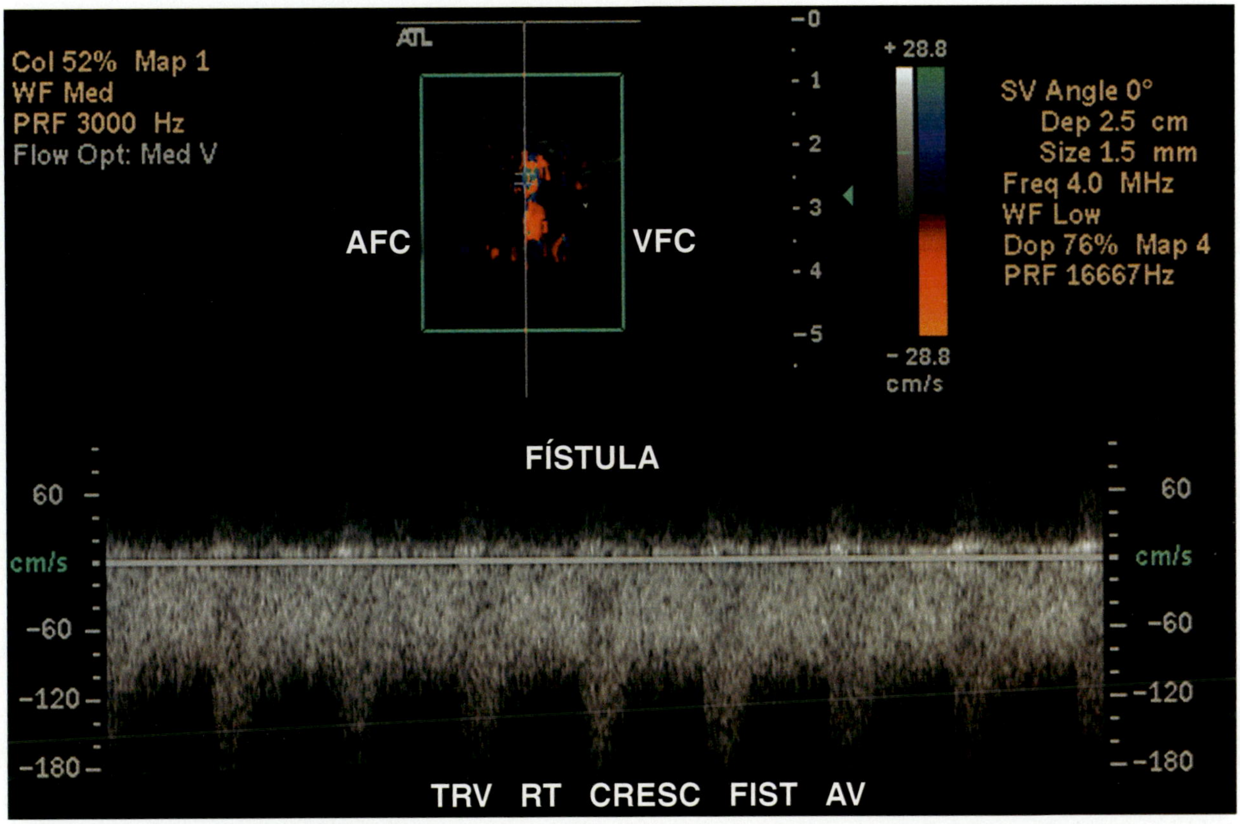

Figura 3.8. Traçado de Doppler de um jato entre a artéria femoral comum direita e a veia femoral comum, revelando uma fístula arteriovenosa.

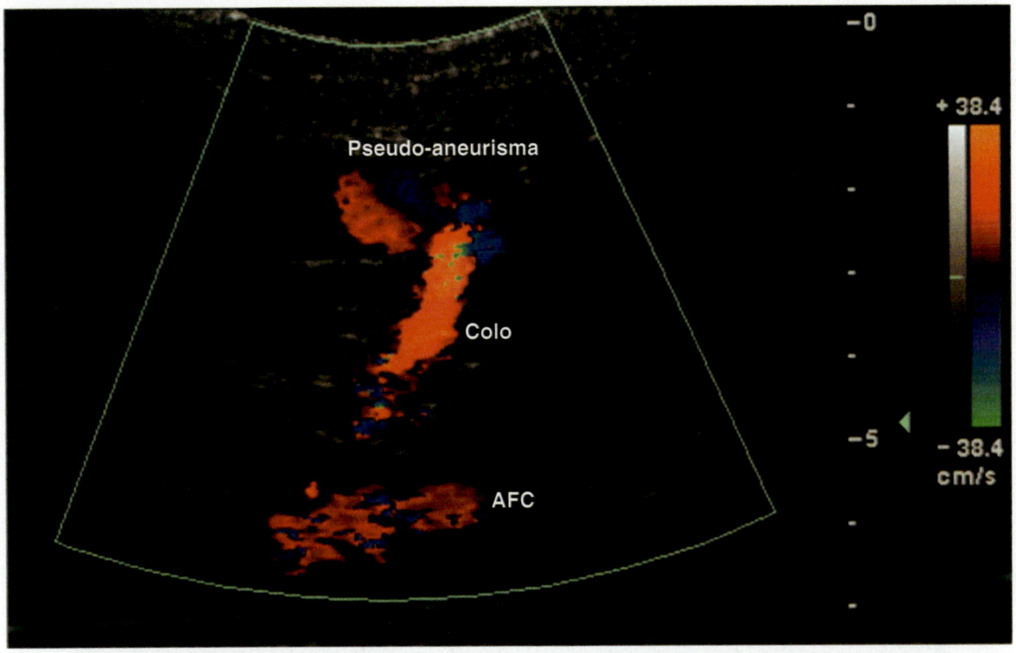

Figura 3.9. Imagem colorida do fluxo de um pseudo-aneurisma que sai da artéria femoral comum direita (AFC). O pseudo-aneurisma está ligado à artéria femoral comum por um canal de comunicação ou colo.

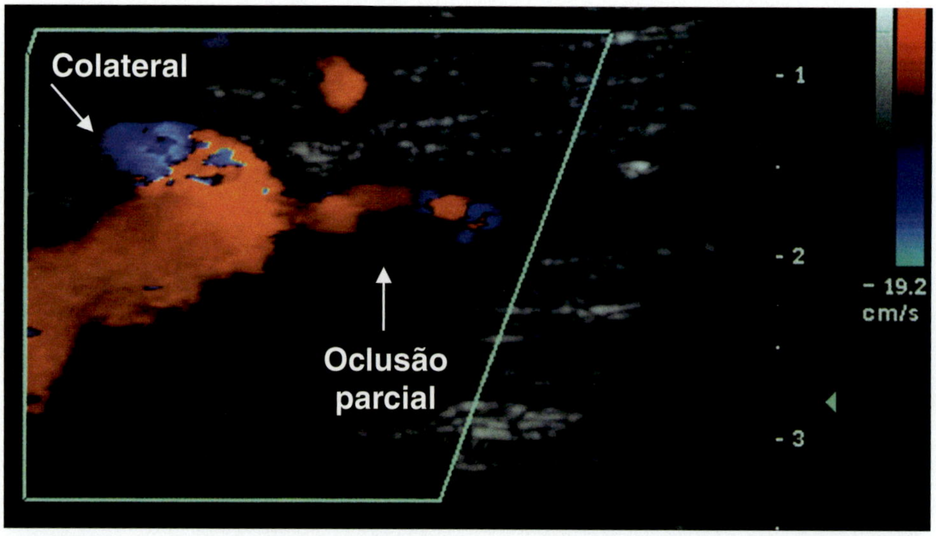

Figura 3.10. Vista sagital da artéria femoral comum parcialmente ocluída, com um lúmen pequeno que pode ser visto por meio de Doppler colorido.

c. A porcentagem de estenose pode ser calculada por meio de medidas de diâmetro e de área:
   (1) % do diâmetro da estenose = 1 – diâmetro (residual)/diâmetro (original) × 100.
   (2) % da área de estenose = 1 – diâmetro (residual)/quadrado do diâmetro (original) × 100.

d. Use cores para verificar se há alguma "placa invisível". O Doppler colorido também pode permitir a visualização de lumens ainda patentes, apesar de muito pequenos (o **sinal de colar**) (Fig. 3.10). No Doppler colorido, a turbulência distal a uma estenose é observada como "confetes" ou como um "mosaico colorido".

e. Geralmente se observa uma forma de onda *tarda parva* distalmente a uma estenose. Trata-se de um sinal de baixa resistência e baixa velocidade, com um aclive lento para o pico.

f. Sinais de alta velocidade nem sempre significam estenose. Há outras situações que podem causar sinais de alta velocidade: dobradura(s) no vaso, usar um ângulo de Doppler errado ou avaliar uma artéria colateral, por engano.

g. Quando se usa Doppler colorido, a constatação de grandes ramos colaterais pode indicar uma oclusão ou um alto grau de estenose mais distal.

h. Quando há oclusão completa, o fluxo colorido está ausente (Fig. 3.11).

i. A ausência completa de fluxo nem sempre se deve à oclusão do vaso. Às vezes ela é devida à calcificação das paredes do vaso ou à pouca sensibilidade do Doppler (por causa da profundidade do vaso ou de regulagem pouco sensível do Doppler).

j. Pode haver sinais de pequena amplitude ("pancadas") em um vaso ocluído, causados por pulsa-

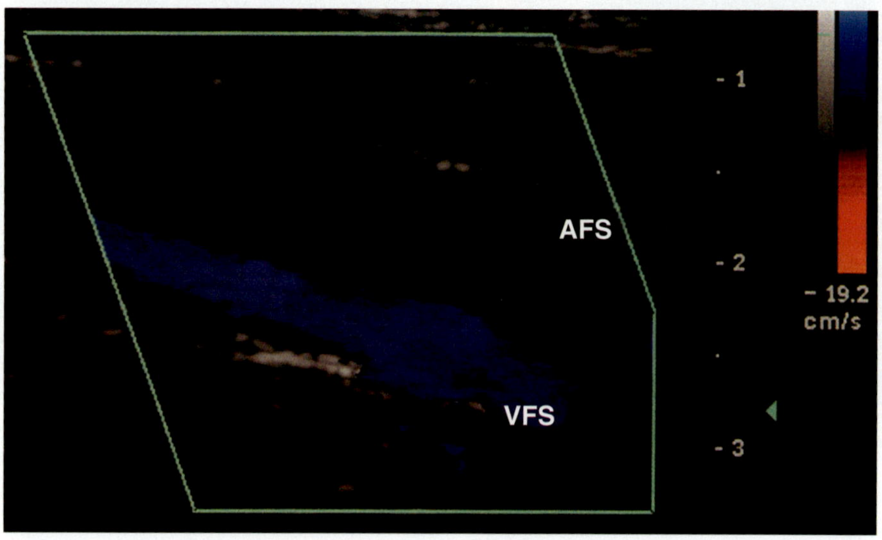

Figura 3.11. Oclusão completa da artéria femoral superficial proximal, demonstrada pela ausência de fluxo colorido.

TABELA 3.1. ANÁLISE ESPECTRAL DE DOPPLER ARTERIAL DOS MEMBROS INFERIORES

1. **Normal**
   Forma de onda trifásica
   Janela espectral limpa
   Aclive rápido para o pico sistólico
2. **Doença leve (0% a 19%)**
   Forma de onda trifásica
   Alargamento mínimo do espectro
   Aclive rápido para o pico sistólico
   VPS na estenose/VPS proximal < 2
3. **Doença moderada (20% a 49%)**
   Forma de onda bifásica
   Preenchimento da janela espectral, alargamento do espectro
   O VPS aumenta em, no mínimo, 30% em relação ao VPS proximal
   VPS na estenose/VPS proximal < 2
4. **Doença grave (50% a 99%)**
   Forma de onda monofásica
   Alargamento espectral amplo
   O VPS aumenta em 100% acima do VPS proximal
   VPS na estenose/VPS proximal > 2
   VPS > 200 cm/s
5. **Artéria ocluída**
   Ausência de informação sobre o espectro
   Podem-se ouvir "pancadas"
6. **Fluxo distal ao local da oclusão** *(devido às colaterais)*
   Fluxo sistólico diminuído
   Aclive lento até o pico
   Alargamento do espectro
   Monofásico

VPS = velocidade de pico sistólico.

ções transmitidas por um outro vaso ou por uma amostragem, captada por engano, em um vaso colateral que corre paralelo ao vaso ocluído.

k. Proximalmente a uma estenose de alto grau, a forma de onda Doppler pode ter velocidades de pico sistólico diminuídas, com ou sem mudança na forma de onda (trifásica, de alta resistência). (Tabela 3.1 e Fig. 3.12).

l. Após exercício, as formas de ondas Doppler devem manter-se ou aumentar. Em casos anormais, aparecem mudanças de sinais, como um aclive mais lento com pico arredondado, uma declinação mais lenta e uma ausência do componente reverso.

m. **Índice de pulsatilidade (IP):**
   (1) É calculado dividindo-se a freqüência de pico a pico pela freqüência média.
   (2) O IP de uma onda de forma trifásica será muito mais elevado do que o IP de uma forma de onda monofásica.
   (3) Em um paciente com doença vascular, o IP aumentará, ou ficará estável, se a medida for tomada numa região mais periférica do corpo.
   (4) Em geral, o IP é superior a 5,0 nos vasos sanguíneos hígidos das pernas.

n. **Fator de amortecimento inverso:**
   (1) É a diferença entre os índices de pulsatilidade – calculada pela divisão do IP distal pelo IP proximal.

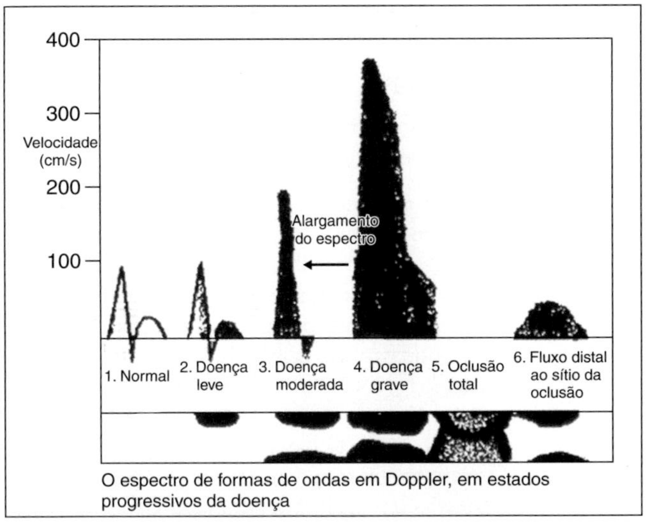

Figura 3.12. O espectro de formas de ondas Doppler, em estados progressivos da doença. (Reproduzido, com permissão, de Odwin CS, Dubinsky T, Fleischer AC. *Appleton & Lange's review for the ultrasonography examination,* 2nd ed. East Norwalk, CT: Appleton & Lange, 1987.)

   (2) Ele indica a magnitude das mudanças à medida que o sangue deslocou-se para um ponto determinado.
   (3) O fator de amortecimento inverso sempre deve estar próximo de 1,0, em cada segmento do membro.
   Nota: Se o IP for significativamente menor do que 5,0, e o fator de refreamento inverso for significativamente menor do que 1,0, provavelmente há uma doença vascular significativa presente.

6. **Doença arterial periférica dos membros inferiores – exame segmentar da pressão:**
   a. Se a diferença entre dois segmentos adjacentes (ou da direita para a esquerda) for maior do que 20 mmHg, (15 a 20 mmHg para membros superiores), provavelmente a doença está localizada no segmento que tem a menor pressão.
      (1) Se o gradiente de pressão se estender da parte inferior da coxa até o braço, indica doença na artéria femoral superficial, ou acima dela.
      (2) Se o gradiente de pressão se estender da parte superior até a parte inferior da coxa, indica doença na artéria femoral superficial.
      (3) Se o gradiente de pressão se estender da parte inferior da coxa até a panturrilha, indica doença na artéria femoral superficial distal ou na artéria poplítea.
      (4) Se o gradiente de pressão se estender da panturrilha até o tornozelo, indica doença na artéria tibial.
   b. A pressão na parte superior da coxa deve ser 30 mmHg maior do que a pressão braquial, por um artifício devido ao tamanho do manguito. Se a pressão no alto da coxa for igual ou menor do que a pressão braquial, provavel-

mente a doença está na artéria femoral superficial, ou é proximal em relação a ela.

c. Se a doença estiver presente nos dois lados, qualquer comparação entre os lados direito e esquerdo irá subestimá-la muito.

d. Se um paciente tiver pressão inferior a 55 mmHg no tornozelo, é improvável que uma úlcera no pé consiga cicatrizar. Se o paciente for diabético (e tiver vasos calcificados, que não se comprimam), pode-se usar a pressão no pododáctilo (que pode ser obtida através de FPG). Se a pressão no pododáctilo for menor do que 30 mmHg, é improvável que a úlcera cicatrize. Como valor de pressão normal nos pododáctilos prevalece o mais elevado dos seguintes: 50 mmHg ou o que ultrapassar 64% da pressão braquial. Pacientes com claudicação têm um índice podal/braquial de 0,35 ± 0,15. Pacientes com dor também em repouso têm índice podal/braquial médio de 0,11 ± 0,10.

e. **Variação dos índices tornozelo/braquial:**

Normal	> 0,96
Claudicação	0,50 a 0,95
Com dor em repouso	0,21 a 0,49
Isquemia	≤ 0,20

f. Compare os índices com estudos anteriores: uma diferença ≥ 0,15 entre os índices corresponde a uma mudança significativa (Figs. 3.13 a 3.16).

7. **Doença arterial periférica dos membros inferiores – pletismografia:**
   a. **Critérios diagnósticos para a forma de ondas RVP:**
      (1) Normal – pico sistólico afilado, sulco dicrótico proeminente.
      (2) Ligeiramente anormal – pico sistólico afilado, sulco dicrótico ausente, curva declinante afastada da linha basal.
      (3) Moderadamente anormal – pico sistólico achatado, tempos praticamente iguais de aclive e de declive da curva, sulco dicrótico invariavelmente ausente.
      (4) Intensamente anormal – onda de pulso com amplitude muito pequena ou completamente ausente. Quando existe alguma onda, ela tem tempos de aclive e de declive iguais (Fig. 3.17).
   b. O RVP geralmente é realizado em conjunto com outros testes (pressões segmentares, dúplex *scan* ou Doppler de onda contínua). A amplitude das formas de ondas de RVP é um indicador menos

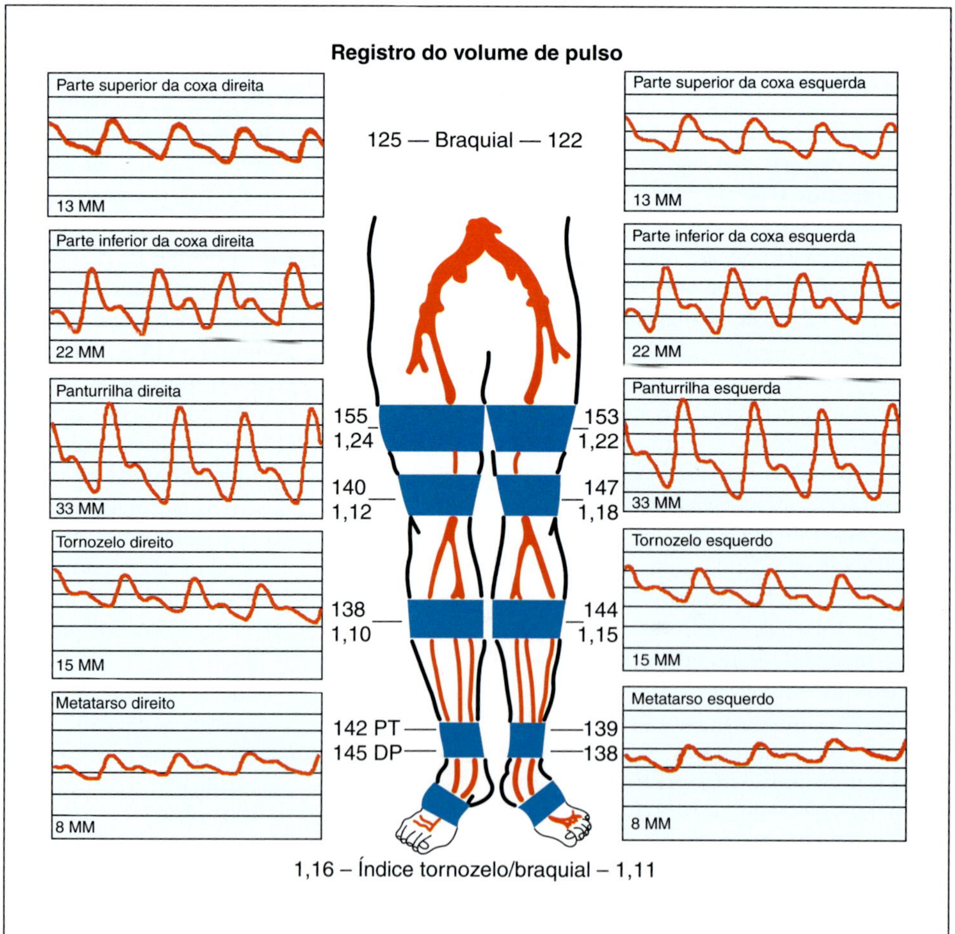

Figura 3.13. Paciente normal, sem gradientes de pressão.

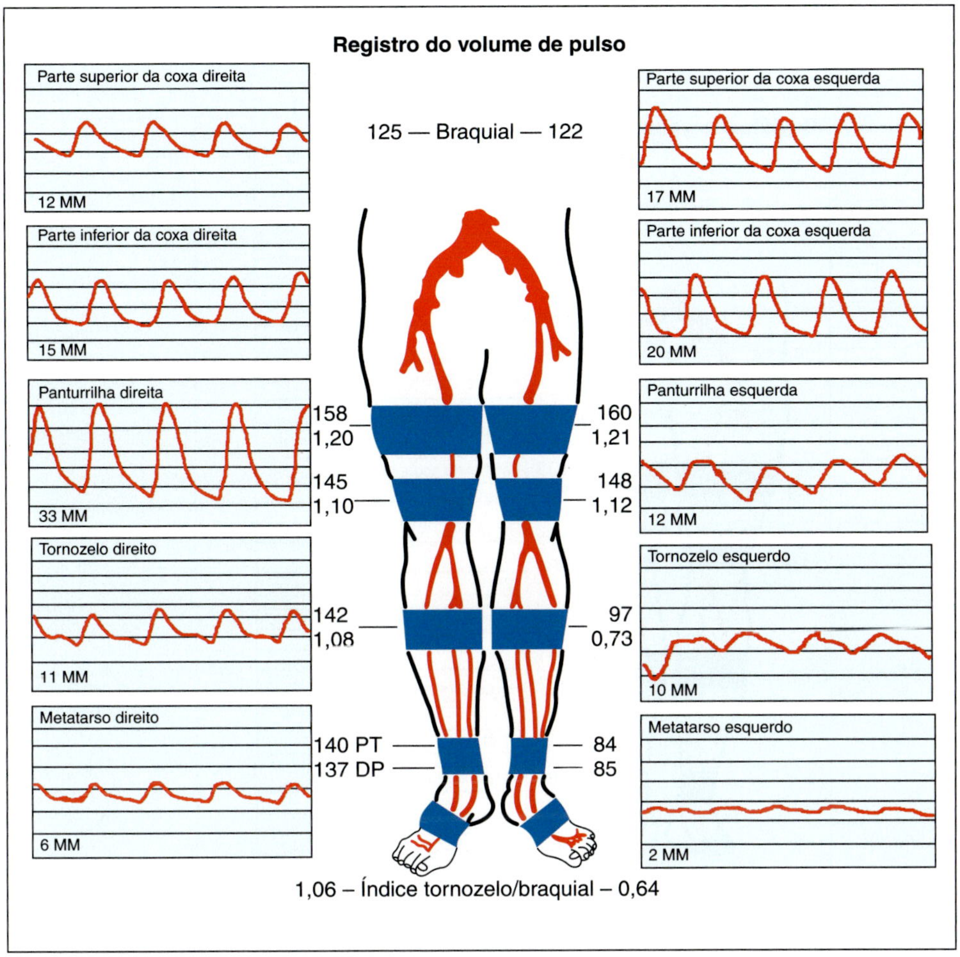

Figura 3.14. Paciente com uma doença vascular femoropoplítea e tibial no lado esquerdo. Há uma diferença de pressão maior do que 30 mmHg entre a parte inferior da coxa esquerda e a panturrilha e entre a panturrilha esquerda e o tornozelo. Também há uma diferença de pressão maior do que 20 mmHg entre a perna direita e a esquerda ao nível das panturrilhas e dos tornozelos. Isso sugere doença em um vaso femoropoplíteo e tibial à esquerda.

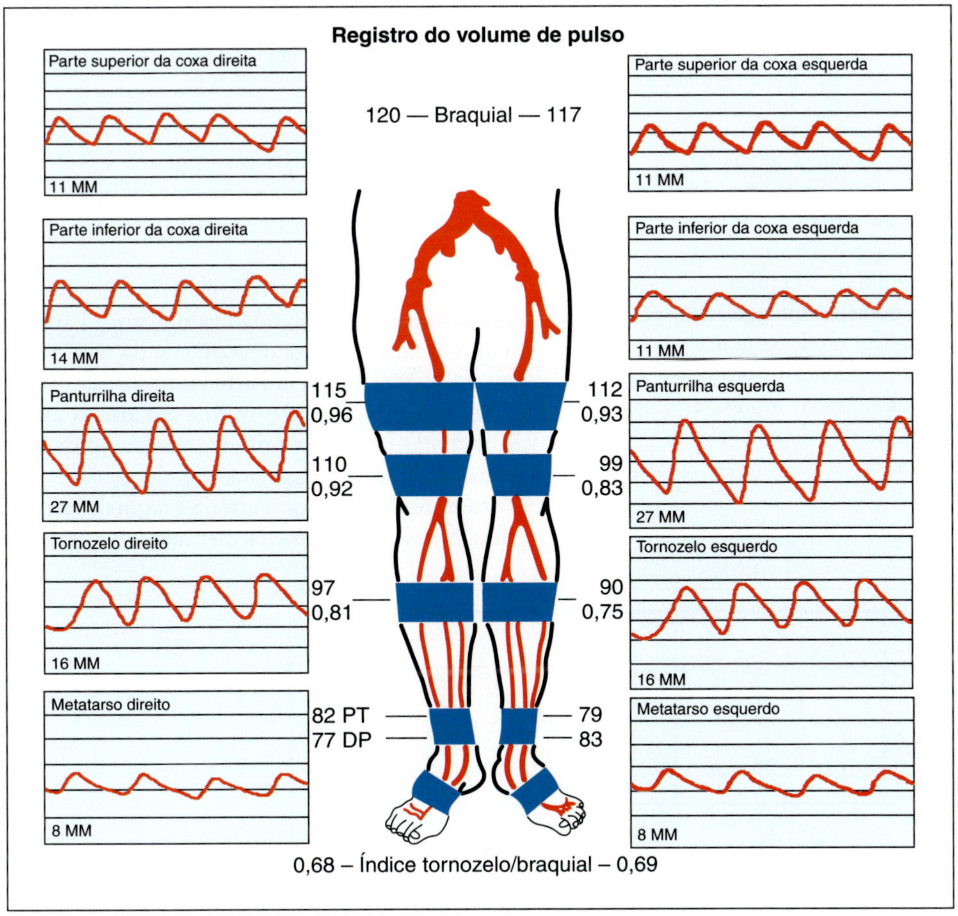

Figura 3.15. Paciente com uma doença vascular aortoilíaca. As pressões estão reduzidas em ambos os lados da parte superior da coxa, sem diferenças de pressões mais distais. Como as formas de ondas nas panturrilhas têm amplitudes normais, isso indica a obstrução aortoilíaca como sendo a única.

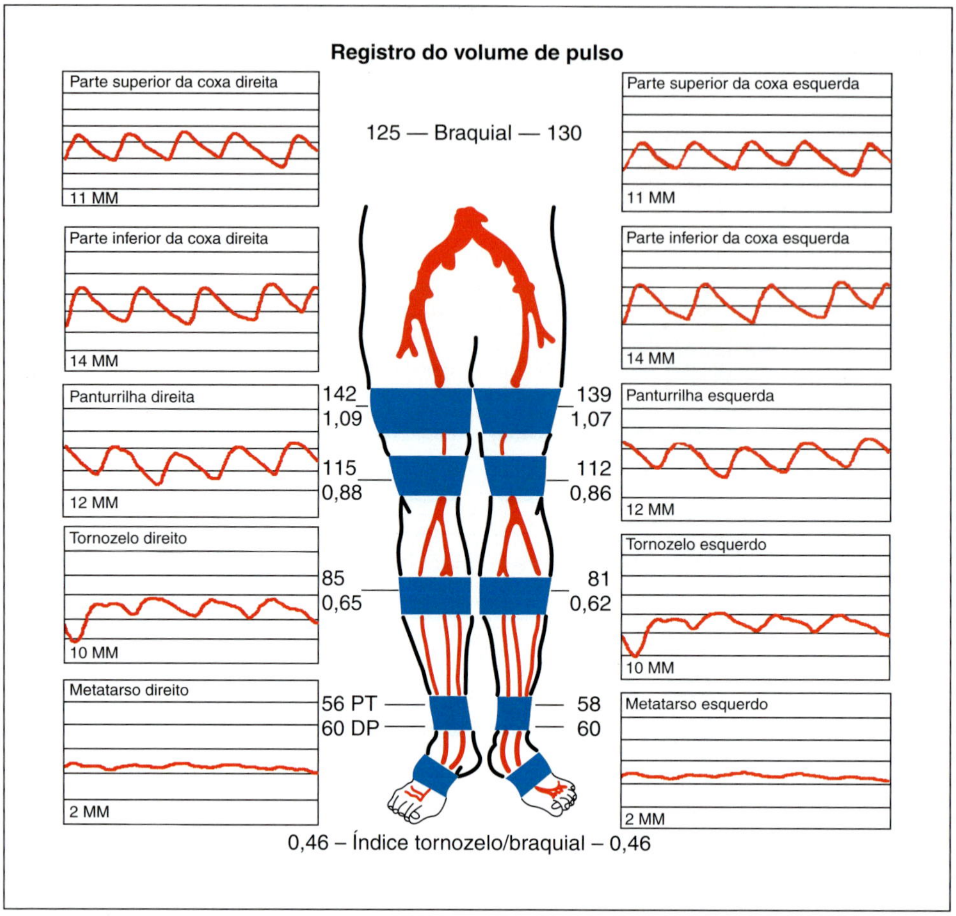

Figura 3.16. Paciente com uma doença vascular aortoilíaca, femoropoplítea e tibial. Há redução das pressões em ambos os níveis das coxas, o que se correlaciona com uma doença aortoilíaca. Também há uma diferença de pressão maior do que 20 mmHg entre a parte inferior das coxas e as panturrilhas e entre as panturrilhas e os tornozelos. Isso indica doença vascular femoropoplítea e tibial.

confiável de doença vascular do que a forma de onda, mas também é utilizada. Geralmente ela está reduzida nos membros que têm doença arterial avançada, sendo especialmente significativa a redução unilateral da amplitude. Lembre-se, entretanto, que a amplitude pode ser influenciada por diversas variáveis fisiológicas. Pode-se usar o RVP de um segmento livre da doença (o braço) como RVP "de referência", usando sua amplitude como padrão para comparação dos demais. Isso deve compensar as variações.

F. **Outros testes diagnósticos**

1. Angiografia periférica.
2. Angiografia por ressonância magnética.
3. Angiografia por tomografia computadorizada.

II. ARTÉRIAS DOS MEMBROS SUPERIORES

A. **Anatomia** (Figs. 3.18 e 3.19)

1. Do lado esquerdo, a **artéria subclávia** emerge diretamente do **arco aórtico**. Do lado direito, a **artéria braquiocefálica** emerge diretamente do arco aórtico e daí se transforma em artéria subclávia.
2. A artéria subclávia se transforma em **artéria axilar** ao nível da lateral da primeira costela (próximo, também, da junção das veias cefálica e axilar).
3. A artéria axilar torna-se a **artéria braquial**, quando passa sobre a parte proximal do úmero. Ela pode ser

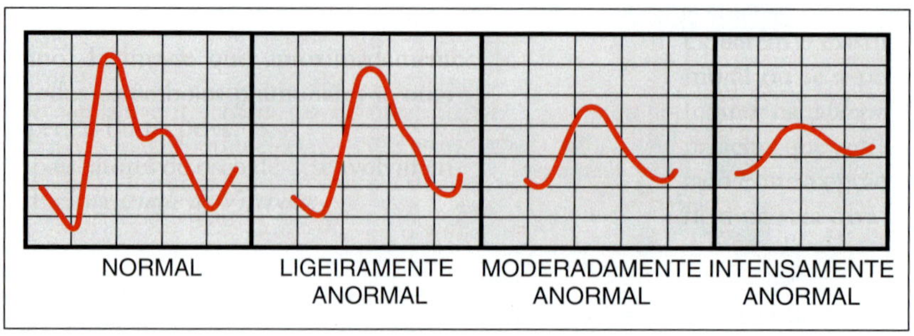

Figura 3.17. Formas de onda dos registros de volume de pulso.

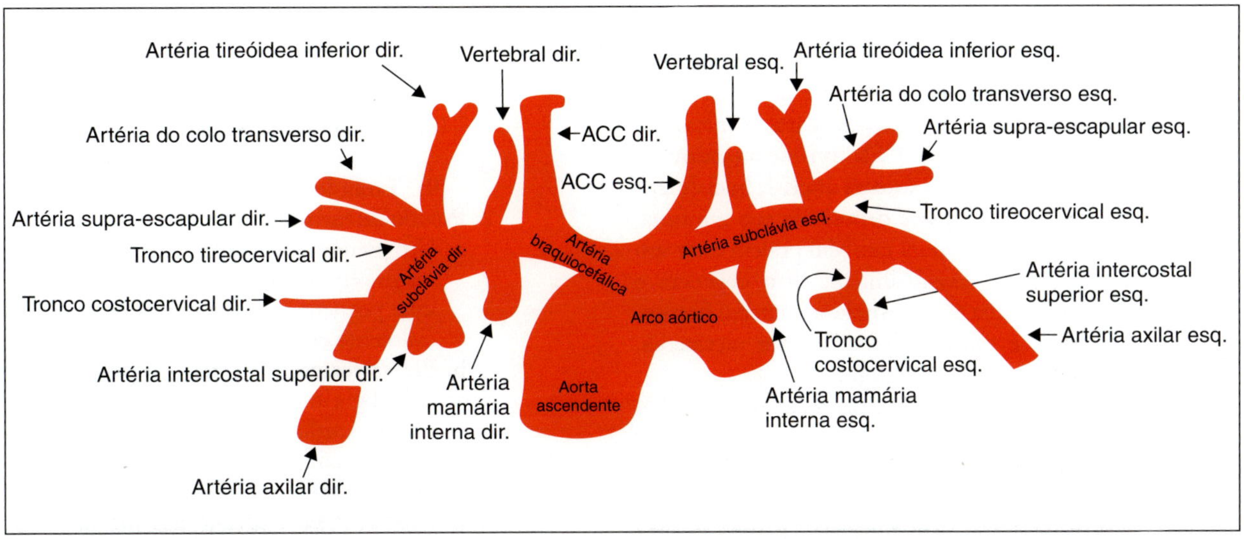

Figura 3.18. Artérias do tronco supra-aórtico.

acompanhada braço abaixo até a fossa antecubital, aonde se bifurca em ramos radial e ulnar.

4. As **artérias radial e ulnar** se ramificam em **arco palmar superficial** e **arco palmar profundo**. Estes se ramificam nas **artérias digitais.**

B. **Patologia**

1. **Doença arterial oclusiva dos membros superiores**

a. A vascularização dos braços é mais resistente a alterações ateroscleróticas do que a dos membros inferiores. Da mesma forma, a vascularização dos membros superiores é rica em vias colaterais. Se as artérias subclávias ou as axilares forem obstruídas, as outras vias incluem artérias craniais ou do pescoço, outros ramos das subclávias, a artéria dorsal escapular, a artéria umeral circunflexa ou a artéria subescapular. Se a artéria braquial for obstruída, ramos das artérias radiais ou ulnares podem agir como colaterais. Também é possível encher a artéria braquial inversamente a partir de ramos do arco palmar.

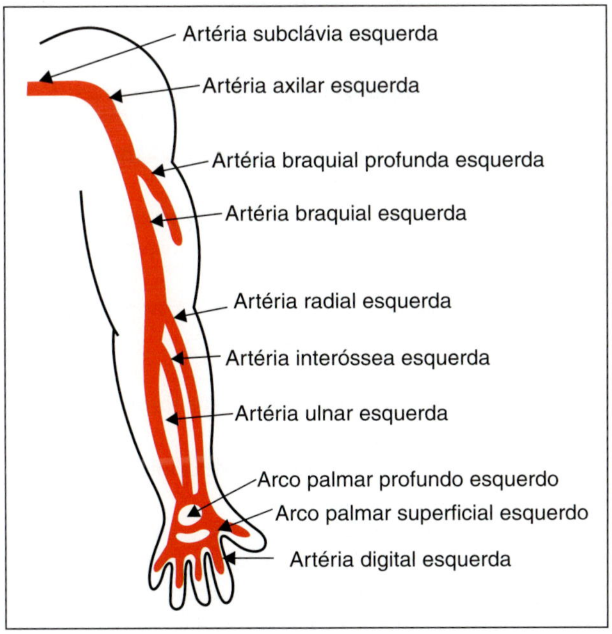

Figura 3.19. Artérias: membro superior.

b. **Causas:**

(1) **Síndrome do desfiladeiro torácico** – uma costela cervical (uma costela extra no tórax) ou os músculos escalenos causam uma compressão extrínseca na artéria subclávia distal ou na axilar proximal. Isso é extremamente dependente da posição. Os sintomas também podem ser devidos à compressão do nervo. Também é possível que haja compressão do nervo e da artéria. Ela é mais comum em mulheres com idades entre 20 e 40 anos.

(2) **Síndrome do roubo subclávio** (também conhecida como roubo vertebral) – quando a doença atinge de modo significativo a artéria braquiocefálica ou a subclávia proximal, o sangue tem de subir para a artéria vertebral contralateral, passar por cima da artéria basilar e por debaixo da artéria vertebral do lado afetado, para que a artéria subclávia possa perfundir o braço. Mesmo em repouso, há uma diferença significativa de pressão sanguínea quando se compara o braço afetado com o lado não-afetado. A diferença de pressão sanguínea é de 15 a 20 mmHg, sendo que o lado afetado tem pressão mais baixa. Há um aumento de resistência no fluxo arterial vertebral e observa-se fluxo reverso na artéria vertebral ipsolateral. Roubo vertebral parcial é aquele que quase preenche os requisitos circulatórios do braço e tem fluxo bidirecional que pode ser convertido em um roubo completo ao exercitar-se o braço ou ao instalar-se nele um manguito de pressão, por alguns minutos, retirando-o depois.

(3) **Aterosclerose obliterante** pode ocorrer nos membros superiores, porém raramente. Nos Estados Unidos, noventa e nove por cento de todas as doenças vasculares crônicas são causadas por ASO. Ela consiste na acumulação de placa no sistema arterial. Inicialmente, placa fibrosa é depositada sob a íntima. Estrias de gordura também podem estar sob a íntima. Eventualmente, isso degenera e forma uma placa complexa (material fibroso, placa e cálcio). Podem ocorrer ulcerações, que causam hemorragias.

(4) **Tromboangiite obliterante**, também conhecida como doença de Buerger, pode ocorrer igualmente nos membros superiores ou inferiores. Ela é mais comum em indivíduos masculinos e em fumantes. É uma doença que causa inflamação das artérias (ou das veias), impedindo o fluxo sanguíneo. Ela sempre começa em vasos plantares ou palmares e progride medialmente, impedindo a formação de colaterais. Os pés e as mãos ficam avermelhados. Ocorrem dores nos pés e nas mãos, em repouso.

(5) **Arterite de Takayasu.** Esta é uma arterite de células gigantes, que afeta o arco aórtico e os grandes vasos que dele se originam. Ela causa estreitamento da artéria por uma resposta inflamatória da túnica íntima. É mais freqüente em indivíduos femininos e asiáticos, com idades de 15 a 48 anos. Ela é rara nos Estados Unidos, sua causa é desconhecida. Também é conhecida como "doença sem pulsações". Quando ocorre na artéria subclávia, causa decréscimo do fluxo sanguíneo para o braço, causando dor após exercício ou até em repouso.

(6) **Doenças do colágeno vascular** – envolvem a produção de colágeno anormal nas artérias. Compreendem a esclerodermia, a dermatomiosite e a displasia fibromuscular.

(7) **Síndrome de Raynaud** – esta síndrome envolve uma redução do suprimento de sangue para a mão, causada por baixas temperaturas ou condições emocionais difíceis. Os sintomas são dor e mudança de coloração nas mãos. A forma primária geralmente é encontrada em mulheres com menos de 40 anos, e é bilateral. A forma de onda tem um aclive lento, com pico arredondado. A forma secundária geralmente é encontrada em homens com menos de 40 anos e ocorre bilateral ou unilateralmente e freqüentemente está associada a outros problemas vasculares. Se a obstrução arterial estiver estabelecida, a isquemia secundária está constantemente presente. Sua forma de onda tem um sulco anacrótico com aclive lento e um sulco dicrótico na parte superior do declive. O tratamento compreende evitar o frio e o tabaco, simpatectomias localizadas e alguns tratamentos com drogas.

(8) **Tumores ou massas extrínsecas** – podem interromper o fluxo sanguíneo.

(9) **Êmbolos** – podem interromper o fluxo.

2. **Pseudo-aneurismas**
   a. Um pseudo-aneurisma é um pequeno bolsão de sangue em movimento, ligado a uma artéria por uma pequena abertura (o colo) e pode estar parcialmente cercado por trombos.
   b. Ele se forma por causa de procedimentos de radiologia intervencionista (por exemplo, cateterização cardíaca usando a artéria femoral comum), traumatismos, cirurgias, ou infecções. Ele pode ser sentido como uma massa pulsátil.
   c. Pode se tratar o pseudo-aneurisma com a compressão do transdutor até que este coagule. Uma alternativa seria a injeção de trombina.
3. **Aneurismas de artérias periféricas**
   a. Os aneurismas de artérias periféricas se desenvolvem quando a parede da artéria enfraquece.
   b. Eles são definidos como uma dilatação ou uma expansão focal de mais de 20% do diâmetro do vaso.
   c. Aneurismas ulnares podem formar-se em conseqüência do uso da palma como martelo.
   d. Aneurismas de subclávia podem estar associados à embolização dos dedos.
   e. Eles podem ser bilaterais e assintomáticos.
   f. Pode haver a presença de trombos no aneurisma.
   g. Um aneurisma de artéria periférica que tenha 2 ou mais centímetros de diâmetro geralmente exige reparação.

C. **Histórico: Perguntas a formular ao paciente**
1. Você sente dor no(s) braço(s) após fazer exercícios, ou mesmo em repouso?
2. Você fuma? Quantos maços por dia? Há quanto tempo?
3. Tem outros sintomas, tais como fraqueza nos braços, formigamentos e agulhadas nos braços?
4. Tem dor no pescoço?
5. Suas mãos, braços ou ombros incham ou têm uma tonalidade azulada?
6. Ao examiná-lo, seu médico fez testes que incluíam prender a respiração após uma inspiração profunda ou a inclinação da cabeça?
7. Seu médico lhe disse que você tem pressão sanguínea diferente nos dois braços?
8. Você teve febre?
9. Você teve entorpecimento ou formigamentos nas mãos ou pés?
10. Você teve dor ou mudança de coloração nas mãos?
11. Você teve dor abdominal?
12. Você teve cefaléias ou dor no couro cabeludo?

Meça a pressão sanguínea em ambos os braços e sinta as pulsações radiais e ulnares. Avalie a cor dos braços e mãos. Verifique rubor excessivo ou palidez. Sinta vibrações ou ruídos excessivos.

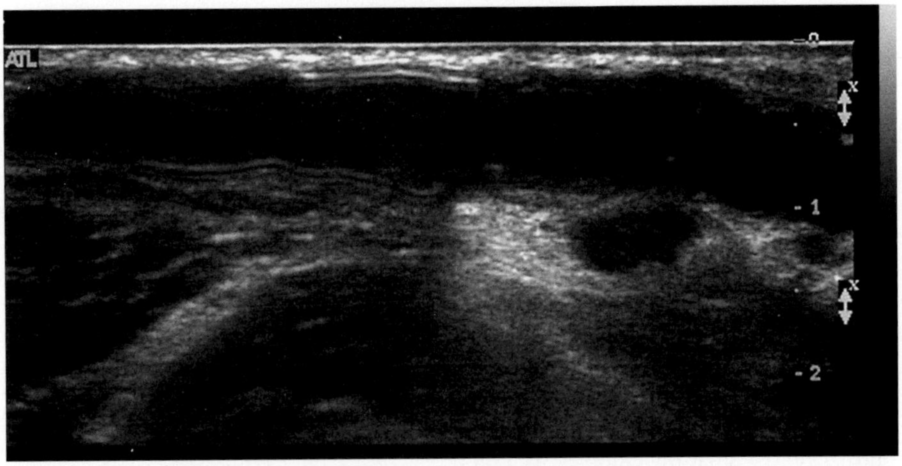

Figura 4.15. Imagem de um enxerto arterial de Gore-Tex que sofreu trombose. (A imagem é cortesia de Philips Medical Systems.)

situa-se na artéria femoral superficial ou é proximal a ela.

c. Qualquer comparação entre direita e esquerda, subestima muito uma doença que esteja presente em ambos os lados.

d. Se um paciente tiver uma pressão inferior a 55 mmHg no tornozelo, é improvável que uma úlcera de pé cicatrize. Se o paciente for diabético (e tem vasos calcificados, que não se comprimem), a pressão nos dedos (pode ser obtida por FPG) pode ser de utilidade. Se essa pressão for inferior a 30 mmHg, é improvável que uma úlcera cicatrize. As pressões normais nos pododígitos são de 50 mmHg ou de mais de 64% da pressão braquial, qualquer um é maior. Pacientes com claudicação têm um índice dedos/braquial médio de 0,35 ± 0,15. Pacientes com dor em repouso têm um índice dedos/braquial médio de 0,11 ± 0,10.

e. **Variações dos índices tornozelo/braquial:**

Normal:	> 0,96
Claudicação:	0,50 a 0,95
Dor em repouso:	0,21 a 0,49
Isquemia:	≤ 0,20

f. Compare os índices com os de estudos anteriores; uma diferença entre índices igual ou maior do que 0,15 constitui uma mudança significativa.

3. **Pletismografia**

a. **Critérios diagnósticos para a forma de ondas de RVP:**

(1) Normal – pico sistólico afilado, sulco dicrótico proeminente.

(2) Ligeiramente anormal – pico sistólico afilado, sulco dicrótico ausente, curva declinante afastada da linha basal.

(3) Moderadamente anormal – pico sistólico achatado, tempos praticamente iguais de aclive e de declive da curva, sulco dicrótico invariavelmente ausente.

(4) Intensamente anormal – onda de pulso com amplitude muito pequena ou completamente ausente. Quando existe alguma onda, ela tem tempos de aclive e de declive iguais.

b. Geralmente o RVP é realizado juntamente com outros testes (pressões segmentares ou dúplex-Doppler, por exemplo). A amplitude da forma de onda do RVP é um indicador de doença vas-

TABELA 4.1. AVALIAÇÃO DE ENXERTOS ARTERIAIS

1. **Normal**
   Sem alargamento do espectro
   Aumento da VPS, em relação ao sítio proximal, nunca > 30%
   VPS > 45 cm/s
2. **< 20%**
   Alargamento mínimo do espectro na fase de decréscimo da sístole
   Sem aumento focal da VPS
   VPS > 45 cm/s
3. **21% a 49%**
   Aumento da VPS em relação ao sítio proximal, > 30%
   Alargamento do espectro durante toda a sístole e diástole
4. **50% a 75%**
   Aumento da VPS, em relação ao sítio proximal, > 100%
   Alargamento do espectro (na sístole e na diástole)
   Relação (entre VPS/VPS proximal) = 2 a 3
5. **> 75%**
   Como em 50% a 75%, porém a VPD > 100 cm/s
   Perda do componente de fluxo reverso na diástole
   Relação (entre VPS/VPS proximal) > 3
6. **Ocluído**
   Sem sinal de Doppler audível
   Onda proximal ao sítio com alta resistência
   Onda distal ao sítio, monofásica com velocidades diminuídas

VPD = velocidade de pico diastólico.

cular menos confiável do que a forma de onda, mas também é usada. Ela geralmente está reduzida nos membros que têm doença arterial avançada, sendo especialmente esclarecedora a redução unilateral da amplitude. Lembre-se, porém, que a amplitude pode ser influenciada por diversas variáveis fisiológicas. Um RVP de "referência", obtido num segmento livre de doença (o braço), pode ser usado, e sua amplitude pode servir como padrão para comparação dos demais. Isso deve compensar as variações.

4. **Fístulas arteriovenosas.** Geralmente pode-se visualizar uma fístula como um jato de sangue. A veia afetada está anormalmente distendida se comparada à do outro lado. O sinal de Doppler na veia demonstra um fluxo venoso arterializado. O sinal de Doppler no jato de sangue revela um fluxo arterial/venoso de alta velocidade.
5. **Pseudo-aneurisma.** No Doppler colorido, os pseudo-aneurismas são visualizados como uma massa cística preenchida com cores em redemoinho. Pode ser visto um pequeno canal de comunicação entre a massa cística e a artéria. Ele é chamado colo. O sinal de Doppler no colo de comunicação revela um fluxo sanguíneo de alta velocidade, "do e para". Certifique-se se não há conexão de vários compartimentos, embora a maioria dos pseudo-aneurismas tenha apenas um. Um hematoma ou um linfonodo aumentado podem ser confundidos com pseudo-aneurismas. Entretanto, nenhum deles tem o padrão de fluxo de alta velocidade e em redemoinhos, nem o canal de comunicação com uma artéria.

BIBLIOGRAFIA

Katanick S, Hoffman TG. Sonographic and Doppler investigation of the peripheral veins and arteries and the cerebrovascular system. Part I. Peripheral veins and arteries. In: Odwin CS, Dubinsky T, Fleischer AC, eds. *Appleton & Lange's review for the ultrasonography examination,* 2nd ed. East Norwalk, CT: Appleton & Lange, 1987:460-462.

Katz ML, Comerota AJ. Noninvasive evaluation of lower extremity arterial disease. In: Kerstein MD, White JV, eds. *Alternatives to open vascular surgery.* Philadelphia: JB Lippincott, 1995:215-224.

Polak JE. The peripheral arteries. In: Rumack CM, Wilson SR, Charboneau JW, eds. *Diagnostic ultrasound,* 2nd ed. St. Louis: Mosby Year-Book, 1998:921-941.

Ridgway DP. Lower extremity arterial scanning. In: *Introduction to vascular scanning – a guide for the complete beginner,* 2nd ed. Pasadena, CA: Davies Publishing, 2001:159-161.

Rumwell C, McPharlin M. Part I. Arterial evaluation. In: *Vascular technology – an illustrated review,* 2nd ed. Pasadena, CA: Davies Publishing, 2000:33-120.

CAPÍTULO 5

Vascularização Venosa Periférica

I. VEIAS DOS MEMBROS INFERIORES

A. Anatomia

1. Durante a inspiração, a pressão intratorácica diminui, a pressão intra-abdominal aumenta, o fluxo de saída das veias periféricas diminui, e o sangue se move do abdome para o tórax. Durante a expiração, a pressão intratorácica aumenta, a pressão intra-abdominal diminui, e o fluxo de saída das veias periféricas aumenta (Fig. 5.1). Vários fatores determinam a taxa de sangue que retorna para o coração, dentre eles os seguintes:
   a. A bomba do músculo da panturrilha.
   b. As valvas venosas.
   c. As pressões torácicas relacionadas à respiração.
   d. A pressão venosa.
   e. Fatores cardíacos.
2. O sistema venoso dos membros inferiores é composto por um sistema venoso profundo e um sistema venoso superficial. Nos membros inferiores, o sangue flui do sistema superficial para o profundo. Nos membros superiores ocorre o contrário.
3. Nos membros inferiores, o sistema superficial é composto pelas veias safenas, a magna e a parva, e seus ramos. A **veia safena magna** distribui-se nos tecidos subcutâneos, desde o aspecto medial da veia femoral comum (ao nível proximal da coxa) até o nível do pé. O diâmetro normal da safena magna é de 3 a 5 mm ao nível da junção safenofemoral e de 1 a 3 mm ao nível do tornozelo. A **veia safena parva** distribui-se nos tecidos subcutâneos, desde o aspecto posterior da veia poplítea até o nível do tornozelo. O diâmetro normal da veia safena parva é de 2 a 4 mm ao nível da junção safenopoplítea e de 1 a 2 mm ao nível do tornozelo.
4. O sistema profundo dos membros inferiores é constituído pela veia femoral comum, pela veia femoral superficial, pela veia femoral profunda, pela veia poplítea, pelas veias tibiais posteriores e veias tibiais anteriores e pelas veias fibulares.
5. A **veia ilíaca externa** continua-se pela **veia femoral comum**, ao nível do ligamento inguinal. A veia femoral comum é bem medial e um pouco mais profunda do que a artéria femoral comum. A vários centímetros adiante da bifurcação da artéria femoral comum e a uns 6 a 8 cm adiante do nível do ligamento inguinal, a veia femoral comum se bifurca em veia femoral superficial e veia femoral profunda.
6. A **veia femoral profunda** é lateral, mais medial e mais profunda, relativamente à artéria femoral profunda. Geralmente só a sua porção proximal pode ser vista.
7. A **veia femoral superficial** é mais medial e ligeiramente mais profunda do que a artéria femoral superficial. Ela é profunda e imediatamente posterior à artéria femoral superficial, à medida que a veia segue coxa abaixo pela parte medial, até o canal adutor. O canal adutor é formado por uma separação na inserção tendinosa do músculo adutor magno. Freqüentemente é difícil visualizar a veia femoral superficial distal em pacientes maiores porque, na parte medial da coxa, o canal é profundo e constituído de tecido denso.
8. A veia superficial distal se torna **veia poplítea** quando penetra no espaço poplíteo, atrás do joelho. A veia poplítea situa-se à frente da artéria poplítea.
9. Os primeiros ramos profundos da veia poplítea são as **veias tibiais anteriores**. Elas são paralelas e seguem juntamente com a artéria tibial anterior, através da superfície anterior da membrana interóssea na parte da frente da perna, até o aspecto dorsal do pé.
10. O ramo seguinte da veia poplítea é o **tronco tibiofibular**, que se divide logo nas veias tibiais posteriores e nas veias fibulares.
11. As **veias tibiais posteriores** são paralelas e acompanham a artéria tibial posterior através da região medial e posterior da perna, atrás da tíbia.
12. As **veias fibulares** são paralelas e acompanham a artéria fibular ao longo das regiões lateral e posterior da perna, medialmente em relação ao aspecto posterior da fíbula.
13. As **veias gastrocnêmias** e as **veias** (ou *sinus*) **soleares** são veias profundas que drenam os músculos gastrocnêmio e solear. As veias gastrocnêmias seguem emparelhadas com a artéria e drenam na veia poplítea. Os *sinus* soleares não são acompanhados por artérias e variam em tamanho e extensão. Eles drenam nas veias tibiais posteriores e veias fibulares. Os *sinus* venosos funcionam como reservatórios de

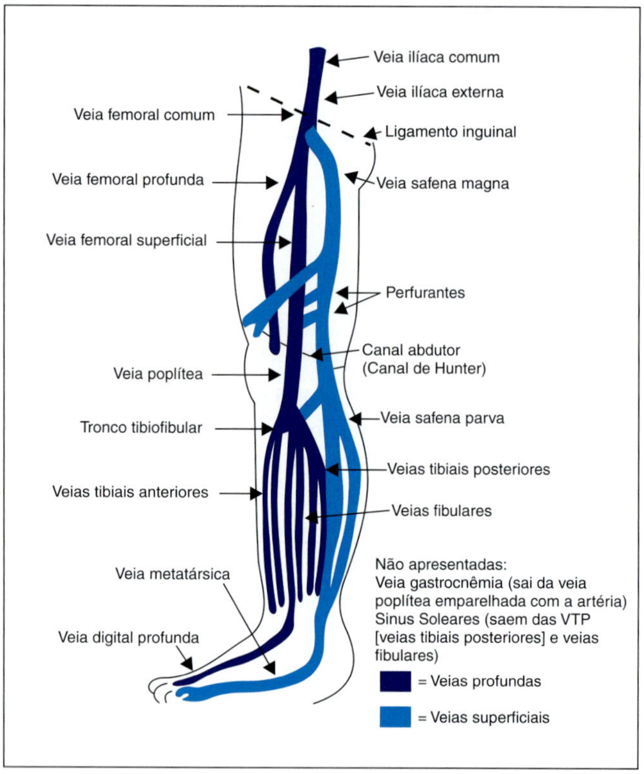

Figura 5.1. Anatomia das veias dos membros inferiores.

sangue venoso e são componentes importantes da bomba muscular da panturrilha.

14. As **perfurantes** (ou veias comunicantes) conectam as veias profundas às superficiais. A maioria das veias perfurantes é observada em sua passagem, através de tecidos subcutâneos, para os tecidos profundos na parte medial da panturrilha. As veias perfurantes normais são difíceis de ver, por seu tamanho pequeno. Quando o paciente está em posição ereta, o número de veias perfurantes visíveis é insuficiente.
15. Existem de 100 a 200 valvas em cada perna. Os *sinus* soleares não têm valvas.

B. **Patologia**

1. **Trombose venosa profunda** (TVP)
   a. Nos Estados Unidos, milhões de indivíduos são afetados por TVP, a cada ano. Mais da metade deles irá desenvolver embolia pulmonar. É a terceira maior causa de morte nos Estados Unidos, sendo atribuídas a ela mais de um milhão de mortes por ano. Estima-se que aproximadamente 90% de todos os êmbolos pulmonares se originam nas pernas ou na pelve.
   b. Os principais fatores de risco de desenvolvimento de TVP são a *tríade de Virchow:*
      (1) Estase.
      (2) Traumatismo.
      (3) Hipercoagulabilidade (que pode ser devida à gestação, câncer, uso de estrogênios/pílulas anticoncepcionais ou doenças mieloproliferativas).
   c. Entre os indivíduos com risco aumentado de TVP estão incluídos os idosos, os pacientes em pós-operatório, os pacientes com câncer e os pacientes pós-traumatizados.
   d. As complicações mais freqüentes na TVP são a incompetência valvular e os êmbolos pulmonares.
   e. À medida que aumenta o risco de TVP, aumenta o risco de êmbolos pulmonares. Estes são raros em pacientes ambulatoriais saudáveis ou quando a TVP situa-se abaixo do joelho. Alguns casos de TVP originam-se abaixo do joelho e progridem para regiões superiores da perna. Se houver um trombo acima do joelho, o risco de embolia pulmonar aumenta significativamente.
   f. Os principais sintomas da TVP são a tumefação da perna (edema), freqüente nas doenças venosas por causa do aumento da pressão nos capilares; dor e rubor; e veias varicosas superficiais.
   g. O "sinal de Homans" é a ocorrência de dor na panturrilha quando se faz a dorsiflexão do pé. Ele não é, entretanto, um sintoma confiável da TVP. O diagnóstico de TVP não pode ser feito com base exclusiva em sintomas clínicos.
   h. Em cada 100 pacientes que têm os sintomas da TVP, de 15 a 35 não têm TVP, mas algum outro problema vascular ou não-vascular. Para diagnóstico de TVP, os achados clínicos têm precisão de cerca de 50%. Uma distensão ou ruptura muscular, uma lesão direta da perna, um cisto de Baker, celulite, linfangite, colapso cardíaco congestivo, compressão extrínseca e complicações da insuficiência venosa crônica podem ser outras das causas de rubor, dor e tumefação nos membros inferiores.
   i. Pacientes com taquipnéia, dor torácica intensa e valores baixos de pulsioximetria são suspeitos de ter um êmbolo pulmonar; nestes casos, o médico deve avaliá-los quanto à TVP.
   j. A terapia primária para a TVP é a anticoagulação. Os tipos de anticoagulantes são a heparina e a dicumarina. A terapia trombolítica, que inclui a estreptocinase e a urocinase, é outro método de tratamento, usado para dissolver o coágulo. A trombectomia só deve ser realizada quando a anticoagulação e os agentes trombolíticos não funcionarem e existir um coágulo na região iliofemoral ou se a perda do membro for iminente (como na *phlegmasia cœrulea dolens*). Em um paciente que tem TVP e não pode ser anticoagulado existe a opção de instalar um filtro de Greenfield na veia cava inferior, para diminuir o risco de embolismo pulmonar.
   k. Algumas formas raras de TVP:
      (1) ***Phlegmasia alba dolens*** – observa-se perna esbranquiçada ("perna leitosa") dolorida e

inchada, com trombose iliofemoral, e ocorre mais freqüentemente no período pós-parto.

(2) ***Phlegmasia cærulea dolens*** – observa-se como perna cianótica (azulada) dolorida e inchada, com trombose das veias iliofemoral e safena magna, e é a forma mais grave de trombose dos membros.

(3) **Síndrome de May-Thurner** – quando a veia ilíaca comum esquerda passa por trás da artéria ilíaca comum direita, a TVP ocorre mais freqüentemente no lado esquerdo.

(4) **Síndrome de Klippel-Trenaunay-Weber** é a ausência congênita ou a atresia das veias profundas. Alguns segmentos venosos profundos podem estar extremamente aumentados.

2. **Insuficiência venosa**

a. Em muitos pacientes ocorre insuficiência venosa por lesão valvar, causada por TVP. Na TVP aguda, cerca de metade dos pacientes desenvolve a doença.

b. Na insuficiência venosa, as valvas não funcionam adequadamente, e o sangue é levado a fluir na direção errada (refluxo).

c. Quando há incompetência valvar, a própria pressão hidrostática é suficiente para distender as veias (que são extremamente elásticas) e permitir que o sangue se acumule.

d. A estase crônica causa inflamação das veias. A dilatação das veias exerce pressão sobre os tecidos circundantes, causando dor. O acúmulo constante do sangue e o aumento da pressão hidrostática fazem o líquido vazar para outros tecidos (edema).

e. **Sintomas da insuficiência venosa:**

(1) A incompetência das veias profundas está associada à dor, à tumefação ou a ambas.

(2) A incompetência das perfurantes está associada à tumefação e mudanças na pele na região ambulatória (a parte medial da panturrilha pode ir do vermelho ao roxo ou marrom).

(3) A incompetência superficial está associada a veias varicosas.

(4) A estase venosa pode fazer com que se formem úlceras junto ao maléolo medial (Tabela 5.1).

(5) É importante determinar se uma pessoa tem veias varicosas primárias ou secundárias:

(a) As veias varicosas primárias devem-se à hereditariedade (fraqueza ou ausência de valvas) e podem ser agravadas por gestação ou obesidade.

(b) As veias varicosas secundárias devem-se a doenças no sistema profundo.

(6) A insuficiência venosa pode ser tratada medica ou cirurgicamente. Se a incompetência for apenas superficial, as veias varicosas podem ser removidas por esclerose ou retirada da veia. Podem ser usados compressores elásticos nas pernas (que imitam a bomba muscular) ou meias compressivas, para sustentação.

f. **Causas da insuficiência venosa:**

(1) Às vezes, a própria bomba muscular da panturrilha não consegue produzir energia suficiente para permitir um retorno venoso adequado. Isso ocorre em pacientes paraplégicos, inativos ou sentados por longos períodos de tempo. Eles se tornam propensos à flebite e, eventualmente, à TVP.

(2) Um defeito congênito das cúspides valvares, que deixam de se contrapor quando fechadas, causa refluxo em direção às veias superficiais. Se o paciente tiver a pressão venosa aumentada por hipertensão cardíaca ou pulmonar ou colapso cardíaco congestivo, o refluxo aumenta e produz sintomas.

(3) Um episódio prévio de TVP faz com que as veias se dilatem de tal modo que as cúspides das valvas não mais se ajustem. Isso leva à incompetência valvar. As valvas também podem tornar-se espessadas, com pequenos fragmentos de TVP crônica aderidos a elas, impedindo seu fechamento. Quando as valvas das veias profundas são destruídas, aumenta a bomba da panturrilha, aumentando a pressão intravenosa; pelo aumento da pressão, as valvas das perfurantes tornam-se não-funcionais, e daí o sistema venoso superficial se torna incompetente porque o aumento da pressão e do volume é transferido.

3. **Linfedema.** O linfedema é uma tumefação indolor e firme que evolui com o tempo. O paciente pode desenvolver fases recorrentes de celulite. O linfede-

TABELA 5.1. DIFERENÇAS ENTRE ÚLCERAS ARTERIAIS E VENOSAS

Variável	*Úlceras venosas*	*Úlceras arteriais*
Localização	Próxima ao maléolo medial	Região tibial, dedos, proeminências ósseas
Desconforto	Médio	Intenso
Aparência	Superficial, regular	Profunda, irregular
Hemorragias	Exsudação venosa	Poucos sangramentos
Outros achados	Descoloração da musculatura, varicosidades	Pele brilhante, perda de cabelo, espessamento das unhas dos pés

ma primário é idiopático e/ou congênito. O linfedema secundário é devido a uma obstrução ou inflamação.

4. **Celulite.** A celulite é uma infecção dos tecidos dérmicos de um membro. Ela resulta em aumento do fluxo sanguíneo para a perna. Esta se apresenta com tecidos quentes e ruborizados, freqüentemente na canela e no dorso do pé.

C. **Histórico: Perguntas a formular ao paciente**

1. Cerca da metade das pessoas com TVP são completamente assintomáticas. A embolia pulmonar pode ser o primeiro indício de algo errado. Pergunte:
   a. Teve alguma dor nas pernas?
   b. Teve alguma tumefação de perna? Se positivo, ela está pior no fim do dia?
   c. Você já apresentou coágulos de sangue em suas pernas?
   d. Fez alguma cirurgia recentemente?
   e. Fez alguma viagem longa recentemente?
   f. Teve parto recentemente?
   g. Toma pílulas anticoncepcionais ou faz terapia de reposição hormonal?
   h. Alguma vez teve alguma descoloração ou úlcera de perna?
   i. Tem sensação de calor ao toque, em suas pernas?
   j. Você tem câncer?
   k. Você tem alguma doença mieloproliferativa?
2. Avalie as pernas do paciente quanto a tumefações, descolorações (pode ter coloração marrom), lesões, úlceras, rubor (ou outras mudanças de cores como azulado e branco), quanto a serem quentes ao toque e a veias varicosas superficiais. Provoque uma dorsiflexão do pé do paciente para ver se ele acusa dor na panturrilha (o sinal de Homans). Palpe para caroços – linfonodos inchados são compatíveis com o diagnóstico de celulite. Verifique quaisquer "cordões" palpáveis, que, na verdade, são veias superficiais trombosadas.

D. **Exames diagnósticos**

1. **Exames com dúplex-Doppler**
   a. Comece com o paciente em posição supina ou em posição de Trendelenberg invertida, com a perna ligeiramente dobrada, para o lado de fora, e relaxada.
   b. Usando um transdutor de 5,0 a 7,0 MHz em plano transverso, comece a obter imagens imediatamente acima da crista da virilha.
   c. Localize a veia femoral comum. Avalie a veia comprimindo-a até ela ficar completamente colapsada.
   d. Prossiga do mesmo modo perna abaixo, fazendo compressão a cada 2 ou 3 cm, para avaliar outras veias (Fig. 5.2).
   e. Quando alcançar a veia poplítea, deslize seu transdutor para trás da perna do paciente. Essa abordagem posterior colocará a veia na frente da artéria, na tela.
   f. As veias tibial posterior e fibular posterior podem ser avaliadas colocando-se o transdutor na superfície medial da perna e deslizando-o desde a panturrilha. Desse jeito, as veias ficam localizadas entre a tíbia e a fíbula. As veias tibiais posteriores estão na frente e imediatamente abaixo do plano da fáscia que conecta a tíbia e a fíbula. As veias fibulares estão mais atrás e na parte medial, imediatamente na frente da fíbula.
   g. As veias da panturrilha também podem ser acompanhadas a partir de uma abordagem posterior, desde que saem da veia poplítea. As veias tibiais anteriores podem ser localizadas colocando-se o transdutor sobre a superfície anterior da perna. Elas estão localizadas entre a tíbia e a fíbula, imediatamente antes do plano da fáscia entre os dois ossos. Elas lembram "formigas numa ponte". Examine-as quanto a massas, pressionando-as (cistos de Baker ou linfonodos).
   h. Obtenha imagens em escala de cinza, coloridas e dos sinais de dúplex-Doppler, do aumento por compressão/descompressão (comprimir na parte distal do corpo, para causar uma disparada súbita do fluxo), dos seguintes vasos:
      (1) Veia femoral comum na origem da veia safena magna (Fig. 5.3).
      (2) Veia femoral superficial proximal com a veia femoral profunda (Fig. 5.4).
      (3) Veia femoral superficial média (Fig. 5.5).
      (4) Veia femoral superficial distal (Fig. 5.6).
      (5) Veia poplítea (Fig. 5.7).
      (6) Veias tibiais posteriores (Fig. 5.8).
      (7) Veias fibulares.
      (8) Veias tibiais anteriores, se necessário (Fig. 5.9).
   i. Além disso, pode-se verificar a veia femoral comum com Doppler, enquanto o paciente faz a manobra de Valsalva. Isso avalia indiretamente alguma obstrução nas veias pélvicas.
   j. Em alguns centros médicos, nem sempre a panturrilha é avaliada, porque é raro que uma TVP de panturrilha cause êmbolos pulmonares. Em outros locais, entretanto, ela é avaliada de rotina, porque 20% dos coágulos que ali incidem seguem perna acima e porque, quando a TVP de panturrilha não é tratada, há um aumento na incidência de insuficiência venosa significativa.
2. **Doppler de onda contínua.** O Doppler de onda contínua é um teste indireto e não-invasivo, freqüentemente usado em conjunto com outros testes indiretos. Ele é "cego" – nem sempre você tem certeza de estar no vaso certo. Use uma sonda de 5 MHz. Os princípios básicos e as mudanças de sinal, esperados nos exames de onda contínua, são os mesmos que os do exame de dúplex-Doppler.

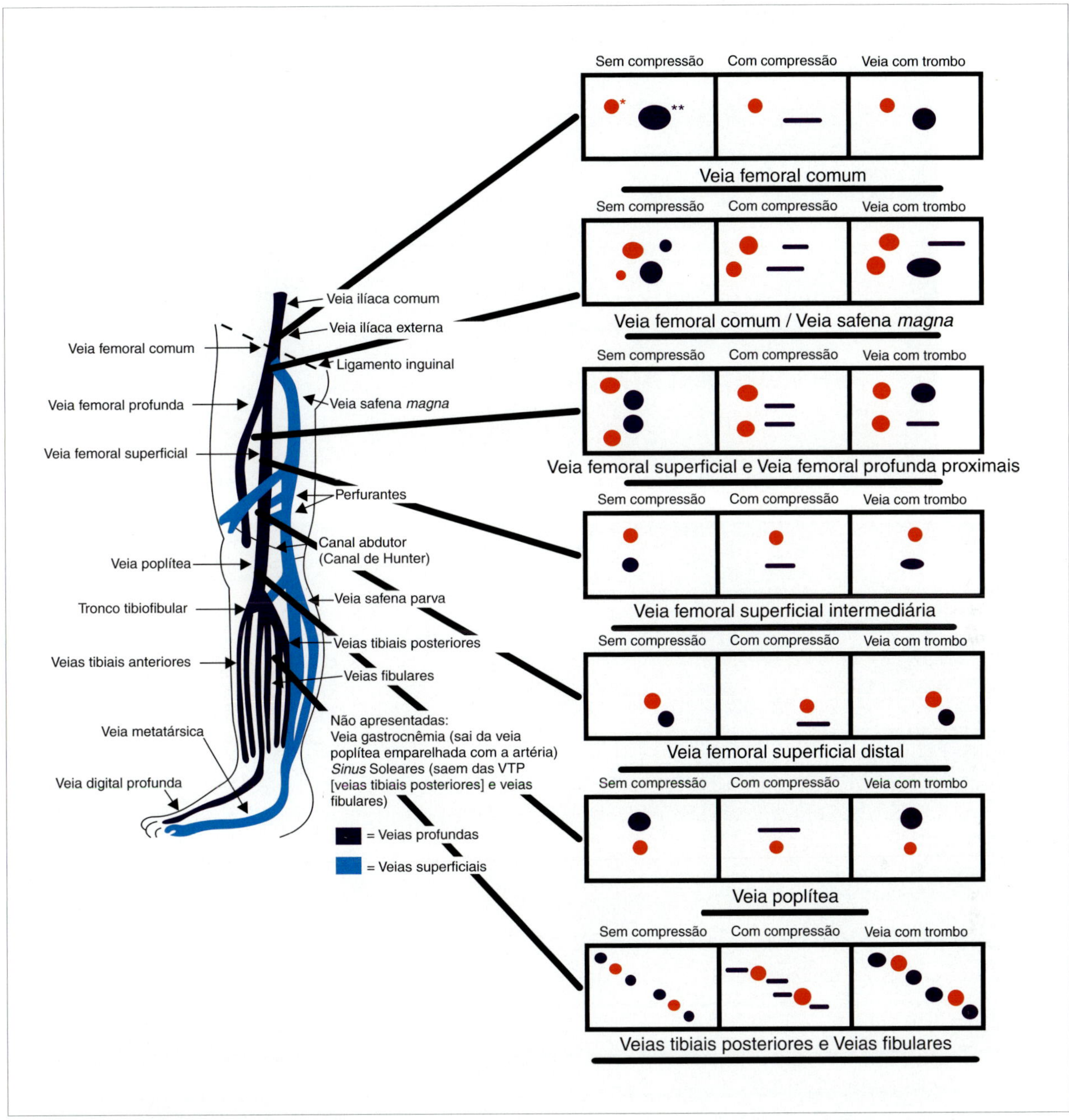

Figura 5.2. Vistas de secções transversais de um membro inferior direito. Artérias em vermelho; veias em azul.

3. **Flebografia.** É um tipo de pletismografia. Os manguitos são instalados em volta do tórax, das coxas e da parte inferior delas, das panturrilhas, dos tornozelos e dos pés. Hoje em dia ele raramente é usado. É um teste indireto e não-invasivo. Em todos os traçados, são observadas as flutuações observadas no tórax durante a respiração.
4. **Pletismografia de impedância** (PGI)
   a. É o teste indireto e não-invasivo mais comum. Ele mede a velocidade com que o sangue sai da perna através do sistema venoso.
   b. A perna do paciente é elevada acima de seu coração e um manguito instalado na coxa é inflado a 50 mmHg (o que oclui o fluxo venoso, mas preserva o fluxo arterial). Há quatro eletrodos na panturrilha do paciente – os dois mais externos recebem a corrente elétrica, os dois mais mediais registram as mudanças de voltagem.
   c. Como o efluxo está obstruído, e o influxo continua, a panturrilha infla com o aumento do volume de sangue. À medida que o volume aumenta, a voltagem decresce acentuadamente. (Na fita registradora, isso é plotado de modo invertido, fazendo parecer que a voltagem aumenta.)
   d. A panturrilha se enche completamente em 30 a 45 segundos, e a fita registradora fica nivelada. Nesse ponto, o manguito é desinflado. À medida que o sangue reflui para o coração, o traço do registrador desce rapidamente.

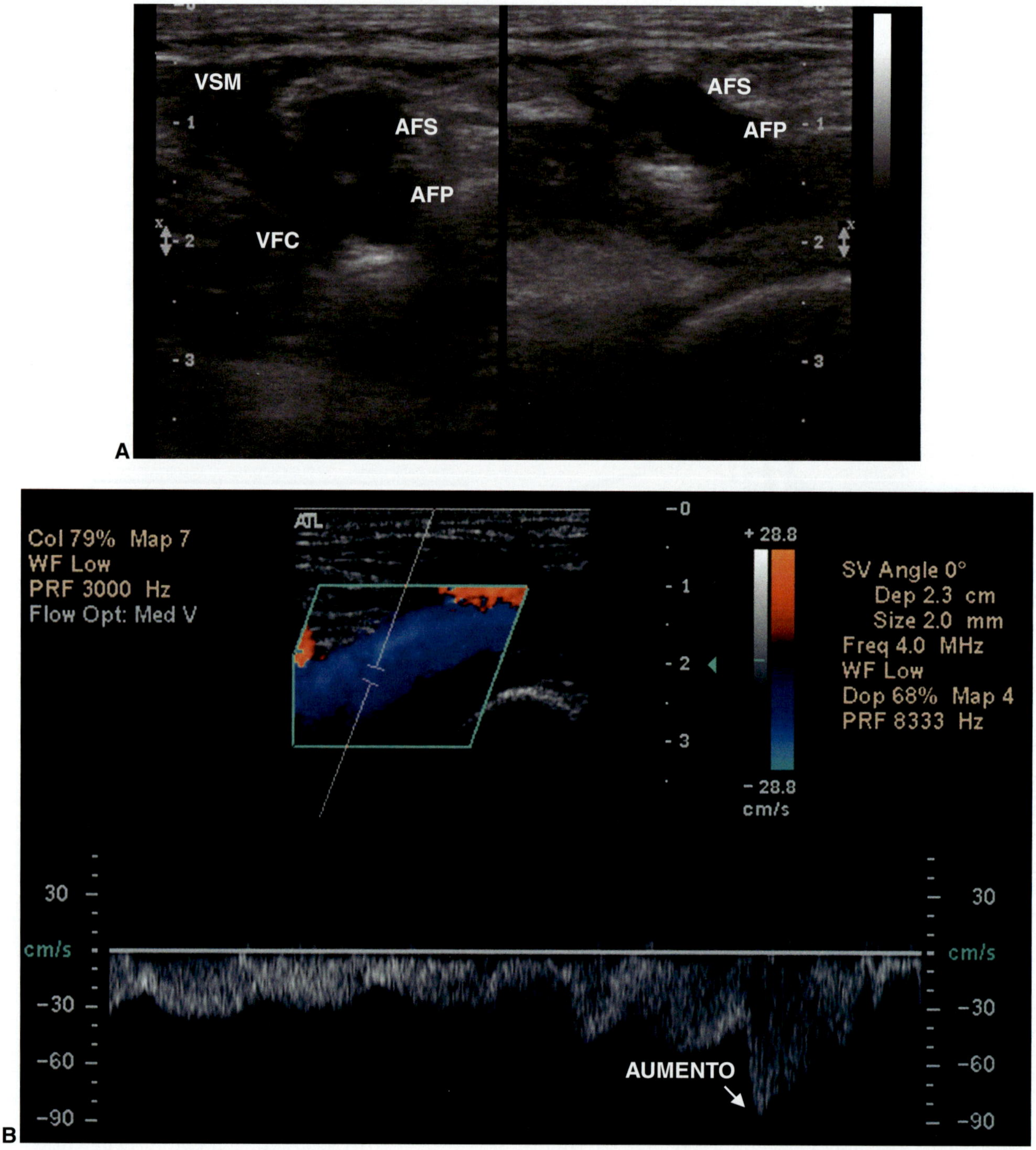

Figura 5.3. **A:** Imagem transversal da veia femoral comum esquerda com a veia safena magna, com e sem compressão. **B:** Imagem colorida e traçado de Doppler da veia femoral comum esquerda, com aumento.

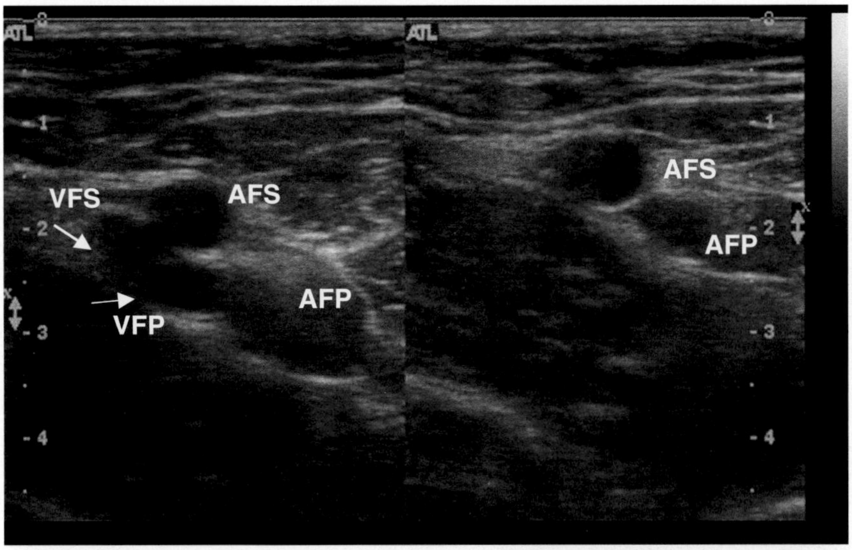

Figura 5.4. Imagem da veia femoral superficial proximal esquerda, sem e com compressão.

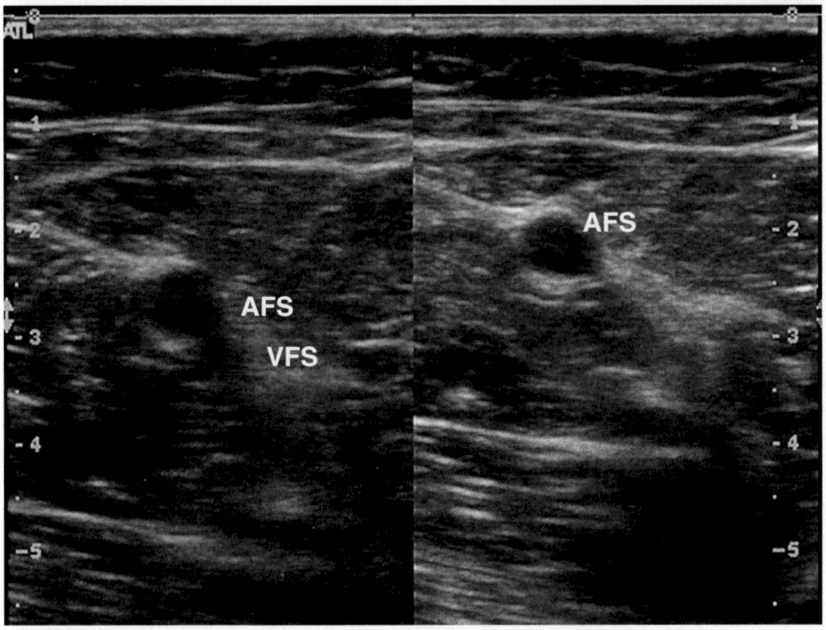

Figura 5.5. Imagem da veia femoral superficial intermediária esquerda, sem e com compressão.

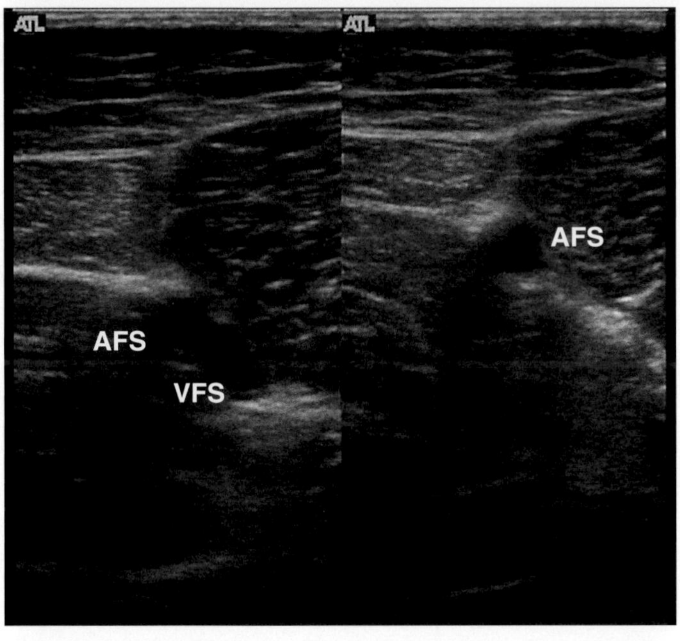

Figura 5.6. Imagem da veia femoral superficial distal esquerda, sem e com compressão.

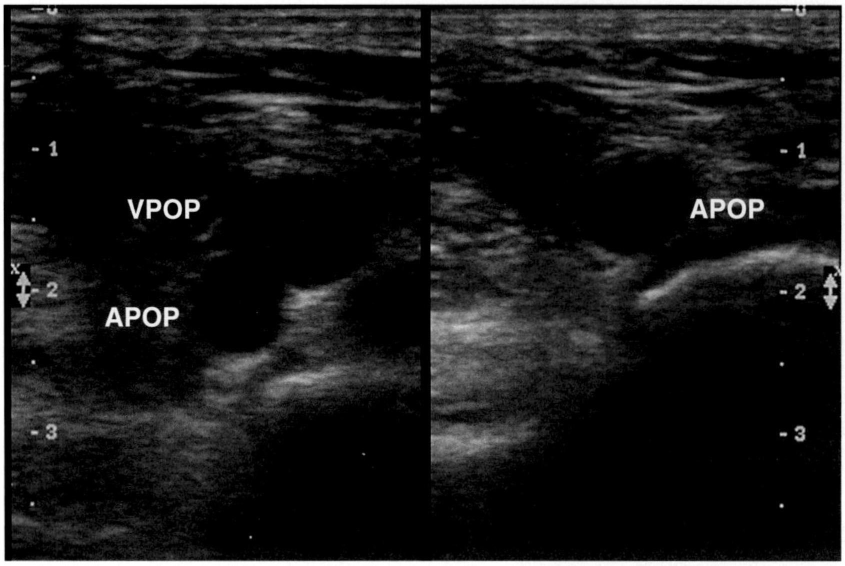

Figura 5.7. Imagem da veia poplítea esquerda, sem e com compressão.

e. O grau de mudança de voltagem que ocorre no período de 3 segundos após o esvaziamento do manguito é conhecido como o efluxo venoso máximo (EVM). O EVM é um número relativo ao volume de sangue capaz de sair da panturrilha em 3 segundos e, por isso, está relacionado ao grau de abertura que o sistema venoso possui. Quanto maior o EVM, menor a probabilidade de que exista TVP.

f. A capacitação venosa segmentar (CVS) é a altura (em milímetros) entre a marca do registrador antes e depois da inflação do manguito de coxa. Ela deve ser de, no mínimo, 75 unidades de impedância (UI). Se for menor, significa que a panturrilha já está preenchida com um trombo.

g. O EVM aos 3 segundos deve ser igual a, no mínimo, 50% da CVS (pelo menos metade do sangue que se acumulou na panturrilha deve deixá-la nos primeiros 3 segundos).

5. **Teste do registro do volume de pulso (RVP) venoso**

a. Um manguito de panturrilha, inflado de 5 a 10 mmHg para garantir um bom ajuste, substitui os eletrodos de PGI.

b. A perna do paciente é elevada acima do coração, e um manguito de coxa também é inflado a 50 mmHg. O aumento do volume da panturrilha causa um deslocamento de ar no respectivo manguito.

c. Quando o nível basal é atingido, o manguito de coxa é desinflado.

d. A fita registradora se parece com a de um exame de PGI. O EVM e a CVS são calculados a partir da curva. A única diferença em relação a um exame de PGI é que o EVM é determinado no primeiro segundo de efluxo, em vez de no terceiro. Esse teste é mais rápido do que a PGI. É porque o volume total na panturrilha é medido pelo fluxo de ar, diferentemente da PGI, que o mede pela condutividade elétrica, que não depende apenas do volume da panturrilha, mas também da quantidade de sangue nas vênulas da pele. Veias diminutas esvaziam-se mais lentamente do que as veias grandes. A CVS deve ter uma deflexão de 30 mm. O teste do RVP venoso usa unidades diferentes das da técnica de PGI, já que é uma medida de volume e não uma medida elétrica.

e. Na TVP, o traçado tem uma curva "corcunda", e a diferença entre a linha basal e a linha pós-oclusão é muito menor do que a de um traçado normal.

f. Para determinar a mudança de tamanho da panturrilha durante e depois da oclusão da coxa também pode ser usado um aparelho de pressão. Os resultados são semelhantes aos da técnica do manguito de ar.

g. Para determinar se as mudanças básicas estão ocorrendo devido à respiração, podem ser usados manguitos de panturrilha sem o manguito de coxa.

h. Se um paciente tiver TVP, é virtualmente impossível obter resultado normal (falso-negativo) nos testes de PGI ou com os manguitos de ar.

i. Podem ser obtidos resultados falso-positivos (um teste anormal num indivíduo normal) se o sistema profundo do indivíduo estiver comprimido, de algum modo, pela posição ou por uma roupa apertada. Também a obesidade pode comprimir a virilha e a velocidade de efluxo (o paciente pode ter de deitar-se em ângulo suave). Também é importante que o paciente relaxe (se ele estiver tenso, diminui a taxa de efluxo na Valsalva). O frio também diminui a taxa de efluxo. Também o fazem a flebite crônica e a terapia de esclerose.

j. Em casos de malformações venosas e de varicosidades graves, os valores de CVS podem estar acima do normal.

6. **Exames de dúplex-Doppler para insuficiência venosa.** Mantenha o paciente em pé, apoiado apenas na perna que não está sendo examinada, e esta

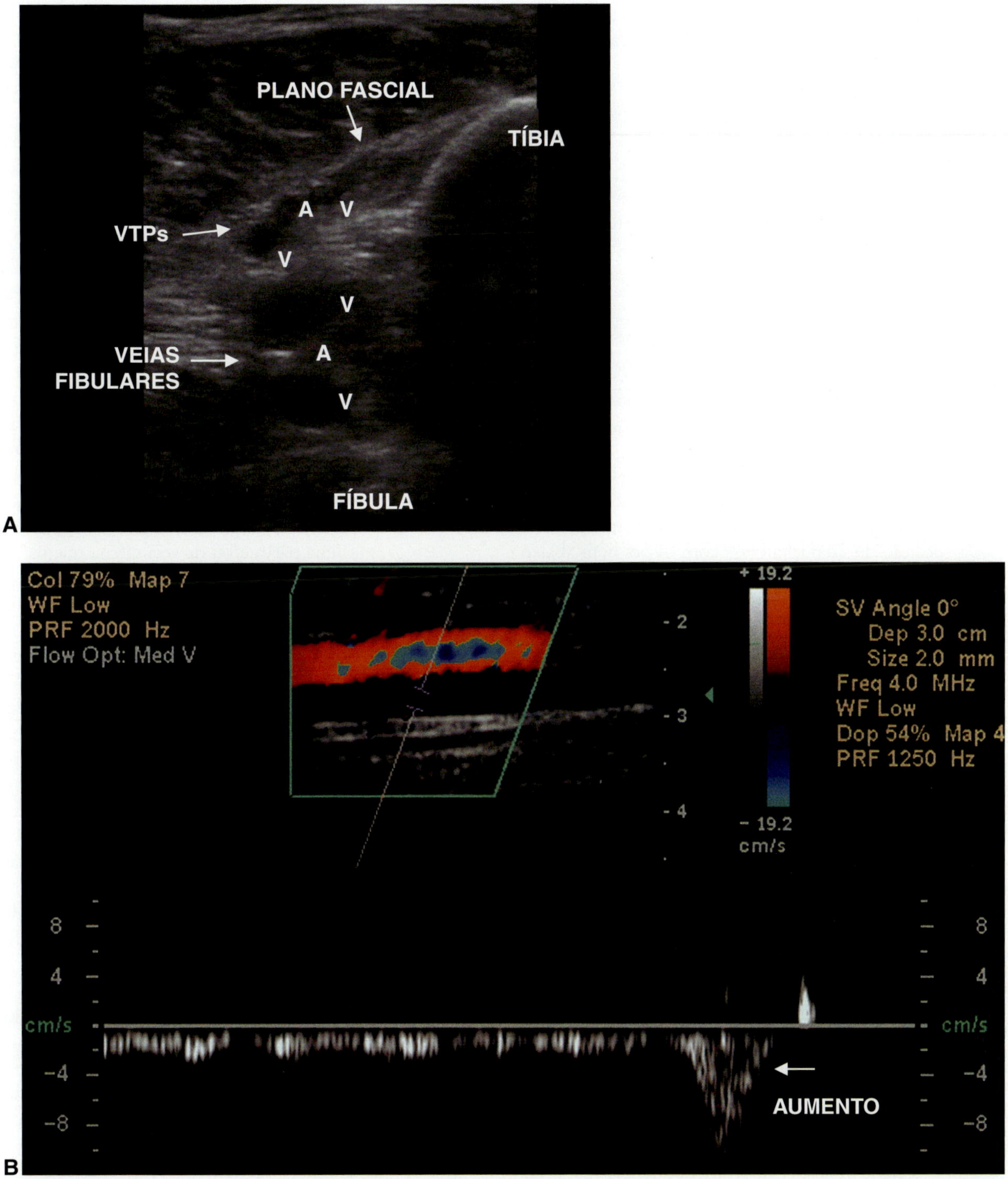

Figura 5.8. A: Imagem transversal das veias tibiais posteriores e fibulares, esquerdas. **B:** Imagem colorida e traçado de Doppler da veia tibial posterior esquerda, com aumento.

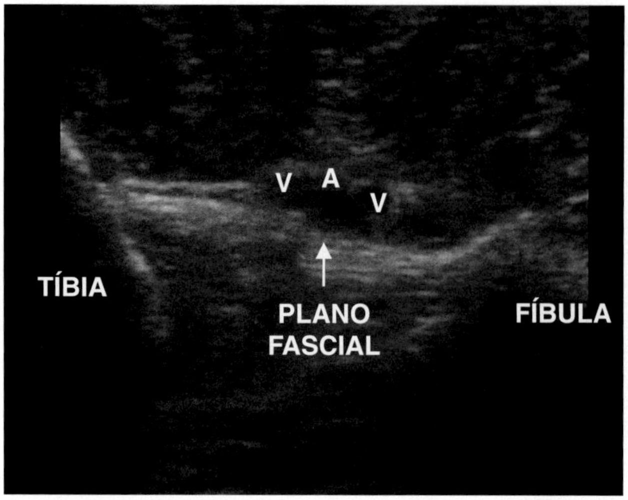

Figura 5.9. Imagem das veias tibiais anteriores esquerdas.

fica oscilando. (Pode ser necessário usar um tamborete.) O paciente também pode ser colocado em supino em uma maca acentuadamente inclinada na posição de Trendelenberg, com os pés bem abaixo do nível do coração. Ambas as posições provocam aumento da pressão hidrostática, que causa a dilatação das veias que têm valvas incompetentes. Examine a veia femoral comum, a junção safenofemoral, a veia femoral mesossuperficial, a junção safenopoplítea e a veia poplítea. Enquanto investiga esses vasos com Doppler, use compressão proximal ou a manobra de Valsalva. Se houver valvas incompetentes, o fluxo reverso (refluxo) será prolongado a partir da liberação do aumento proximal da manobra de Valsalva. Também pode ser observada a inversão da cor do fluxo. Em cores (imagens Doppler), as veias varicosas podem ser vistas como "cobras" mudando a direção do fluxo das cores.

7. **Exames de fotopletismografia (FPG) para insuficiência venosa**
   a. A FPG é capaz de detectar a quantidade de sangue contida logo abaixo da pele. (A técnica usa um transdutor infravermelho que transmite, recebe e quantifica a luz.) Havendo Corrente Direta (CD) acoplada, ela pode ser usada para avaliar o refluxo nas pequenas vênulas, logo abaixo da pele. Quanto mais sangue houver ali, mais sangue é absorvido e menos refletividade ele causa.
   b. Coloque o sensor de FPG uns poucos centímetros acima do maléolo medial. Ajuste o sinal elétrico de tal modo que a linha basal fique na parte superior da fita registradora ou do monitor.
   c. Faça o paciente sentar-se, com ambos os pés no chão; faça-o levantar os calcanhares, mantendo os pés apoiados nos pododígitos durante cinco ciclos. Isso faz com que a bomba muscular efetivamente esvazie a maior parte do sangue venoso do membro. Se o paciente tiver valvas normais, o sangue passa da artéria para a rede capilar e daí para as vênulas, e o preenchimento levará uns 20 segundos ou mais. Se o paciente tiver valvas incompetentes, o sangue pode passar diretamente das veias dos membros para as vênulas abaixo do sensor. Para garantia, repita o teste três vezes.
   d. O teste de refluxo por FPG é repetido usando-se torniquetes colocados em diferentes posições da perna. Isso pode determinar qual é o segmento incompetente. Se o teste for anormal sem o uso de torniquetes, use apenas um torniquete de tornozelo. Se o tempo de reenchimento for menor do que 20 segundos, isso indica que há insuficiência profunda, com possível insuficiência também superficial e das perfuradoras. Se o tempo de reenchimento for maior do que 20 segundos (normal), desloque o torniquete da parte de baixo da perna para logo abaixo do nível do joelho. Se os resultados forem normais (> 20 segundos), isso sinaliza uma insuficiência isolada da veia safena magna. Resultados anormais (< 20 segundos) implicam em insuficiência da veia safena parva e/ou da veia safena magna.
8. **Mapeamento de veias**
   a. A veia safena magna pode ser usada para enxerto – isto é, como um enxerto de veia *in situ* ou invertida, para desviar a artéria coronária. A veia safena parva também pode ser usada. Se há TVP, primeiro faça um exame com dúplex-Doppler, para certificar-se de que o sistema superficial não está sendo usado para compensar um sistema profundo ocluído.
   b. Coloque o paciente em supino em uma maca, na posição de Trendelenberg invertida. Use um transdutor linear de 7,0 MHz. Cuide para não pressionar muito a fim de não colapsar vasos. Comece em plano transverso, ao nível da confluência da veia safena magna com a veia femoral comum (a junção safenofemoral).
   c. Com uma caneta marcadora cirúrgica, marque a trajetória da veia safena magna na pele do paciente. Quaisquer ramos visíveis, ou perfurantes, também devem ser assinalados. Acompanhe a veia safena magna até o fim, no nível imediatamente anterior ao maléolo medial. Trace também os ramos.
   d. Indique o tamanho da veia safena magna em várias posições da perna. Uma veia igual ou maior do que 3 mm é importante para o cirurgião.
   e. A veia safena parva pode ser mapeada do mesmo modo.

E. **Análise diagnóstica**
   1. **Exame da TVP com dúplex-Doppler**
      a. **Tipos de trombo:**
         (1) O **trombo agudo** tem ecos de baixo volume, as veias afetadas estão dilatadas, e o trombo pode aparentar ser livre flutuante, é macio e complacente quando comprimido, não tem colateralidade, produz sinais venosos de

Doppler anormais e aparece como um defeito de preenchimento nas imagens do Doppler colorido.

(2) O **trombo crônico** tem ecos hiperecóicos ou muito nítidos, as veias afetadas estão contraídas, há uma ligação firme da extremidade do trombo com a parede venosa e incomplacência quando ele é comprimido, há evidência de colateralidade, ele aparece como um defeito de preenchimento nas imagens do Doppler em cores e resulta em sinais de Doppler normais ou anormais, conforme a extensão da recanalização (abrem-se passagens no trombo antigo, e a obstrução agora é parcial e não mais completa).

b. **Sinais de Doppler:**

(1) **Espontaneidade do fluxo** – uma perda do sinal espontâneo pode indicar obstrução do local por um trombo.

(2) **Seqüência do fluxo** – a seqüência é normal quando a inspiração diminui ou detém o fluxo, e a expiração abrevia ou aumenta o fluxo (Fig. 5.10). A perda da seqüência pode indicar uma obstrução acima do local que está sob exame. Também pode ser observado um sinal contínuo, quando há celulite ou compressão de veia por uma massa extrínseca. As colaterais que se formam em resposta à TVP têm sinal contínuo. O fluxo retardado pode ser observado em tempo real através de imagens em escala de cinza porque os "rolês" de hemácias se tornam ecogênicos.

(3) **Intensificação** – a compressão de um segmento inferior ao que está sendo examinado aumentará o fluxo da imagem spectral (Fig. 5.11). A não ocorrência disso pode indicar uma obstrução entre o local da compressão e o local do Doppler. Se o fluxo aumentar pouco com a compressão inferior, então existe um trombo parcialmente oclusivo.

(4) **Valsalva** – a manobra de Valsalva deve reduzir ou interromper o fluxo na veia femoral e na veia safena magna. Na liberação, deve ocorrer um rápido aumento de fluxo (Figs. 5.12 e 5.13). Se ocorrer uma inversão de fluxo prolongada (refluxo), isso se deve a valvas venosas incompetentes (Fig. 5.14). Os pacientes com obstrução completa da veia ilíaca externa ou comum terão perda de seqüência de fluxo ou ausência de fluxo na veia femoral comum, sem que isso se modifique com a manobra de Valsalva. A manobra de Valsalva provê uma evidência indireta de que os vasos pélvicos estão patentes. Entretanto, se houver um trombo apenas parcial, que não oclui completamente o vaso, ou se o paciente tiver muitas colaterais pélvicas, a manobra de Valsalva será normal.

(5) **Compressão proximal** – tem o mesmo efeito que a manobra de Valsalva, mas funciona para as veias femoral inferior, poplítea e da panturrilha. Não deve haver fluxo reverso.

(6) **Fluxo venoso pulsátil** – pode ocorrer devido a colapso cardíaco congestivo e hipertensão pul-

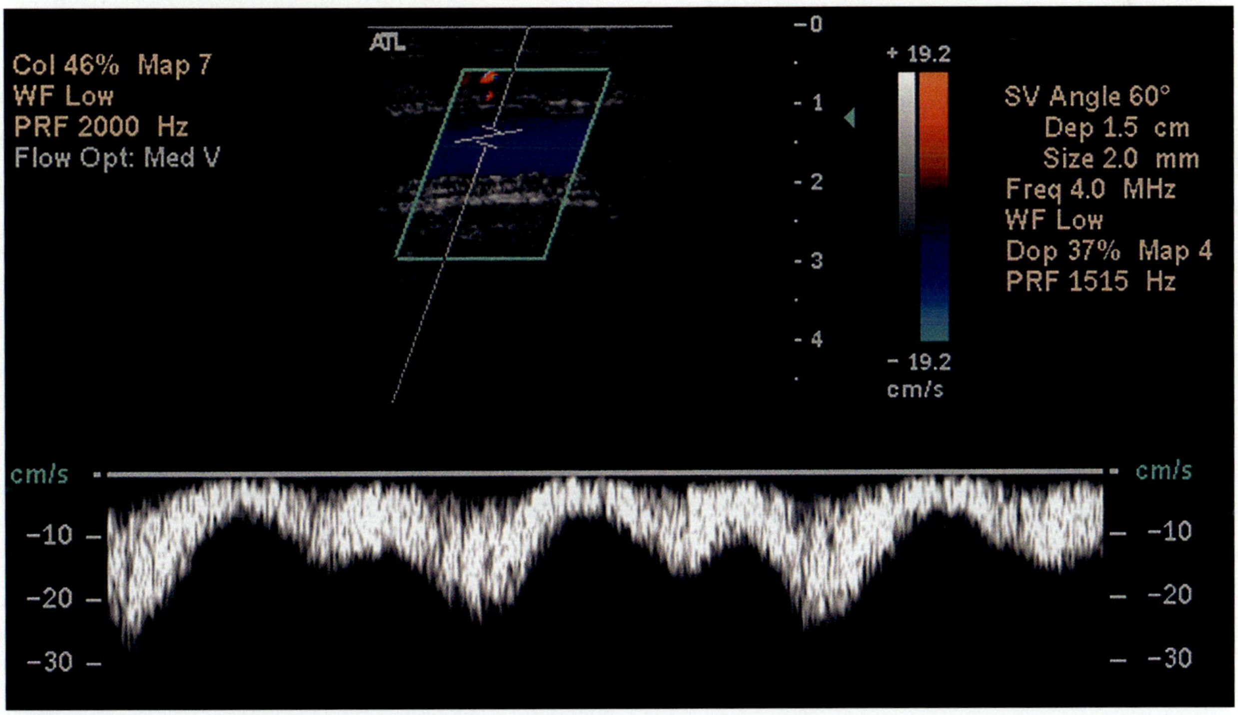

Figura 5.10. Imagens coloridas e traçado de Doppler da veia femoral comum direita, demonstrando a seqüência de fases do fluxo normal.

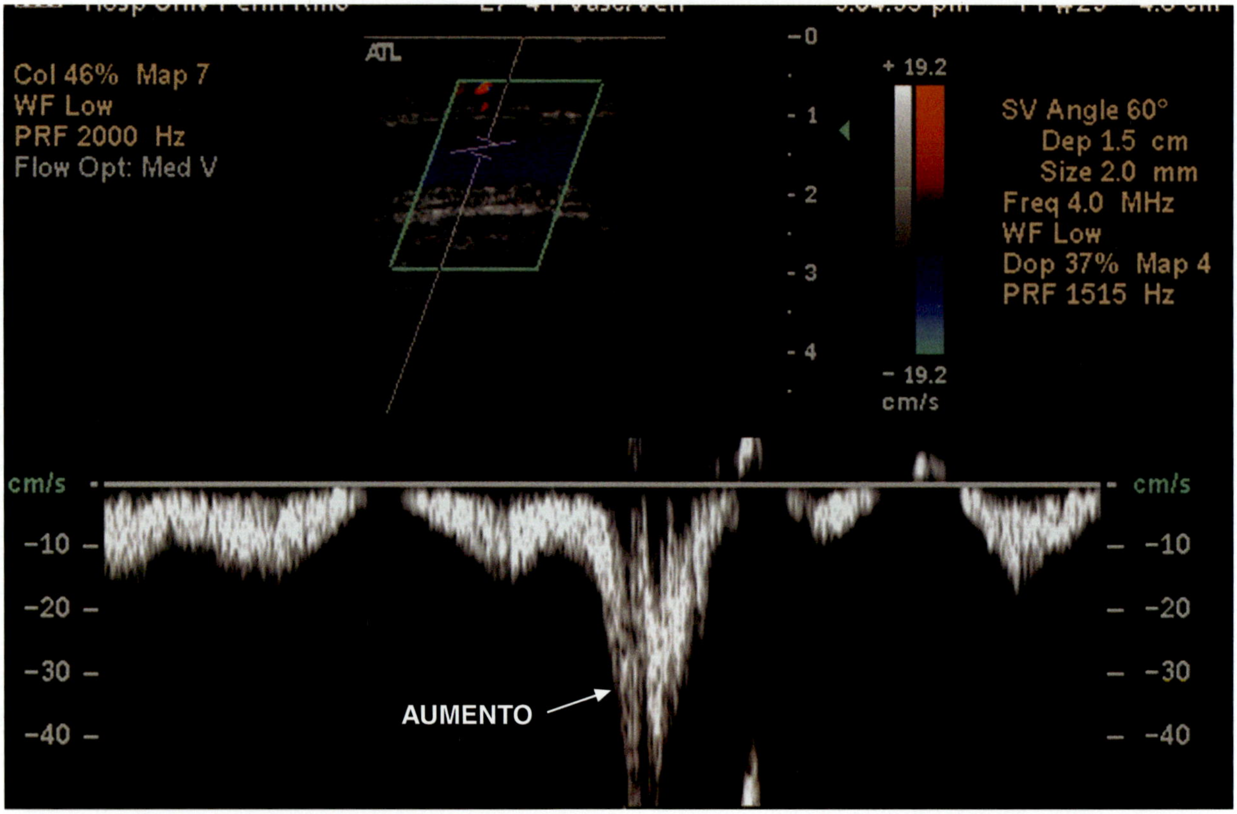

Figura 5.11. Imagem colorida e traçado de Doppler da veia femoral comum direita, demonstrando o aumento normal do fluxo venoso.

monar (por aumento do coração direito e regurgitação da tricúspide) (Fig. 5.15).

2. **Pletismografia de impedância.** A mudança total de voltagem que ocorre durante o período de 3 segundos que se segue ao esvaziamento do manguito é conhecida como EVM. O EVM é o valor que se relaciona à quantidade de sangue que consegue sair da panturrilha em 3 segundos e, portanto, se relaciona ao grau de abertura do sistema venoso. Quanto maior o EVM, menor a probabilidade de que haja TVP. A CVS é a magnitude da altura (em milímetros) entre a posição do registrador antes e depois de o manguito de coxa ser inflado. Ela deve ser de, no mínimo, 75 UI. Se estiver diminuída, significa que a panturrilha já está preenchida com trombo. O EVM aos 3 segundos deve ser igual à

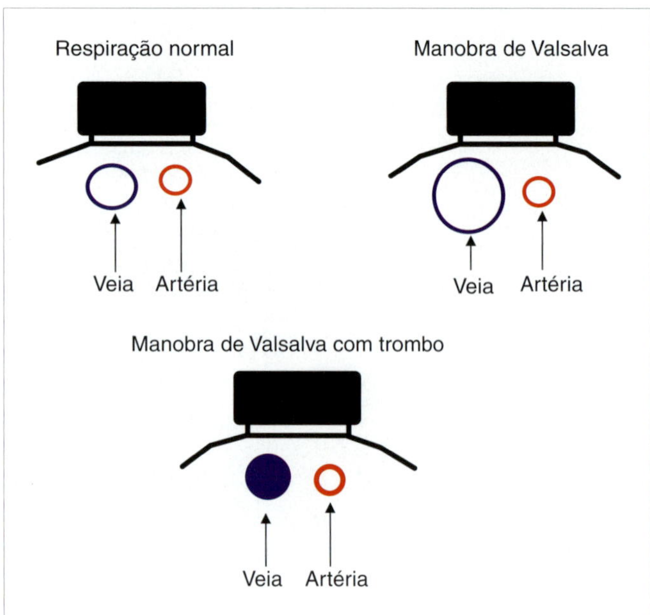

Figura 5.12. Mudanças no diâmetro venoso devido à respiração. Reproduzido de Odwin CS, Dubinsky T, Fleischer AC. *Appleton & Lange's review for the ultrasonography examination,* 2nd ed., East Norwalk, CT: Appleton & Lange, 1987, com permissão.)

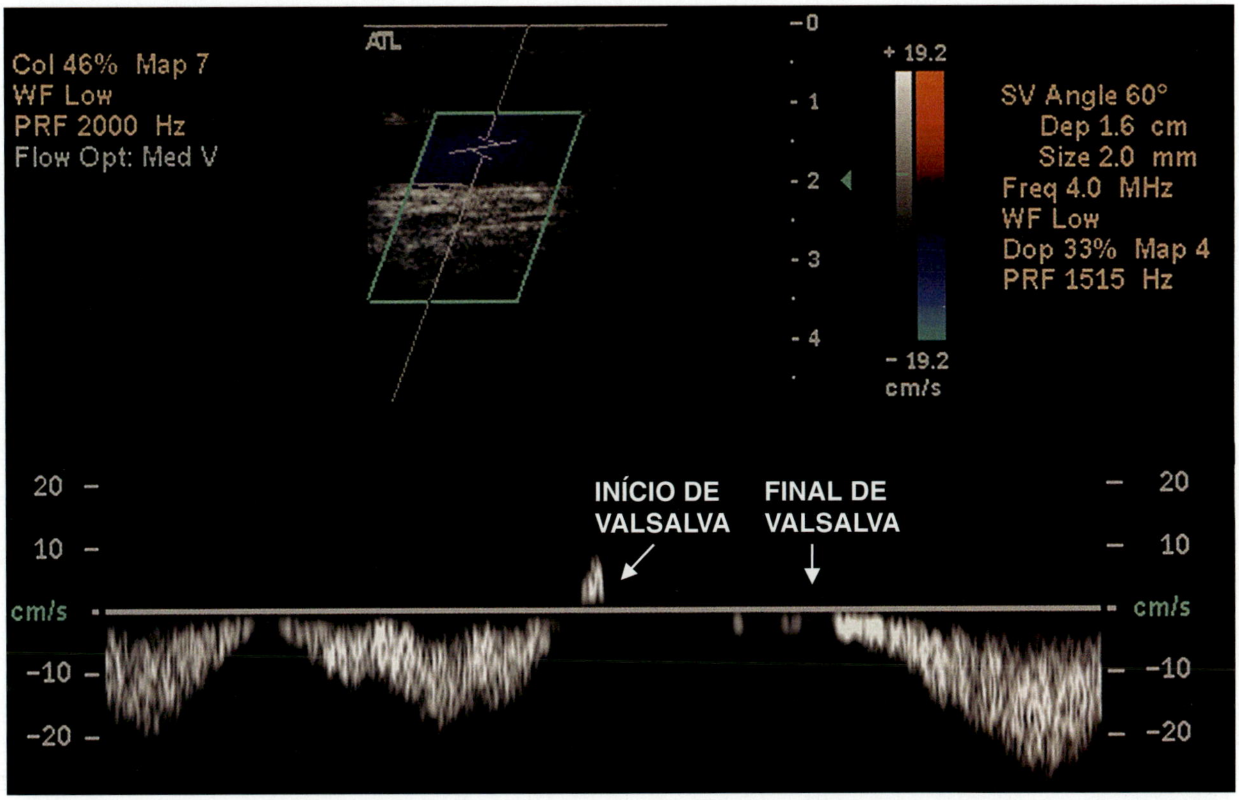

Figura 5.13. Imagem colorida e traçado de Doppler da veia femoral comum direita, demonstrando o efeito da manobra de Valsalva sobre o fluxo venoso normal.

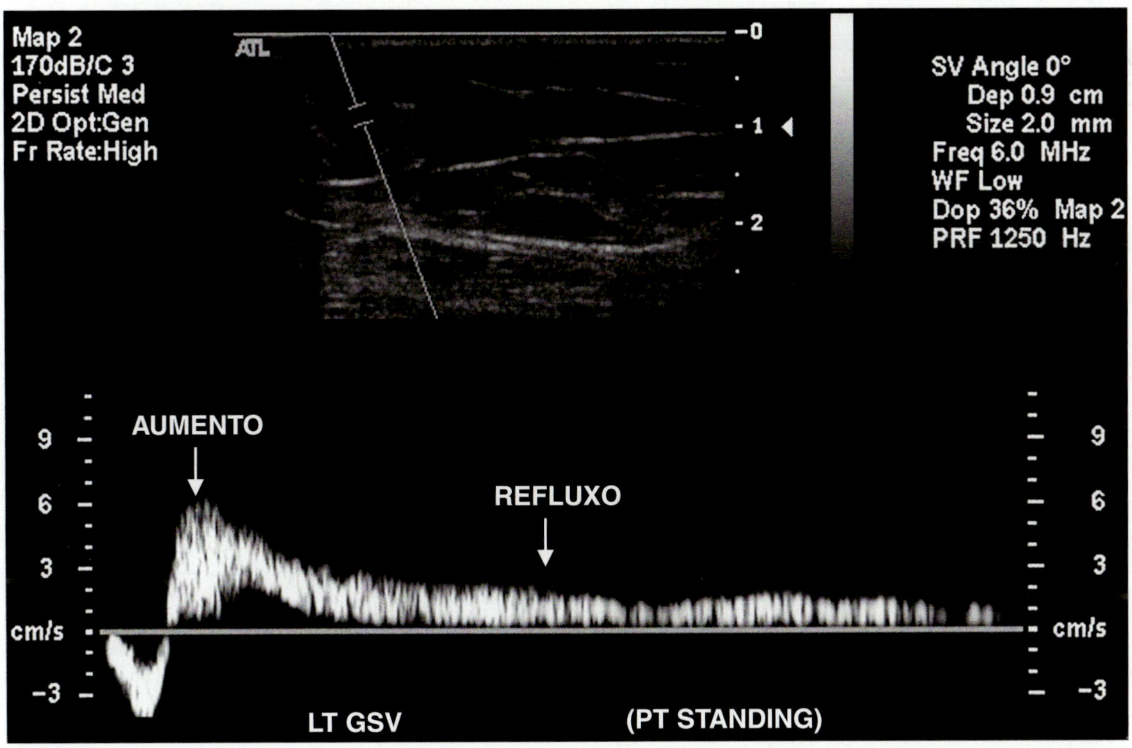

Figura 5.14. Traçado de Doppler da veia safena magna esquerda, demonstrando o refluxo devido a valvas venosas incompetentes.

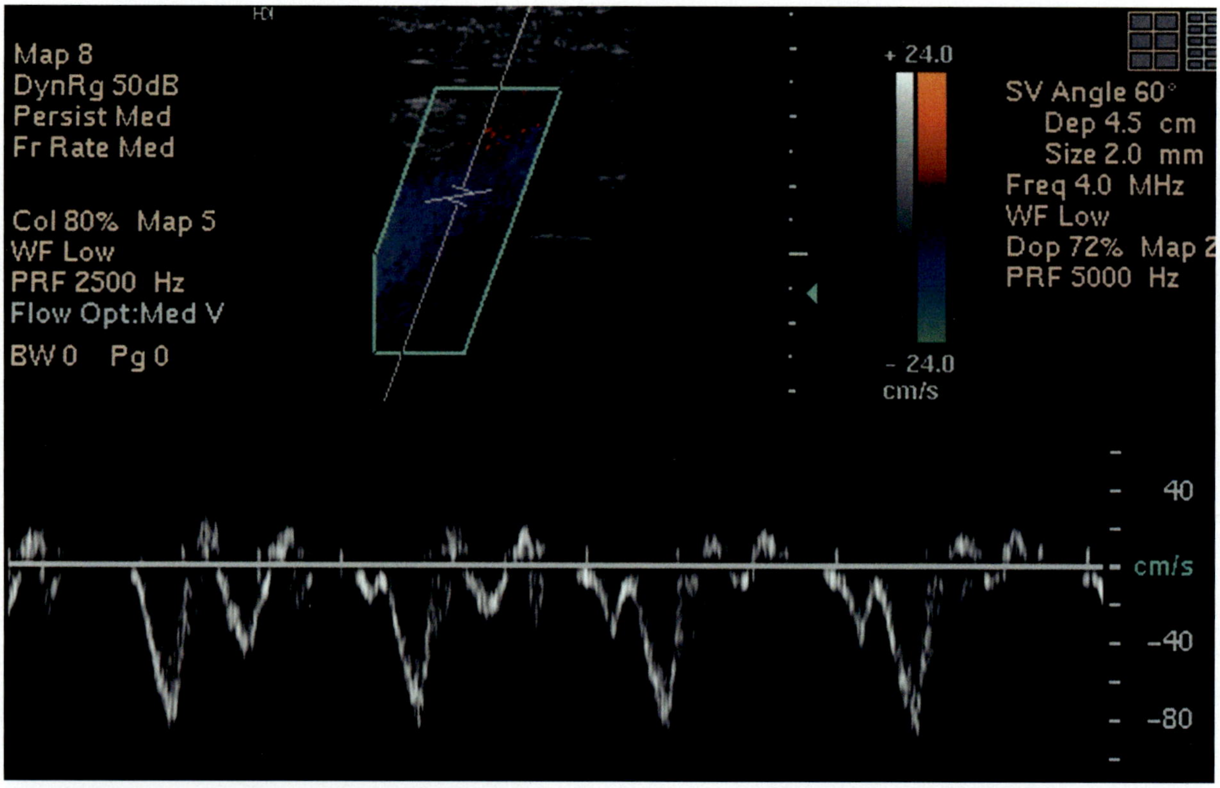

Figura 5.15. Imagem colorida e traçado de Doppler da veia femoral comum direita, demonstrando um fluxo venoso pulsátil.

pelo menos 50% da CVS (pelo menos metade do sangue que se acumulou na panturrilha tem que sair nos primeiros 3 segundos) (Figs. 5.16 e 5.17).

3. **Teste do RVP venoso.** A CVS deve ser igual a uma deflexão de 30 mm. O teste de RVP venoso usa unidades diferentes das da técnica de PGI, por ser uma medida de volume e não uma medida elétrica. Na TVP, sua curva forma um traçado "corcunda", e a diferença entre a linha inicial e a linha na pós-oclusão é muito menor do que a do traçado normal. Também pode ser usado um aparelho de pressão para determinar a mudança no tamanho da panturrilha durante a oclusão na coxa e depois dela. Os resultados são semelhantes aos da técnica do manguito de ar. Para determinar se estão ocorrendo mudanças básicas devidas à respiração, podem-se usar os manguitos de panturrilha sem usar os manguitos de coxa. Se um paciente tiver TVP, é praticamente impossível obter um teste normal com as técnicas de PGI ou dos manguitos de ar (falso-negativos). Resultados falso-positivos (um teste anormal em um indivíduo normal) podem ser obtidos se o sistema profundo do paciente estiver comprimido de algum modo, por seu posicionamento ou por roupas apertadas. A obesidade também pode comprimir a virilha e a taxa de efluxo (pode ser preciso posicionar o paciente em determinado ângulo suave). Também é importante que o paciente relaxe (se o paciente estiver tenso, a Valsalva pode fazer diminuir a taxa de efluxo). O frio diminui a taxa de efluxo, do mesmo modo que a flebite crônica e a terapia por esclerose. Os valores de CVS podem ser mais elevados do que o normal em casos de malformações venosas ou de varicosidades graves.
4. **Dúplex-Doppler para insuficiência venosa.** Existindo valvas incompetentes, após liberação da manobra de Valsalva ou da compressão proximal, haverá um fluxo reverso prolongado (refluxo) no sinal de Dop-

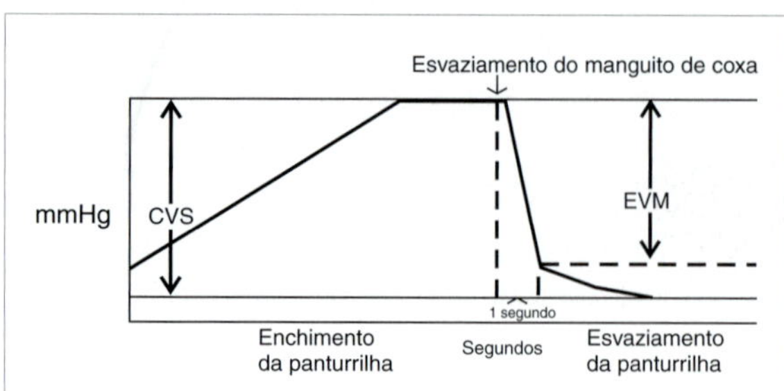

Figura 5.16. Pletismografia de efluxo venoso com resultados normais.

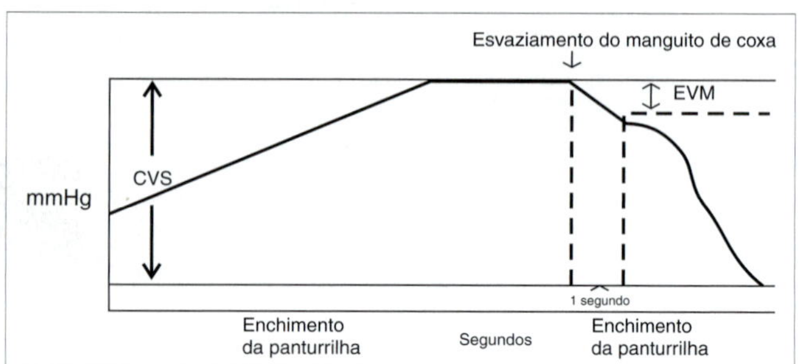

Figura 5.17. Pletismografia de efluxo venoso com resultados anormais (o paciente tem trombose venosa profunda).

pler. O fluxo reverso também pode ser observado em cores. Veias varicosas podem ser vistas como "cobras" mudando a direção do fluxo colorido.

5. **FPG para insuficiência venosa.** O teste de refluxo por FPG é repetido usando-se torniquetes colocados em diferentes alturas da perna. Isso pode determinar qual o segmento que está incompetente. Quando o resultado do teste é anormal sem o uso de torniquetes, use apenas um torniquete de tornozelo. Se o tempo de reenchimento for menor do que 20 segundos, isso é indicativo de insuficiência profunda, além de uma possível insuficiência superficial ou de perfurante. Se o tempo de reenchimento for superior a 20 segundos (normal), desloque o torniquete do tornozelo para o nível logo abaixo do joelho. Se esse resultado for normal (> 20 segundos) então só há uma insuficiência superficial. Se o resultado for menor do que 20 segundos (anormal), isso sinaliza uma insuficiência de perfurante. Se o resultado for normal, desloque o torniquete da região abaixo do joelho para o nível imediatamente acima do joelho. Se os resultados são normais (> 20 segundos), isso sinaliza insuficiência apenas da veia safena magna. Se os resultados forem anormais (< 20 segundos), isso implica em insuficiência da veia safena parva e/ou da veia safena magna.

F. **Outros testes diagnósticos**

2. **Venografia.** A venografia é o padrão-ouro. Ela requer a injeção de contraste na veia e é extremamente precisa. Entretanto, está limitada pelo elevado nível técnico exigido para executar e interpretar o teste, é mais cara, mais desconfortável para o paciente e pode causar reação alérgica ao meio de contraste, ou extravasamento deste.
3. **Venografia de isótopos.** Usa fibrinogênio marcado com iodo. Ela pode avaliar simultaneamente veias periféricas e pulmonares, é altamente sensível à trombose ativa e extremamente precisa na detecção de coágulo único de panturrilha. Entretanto, suas limitações são a incapacidade de detectar coágulos estabelecidos, sua sensibilidade aos coágulos, mesmo aos que não são clinicamente significativos, e a dificuldade em documentar tromboses de pelve e da parte superior da coxa.
4. **Exame de perfusão pulmonar ou quociente de ventilação (Exame do QV).** Esse é um teste de triagem para detecção de defeitos de perfusão dos pulmões, que freqüentemente são causados por êmbolos pulmonares. A limitação do teste é o fato de que esses defeitos também podem ser devidos a enfisema, asma, pneumonia, câncer brônquico, colapso cardíaco congestivo, cirrose hepática, radioterapia, politransfusões sanguíneas e a estados pós-operatórios.

II. VEIAS DOS MEMBROS SUPERIORES

A. **Anatomia** (Figs. 5.18 e 5.19).

1. Nos membros superiores, o sistema venoso também é dividido em sistemas superficial e profundo.

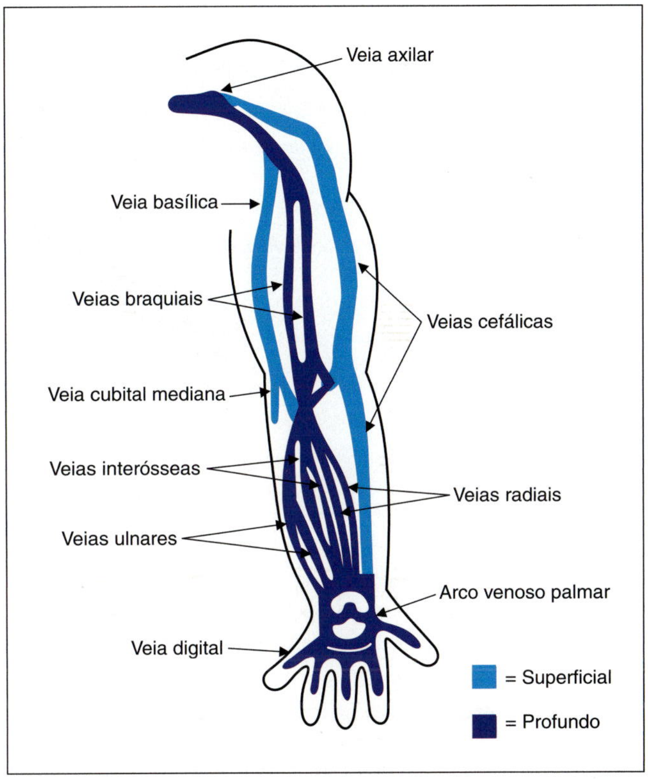

Figura 5.18. Veias dos membros superiores.

2. No membro superior, o meio primário de retorno do sangue é o sistema superficial. O sangue flui do sistema profundo para o superficial.
3. As partes principais do sistema superficial são formadas pelas veias cefálica e basílica.
4. A **veia cefálica** segue através dos tecidos subcutâneos do aspecto lateral do braço. Ela se junta com a porção distal da veia subclávia ou veia axilar superior.
5. A **veia basílica** segue através dos tecidos subcutâneos do aspecto medial do braço. Ela se junta com o par de veias braquiais.
6. As **veias radiais e ulnares** são paralelas e acompanham suas respectivas artérias, pelas partes lateral e medial do antebraço. Elas se juntam nas veias braquiais.
7. As **veias braquiais** são paralelas e acompanham a artéria braquial e seguem pelo braço. Elas se juntam com a veia basílica ao nível do músculo teres principal, para se tornarem o aspecto lateral da veia axilar.
8. A **veia axilar** segue adjacente à artéria axilar. Quando ela atravessa a primeira costela, torna-se a veia subclávia.
9. A **veia subclávia** é inferior e anterior à artéria subclávia. Ela segue medialmente em direção à base do pescoço.
10. A **veia jugular interna** estende-se do forame jugular, na base do crânio, para baixo, ao longo do aspecto lateral do pescoço, ântero-lateralmente à artéria carótida, para juntar-se com veia subclávia

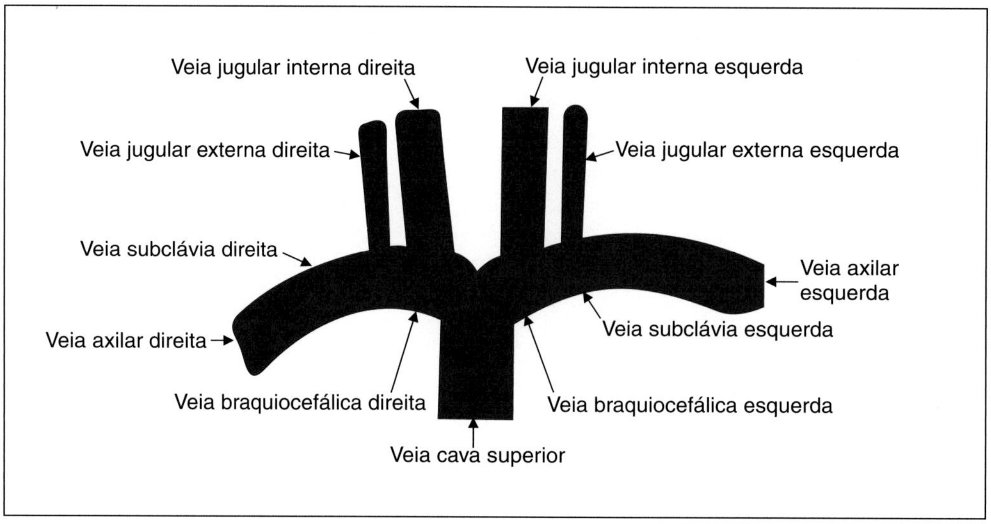

Figura 5.19. Veias: vasos torácicos.

(próximo à base do pescoço), formando a veia braquiocefálica. Ela drena o interior do crânio e partes da face e do pescoço.

11. A **veia jugular externa** acompanha lateralmente a veia jugular interna e é menor do que esta. Ela ingressa na veia subclávia. Drena as superfícies da cabeça, do pescoço e da face.
12. As **veias braquiocefálicas** se juntam para formar a **veia cava superior.**
13. As **veias vertebrais** passam ao longo dos forames vertebrais e drenam nas veias braquiocefálicas. Elas drenam as regiões posteriores do crânio e alguns músculos da parte superior do pescoço.

B. **Patologia**

1. TVP
   a. Lesões na íntima aumentam o risco de formação de trombo (lesão iatrogênica), e podem ser causadas por cateteres centrais intravenosos percutâneos ([CCIP], cateteres venosos centrais geralmente inseridos na veia basílica) ou por um cateter venoso central na veia jugular interna, para quimioterapia ou superalimentação (pacientes que recebem esses cateteres já têm um risco inicial aumentado de TVP), bem como por condutores de marca-passos ou cateteres de Swan-Ganz na veia jugular ou na subclávia. O dúplex-Doppler é um método excelente para determinar a presença de TVP. (A venografia aumenta o risco de lesão na íntima.)
   b. De 26% a 67% dos pacientes com cateteres venosos centrais desenvolvem trombose, embora a maioria seja assintomática.
   c. As causas de obstrução venosa nos braços e no tórax incluem a radioterapia, obstrução maligna e trombose induzida por esforço.
   d. Só 10% a 20% dos pacientes com trombose nos membros superiores desenvolvem êmbolos pulmonares efetivamente.
   e. Quanto à gravidade dos efeitos e seqüelas de um episódio de TVP, os membros superiores diferem dos inferiores porque as veias dos membros superiores não estão sujeitas à mesma pressão hidrostática elevada que as veias dos membros inferiores. Também contribui o fato de que, após um episódio, várias colaterais extensas se desenvolvem no braço e na parte superior do tórax.
   f. Nos braços, é raro o desenvolvimento de insuficiência venosa (pós-TVP) com sintomas como tumefação crônica do braço, úlceras venosas que não cicatrizam e modificações na pele.
2. **Linfedema.** O linfedema é uma tumefação firme, indolor, que evolui com o tempo. O paciente pode apresentar fases recorrentes de celulite. O linfedema primário é idiopático e/ou congênito. O linfedema secundário é causado por obstrução ou inflamação. Este pode ser secundário à dissecção radical de linfonodo axilar em uma paciente com câncer de mama.

C. **Histórico: Perguntas a formular ao paciente**

1. Você sente alguma dor nos braços?
2. Você tem alguma tumefação nos braços?
3. Você tem câncer?
4. Apresenta algum rubor ou calor ao toque, nos braços?
5. Você tem respiração curta ou sente dor no tórax?
6. Você tem alguma doença mieloproliferativa?
7. Você teve um parto recentemente?
8. Você fez alguma cirurgia recentemente?
9. Você sofreu mastectomia? Foram removidos linfonodos também?
10. Você toma estrogênios em pílulas anticoncepcionais ou em terapia de reposição hormonal?
11. Você recebeu algum cateter permanente de acesso a veias?
12. Já fez quimioterapia ou radioterapia alguma vez?

Avalie o paciente quanto a mudanças na cor da pele, úlceras ou tumefações nos braços. Procure por cateteres venosos centrais, periféricos ou marca-passo.

D. **Exames diagnósticos**

1. **Exames com dúplex-Doppler**

a. Comece com o paciente em posição supina, com a cabeça e o torso ligeiramente elevados. Abra o braço lateralmente, com a palma da mão para cima.

b. Com um transdutor de 7,0 ou de 10,0 MHz, comece a obter imagens da veia jugular interna, desde a face ântero-lateral do pescoço. Graças à sobreposição de estruturas ósseas, não se conseguem imagens da veia cava superior e nem da maior parte das veias braquiocefálicas.

c. Para obter imagens da veia subclávia, da veia braquiocefálica superior e da veia jugular interna inferior, uma sonda arredondada, com cabeça pequena, que funciona melhor para circundar as clavículas.

d. Para obter imagens da veia axilar, posicione o paciente com o braço acima da cabeça (se possível) para alcançar a axila.

e. Para acompanhar as veias braquiais, a veia cefálica, a veia basílica e as veias do antebraço, leve o braço de volta para baixo, para a posição inicial. Muitos protocolos não exigem imagens das veias do antebraço. Relativamente às veias braquiais, nas quais se esvaziam, as veias radiais seguem lateralmente, e as ulnares seguem medialmente. A veia cefálica é ântero-lateral em relação às veias braquiais, e se junta com as veias axilares. Como essas duas veias são superficiais, cuide para exercer pouca pressão ao obter imagens delas, para não colapsá-las. Se existir um cateter venoso, examine cuidadosamente em volta dele para ver se não há trombo.

f. Obtenha imagens em cores com e sem compressão, e sinais de Doppler, dos seguintes vasos:
(1) Veia jugular interna (Fig. 5.20).
(2) Veia subclávia (Fig. 5.21).
(3) Veia axilar.
(4) Veias braquiais.
(5) Veia cefálica (Fig. 5.22).
(6) Veia basílica.
(7) Veias radiais e ulnares, quando necessário.

g. Ao examinar a veia jugular interna e a veia subclávia você também pode solicitar que o paciente execute a manobra de Valsalva ou faça uma inspiração profunda. Isso ajuda a avaliar se a veia braquiocefálica central e a veia cava superior estejam patentes.

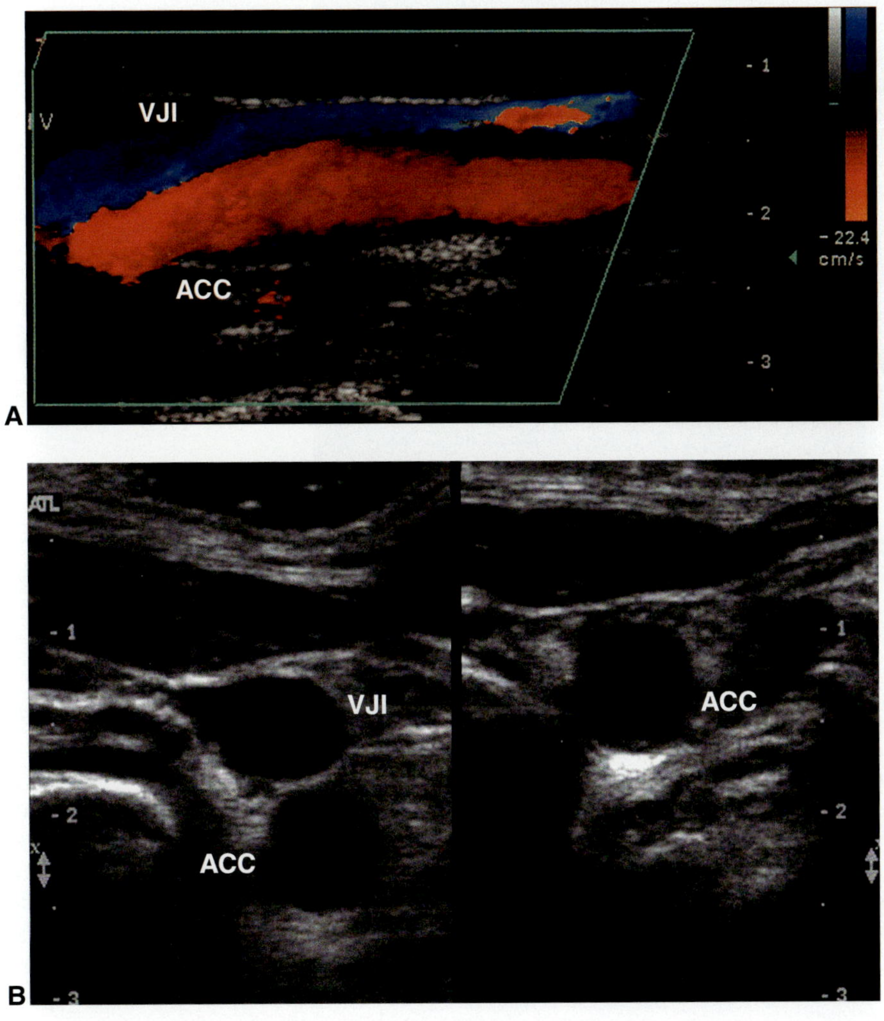

Figura 5.20. A: Imagem colorida da veia jugular interna esquerda. **B:** Imagem da veia jugular interna esquerda, sem e com compressão.

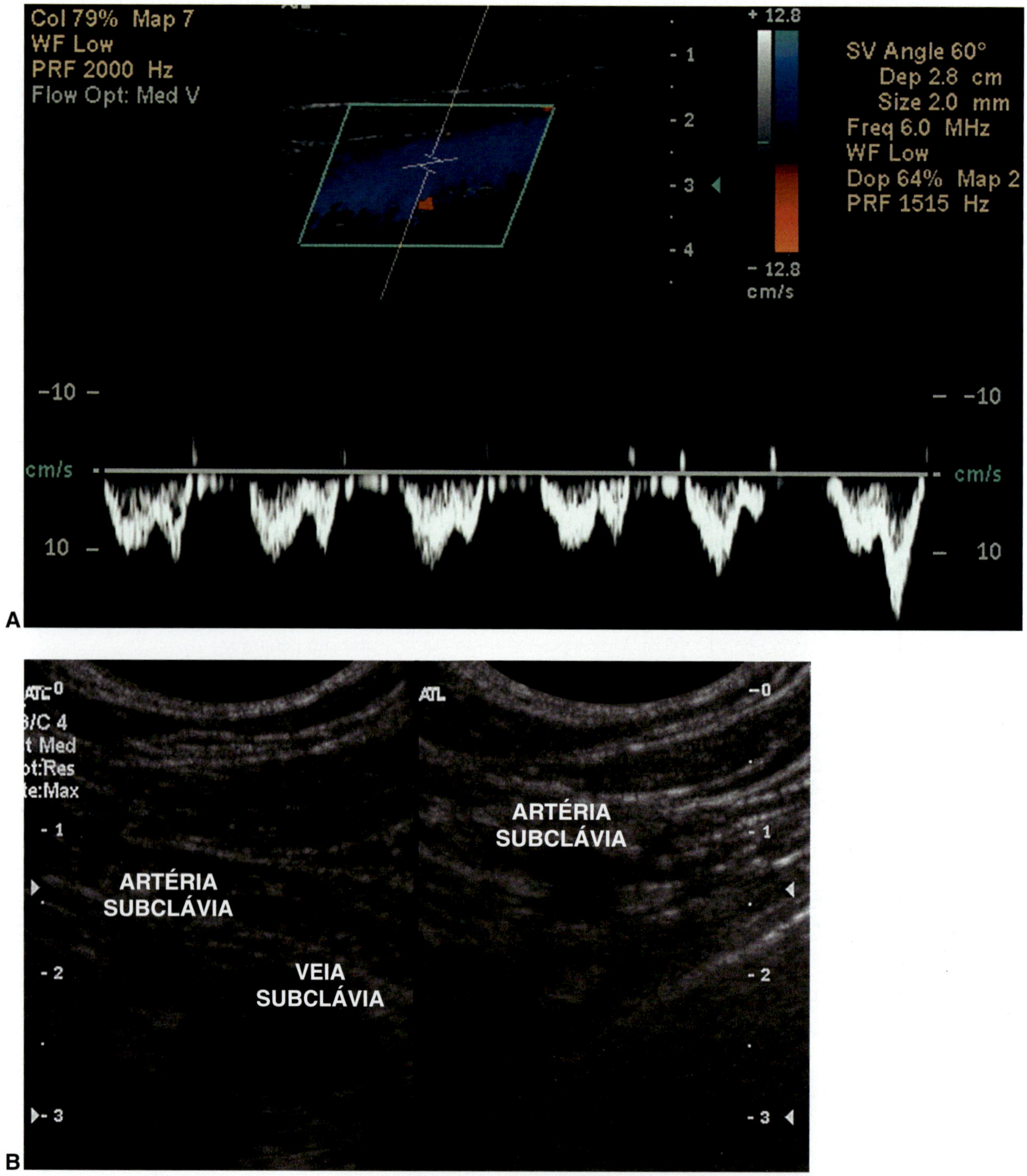

Figura 5.21. **A:** Imagem colorida e onda de Doppler da veia subclávia direita, demonstrando o fluxo venoso normal. **B:** Imagem transversal da veia subclávia direita, sem e com compressão.

E. **Análise diagnóstica**

1. **Tipos de trombos**

a. O **trombo agudo** tem ecos de baixo nível, as veias afetadas são dilatadas, pode haver um aspecto de livre flutuação do trombo, este é macio e complacente quando comprimido, há ausência de colaterais, ele produz sinais venosos anormais no Doppler e se apresenta como um defeito de enchimento nas imagens do Doppler colorido (Figs. 5.23 e 5.24).

b. O **trombo crônico** é hiperecogênico ou tem ecos muito claros, as veias afetadas estão contraídas, há uma ligação firme da ponta do trombo com a parede venosa, ele é firme e não-complacente quando comprimido, há evidência de colaterais, nas imagens de Doppler colorido ele aparece como um defeito de enchimento e ele pode produzir sinais de Doppler normais ou anormais, dependendo da extensão da recanalização (passagens abertas no trombo original, que agora

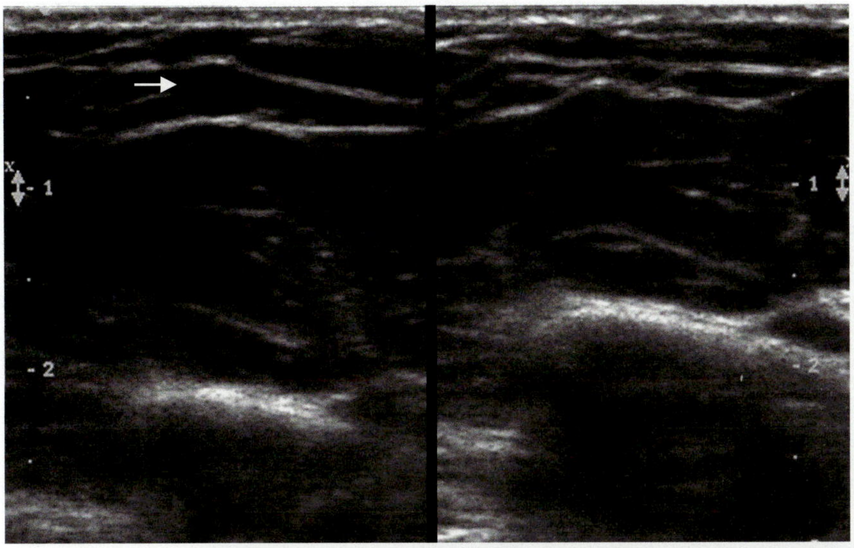

Figura 5.22. Imagem transversal da veia cefálica direita, sem e com compressão. Note a localização superficial da veia cefálica e que ela não segue emparelhada com uma artéria (ao contrário das veias profundas, que se justapõem com artérias). A veia basílica também é superficial e apresenta características similares.

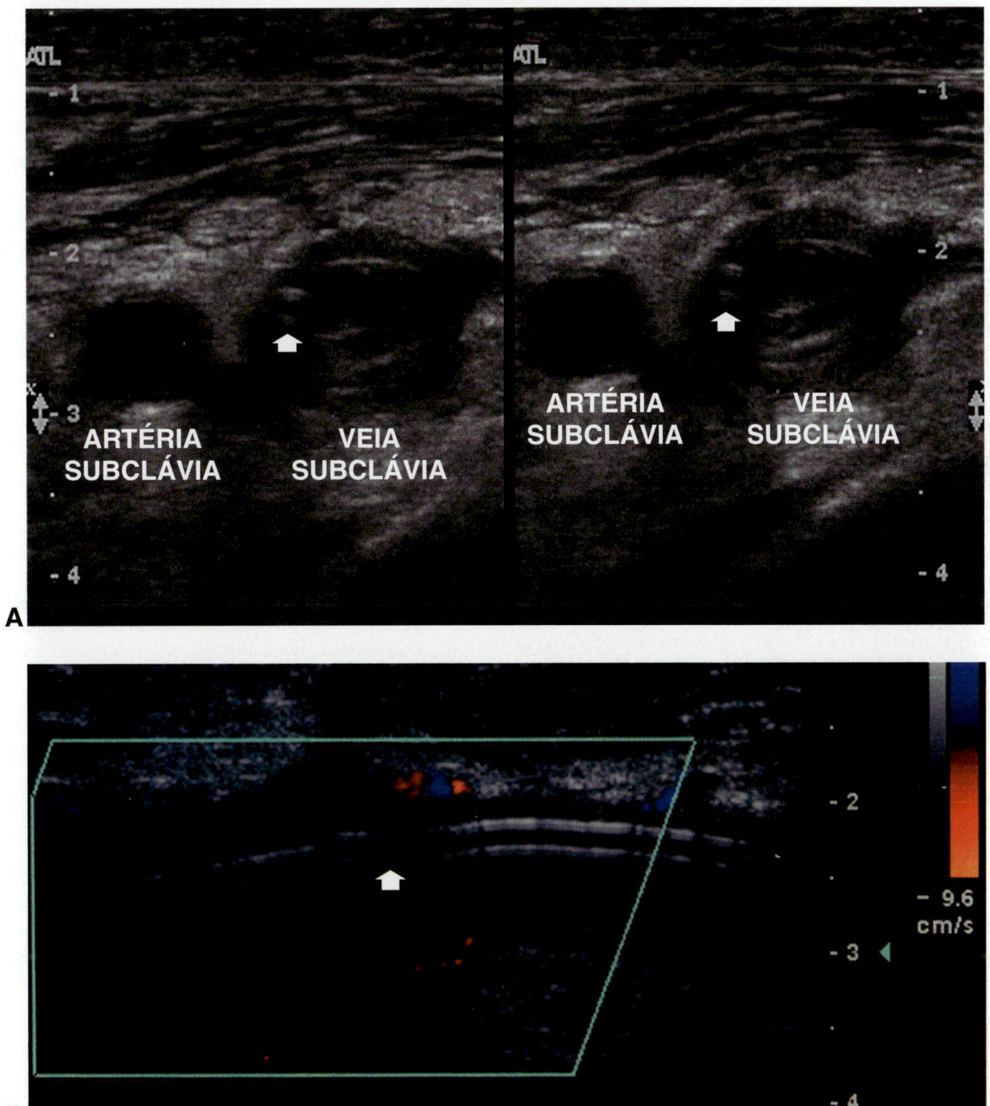

Figura 5.23. **A:** Imagem transversal de uma veia subclávia mediana esquerda com um cateter intravenoso central percutâneo (setas), sem e com compressão. Note como a veia está dilatada, preenchida por um trombo ecogênico, e não se comprime. **B:** Imagem sagital, em cores, da mesma área apresentada em **A** (seta). Note a ausência de cor de fluxo.

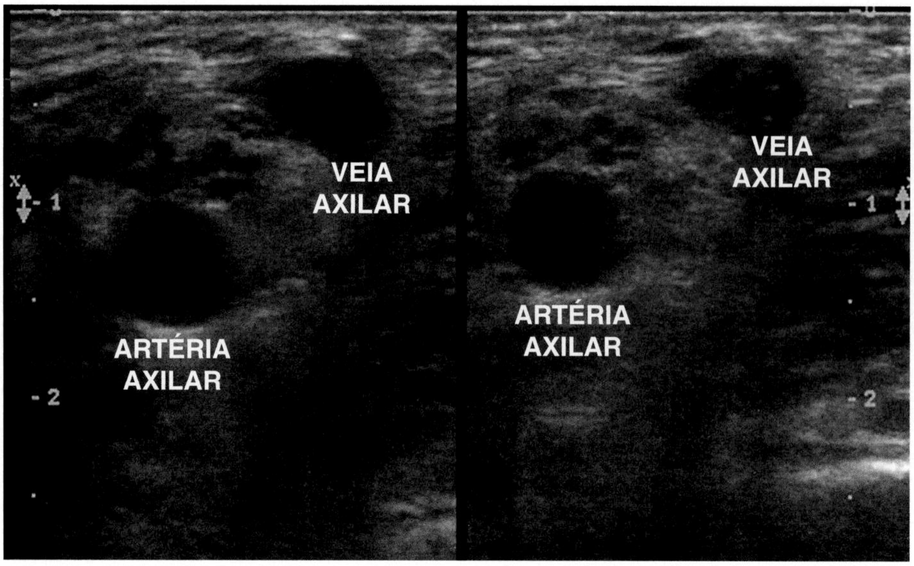

Figura 5.24. Imagem transversal da veia axilar esquerda do mesmo paciente da Fig. 5.23, sem e com compressão. Note como a veia está preenchida por um trombo ecogênico, e não se comprime.

estão obstruídas parcialmente em vez de completamente).

2. **Sinais de Doppler**
   a. **Espontaneidade de fluxo.** Uma perda do sinal espontâneo pode indicar uma obstrução no local por um trombo.
   b. **Seqüência do fluxo.** Como as pressões intra-abdominal e intratorácica estão inversamente relacionadas, a qualidade das fases nos membros superiores contrasta com a dos membros inferiores. Nos membros superiores a qualidade das fases dos sinais de Doppler aumenta com a inspiração e diminui com a expiração. Nos membros inferiores, a seqüência normal de fases ocorre quando a inspiração diminui ou pára o fluxo, e a expiração abrevia ou aumenta o fluxo. Uma perda na seqüência de fases pode indicar uma obstrução acima do local que está sendo examinado. Também é observado um sinal contínuo quando há celulite ou compressão da veia por uma massa extrínseca. As colaterais que se formam em resposta à TVP têm sinal contínuo. A lentidão do fluxo sanguíneo pode ser observada em tempo real, através de imagens de ultra-som, porque os rolês de hemácias se tornam ecogênicos.
   c. **Pulsatilidade do fluxo.** Os sinais das veias subclávia e jugular interna inferior podem ser pulsáteis porque estão próximos do coração, e a intensificação durante a compressão distal pode ser reduzida. Uma obstrução venosa mais central pode resultar em perda dessa pulsatilidade. É interessante comparar as formas das onda de Doppler em ambos os braços.
   d. **Manobra de Valsalva.** Se, enquanto estiver examinando as veias subclávia e jugular interna, você fizer o paciente aspirar ou executar a manobra de Valsalva, a resposta deverá ser um aumento na velocidade da forma espectral da onda do Doppler e um aumento no diâmetro do vaso. Isso não ocorrerá se o paciente tiver uma obstrução na veia braquiocefálica ou na veia cava superior.
   e. A **intensificação** freqüentemente não é feita. Isso se deve ao fato de que o volume de sangue é menor do que nos braços; por isso, a intensificação nos braços não causa mudanças tão grandes nos sinais de Doppler quanto à intensificação nas pernas.

BIBLIOGRAFIA

Katanick S, Hoffman TG. Sonographic and Doppler investigation of the peripheral veins and arteries and the cerebrovascular system. Part I. Peripheral veins and arteries. In: Odwin CS, Dubinsky T, Fleischer AC, eds. *Appleton & Lange's review for the ultrasonography examination,* 2nd ed. East Norwalk, CT: Appleton & Lange, 1987:455-459.

Lewis BD. The peripheral veins. In: Rumack CM, Wilson SR, Charboneau JW, eds. *Diagnostic ultrasound,* 2nd ed. St. Louis, MO: Mosby Year-Book, 1998:943-958.

Rumwell C, McPharlin M. Part III. Venous evaluation. In: *Vascular technology – an illustrated review,* 2nd ed. Pasadena, CA: Davies Publishing, 2000:169-214.

Semrow CM, Rollins DL. Sonographic and Doppler investigation of the peripheral veins and arteries and the cerebrovascular system. Part II. Diagnosis of venous disease. In: Odwin CS, Dubinsky T, Fleischer AC, eds. *Appleton & Lange's review for the ultrasonography examination,* 2nd ed. East Norwalk, CT: Appleton & Lange, 1987:495-506.

Tortora GJ, Anagnostakos NP. The cardiovascular system: vessels and routes. In: *Principles of anatomy and physiology,* 6th ed. New York: Harper & Row, 1990:633-642.

CAPÍTULO 6

Vasos Penianos

I. ANATOMIA (Figs. 6.1 e 6.2)

A. As **artérias ilíacas internas** dão origem às artérias pudendas internas. Cada **artéria pudenda interna** emite uma artéria uretral, uma artéria bulbar e um ramo perineal, antes de se tornar artéria peniana. Cada **artéria peniana** se divide nas artérias cavernosas, direita e esquerda, e nas artérias dorsais, direita e esquerda.

B. As **artérias cavernosas** suprem os *corpos cavernosos* e se comunicam diretamente com os espaços sinusóides (pequenos espaços que ocupam os corpos cavernosos e o corpo esponjoso, que se enchem de sangue durante a ereção).

C. As **artérias dorsais** suprem a pele do pênis e da glande.

D. A **artéria uretral** supre o **corpo esponjoso** e o tecido da uretra.

E. A **artéria bulbar** supre o bulbo uretral e a glândula bulbouretral.

F. As **veias emissárias** abastecem as **veias circunflexas** (ambas drenam os corpos cavernosos), que então se esgotam na **veia dorsal profunda**, a qual se esvazia na **veia pudenda interna.**

G. As **veias crurais** também drenam os corpos cavernosos.

H. As **veias uretrais** drenam o corpo esponjoso e se esgotam na **veia pudenda interna.**

I. A **veia dorsal superficial** drena a pele e o tecido subcutâneo.

II. PATOLOGIA

A. **Disfunção erétil**

1. Uma ereção se produz quando o relaxamento dos leitos arteriais permite que o sangue encha os sinusóides e causa aumento no fluxo e pressão do sangue, exercendo uma pressão mecânica sobre as veias, a qual impede ou dificulta a drenagem do sangue do pênis.
2. A incapacidade de atingir uma ereção pode ser devida a:
   a. Uma doença arterial oclusiva na(s) artéria(s) cavernosa(s) direita e/ou esquerda, na artéria peniana ou na artéria pudenda interna. Isso pode ser devido à aterosclerose ou a traumatismo. O tabagismo, o colesterol elevado e a hipertensão estão associados à aterosclerose.
   b. Compressão incompleta das veias que drenam o pênis durante a ereção fazendo com que o sangue arterial se escoa. Pode ser devido a mudanças degenerativas (pela idade, por diabetes ou por doença de Peyronie) ou a traumatismos que resultam em fratura do pênis. A **doença de Peyronie** é uma condição em que se desenvolve uma "placa" ou cicatriz na **túnica albugínea** (a espessa camada externa, de fáscia, que envolve os corpos cavernosos e o corpo esponjoso) dos corpos cavernosos. Ela faz com que, durante a ereção, o pênis tenha uma curvatura ou inclinação naquela região.
   c. Relaxamento insuficiente da musculatura lisa, que impede que uma quantidade suficiente de sangue encha os sinusóides e comprima as veias.
   d. Malformação arteriovenosa, que permite que o sangue saia dos corpos cavernosos antes de ser atingida a pressão sanguínea suficiente.
   e. Outras causas não-vasculares da disfunção erétil podem abranger qualquer doença ou problema que afete o cérebro, a medula óssea, os nervos cavernosos, os nervos pudendos ou receptores nos músculos cavernosos lisos e nas arteríolas terminais; distúrbios endócrinos tais como o hipertireoidismo, hipopituitarismo e vários tipos de tumores de pituitária; além de drogas (como a nicotina no tabagismo), que interferem no controle neurovascular local ou neuroendócrino central, dos músculos lisos do pênis.

B. Varicocele

1. Este é outro problema vascular em que as veias do plexo pampiniforme ou do plexo cremastérico se tornam muito aumentadas.
2. Ela ocorre mais freqüentemente no lado esquerdo por causa das pressões mais elevadas no hemiescroto direito, que drena na veia renal esquerda. A existência de varicocele à direita pode indicar que há uma massa pressionando algum ponto do trajeto venoso.
3. A presença de varicocele aumenta a temperatura no escroto e reduz o número de espermatozóides.
4. Ela pode causar dor, tumefação e é palpável.
5. A varicocele pode ser removida por ligadura da principal veia de drenagem, permitindo assim que o tecido venoso dilatado morra e seja absorvido pelo corpo.

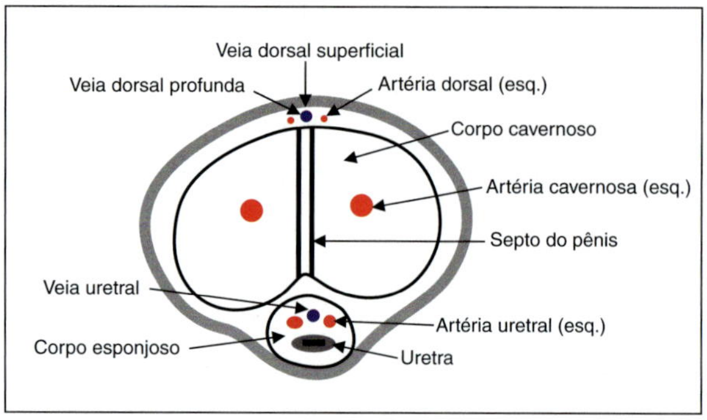

Figura 6.1. Secção transversal do pênis, com a anatomia vascular.

III. HISTÓRICO – PERGUNTAS A FORMULAR AO PACIENTE

A. Já teve alguma dificuldade de atingir a ereção?
B. Notou alguma curvatura em seu pênis?
C. Está tendo problemas de fertilidade?
D. Está tendo alguma dor ou tumefação?
E. Notou alguma granulação ou sentiu alguma estrutura que lembre uma "bolsa com vermes" em seu escroto?
F. Você fuma?
G. Tem diabetes?
H. Tem pressão sanguínea elevada?
I. Tem colesterol elevado?
J. Já sofreu algum traumatismo no pênis?

IV. EXAMES DIAGNÓSTICOS

A. Exames de disfunção erétil por dúplex-Doppler

1. Usando um transdutor de 8,0 a 10,0 MHz (pode ser linear ou curvo), obtenha imagens do pênis flácido, nas orientações sagital e transversal. Cada artéria cavernosa deve ser examinada quanto a evidências de placas visíveis ou estreitamento do lúmen. Para traçar a linha basal, obtenha imagens coloridas e do espectro das formas de ondas de Doppler (com um ângulo de amostragem de 60 graus ou menos) das artérias cavernosas, direita e esquerda, das artérias dorsais, direita e esquerda, e da veia dorsal profunda. Meça a velocidade de pico sistólico e a velocidade diastólica final. Também o diâmetro das artérias cavernosas pode ser medido. Use imagens de Doppler colorido para procurar ramificações de um vaso para outro.
2. Injeta-se prostaglandina E_1 diretamente no corpo cavernoso (6 μg nos homens com menos de 50 anos; 10 μg nos com 50 anos ou mais). (Foi demonstrado que isso é mais efetivo do que injetá-la diretamente na uretra.) A papaverina pode ser usada em vez da prostaglandina E_1, mas esta última geralmente é preferida por causa da baixa incidência de priapismo e por sua eficácia. Dez minutos

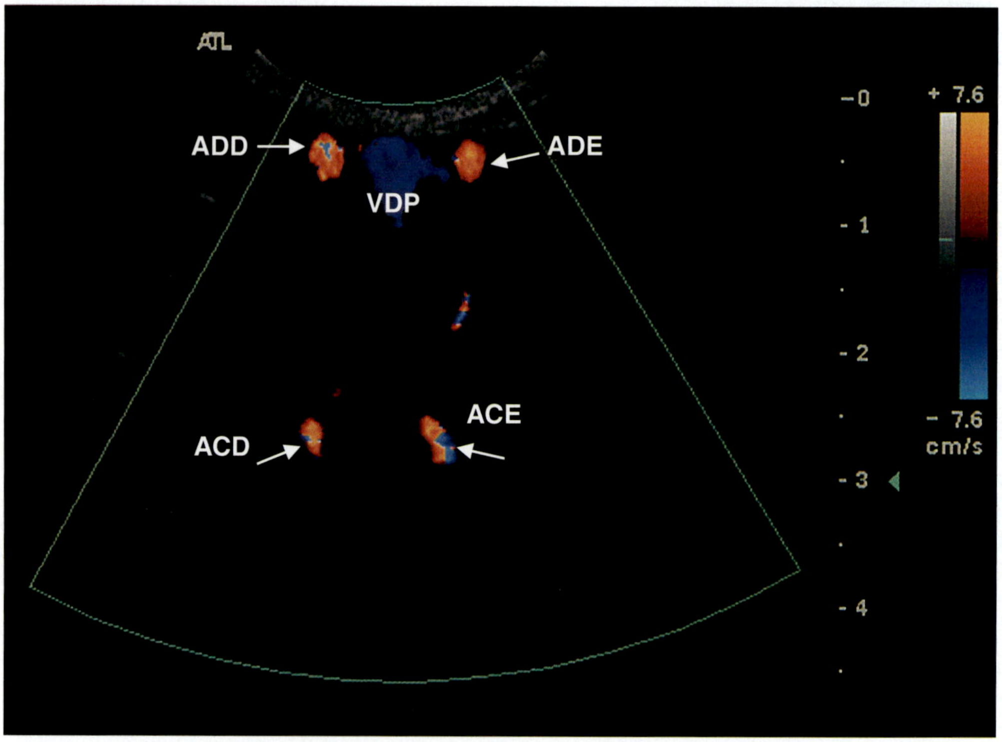

Figura 6.2. Imagem colorida da vascularização normal do pênis.

após a injeção, a ereção pode ser classificada assim: 1, ausência de ereção; 2, ereção fraca; 3, ereção completa, sem rigidez; 4, suficiente para o intercurso, mas ainda incompleta quanto à rigidez; 5, ereção completa, com rigidez. Obtenha novamente imagens em cores e do espectro das formas de ondas de Doppler (medindo as velocidades de pico sistólico e diastólico final) das artérias cavernosas, direita e esquerda, das artérias dorsais, direita e esquerda, e da veia dorsal profunda. O diâmetro das artérias cavernosas também pode ser medido. Se nessa altura ainda não for alcançada uma ereção completa, concede-se ao paciente um prazo de 5 minutos para que ele melhore sua ereção através de auto-estimulação e repetem-se as medidas.

3. Os protocolos de diferentes centros médicos variam. Um deles recomenda registrar o espectro de formas de ondas de Doppler a cada 5 minutos após a injeção, até que a velocidade de pico sistólico fique estabilizada. É importante instruir o paciente a contatar seu urologista ou a ir até um pronto-socorro se a ereção ainda continuar 1 hora após a injeção.

B. Exame da pressão segmentar para disfunção erétil

1. Antes de obter os dados penianos, calcule o índice tornozelo/braquial (ITB), para determinar se o influxo nos membros inferiores é normal. O paciente poderia ter uma doença aortoilíaca, extensiva às artérias ilíacas internas. Use um manguito para dedos na base do pênis e meça a pressão sanguínea usando primeiro a artéria cavernosa direita e depois à esquerda, como sensoras. Podem ser usados: o Doppler de onda contínua, a fotopletismografia (FPG), o medidor de pressão ou a pletismografia de volume de pulso. Obtenha as pressões braquiais bilaterais. Para calcular o ITB, utilize a maior das duas. Também podem ser obtidas as formas de onda por pletismografia de volume de pulso.
2. Por certos fatores, o ITB não é um indicador confiável de impotência vascular. A sonda de onda contínua é cega e pode captar as artérias dorsais em vez de as artérias cavernosas. As medidas obtidas com o pênis em estado de flacidez diferem das tomadas quando o pênis está em estado de ereção. Podem ocorrer erros se o manguito não se adaptar adequadamente ao pênis.

C. Exames com dúplex-Doppler para varicocele

Com um transdutor linear de 10,0 a 12,0 MHz, obtenha imagens coloridas e escala de cinza ao redor dos testículos. As varicoceles aparecerão como estruturas dilatadas, tubulares. Geralmente estão localizadas em posição látero-posterior aos testículos. Usando Doppler colorido, submeta o paciente à manobra de Valsalva. Enquanto o paciente realiza a manobra de Valsalva, você também poderá obter o espectro de formas de onda de Doppler.

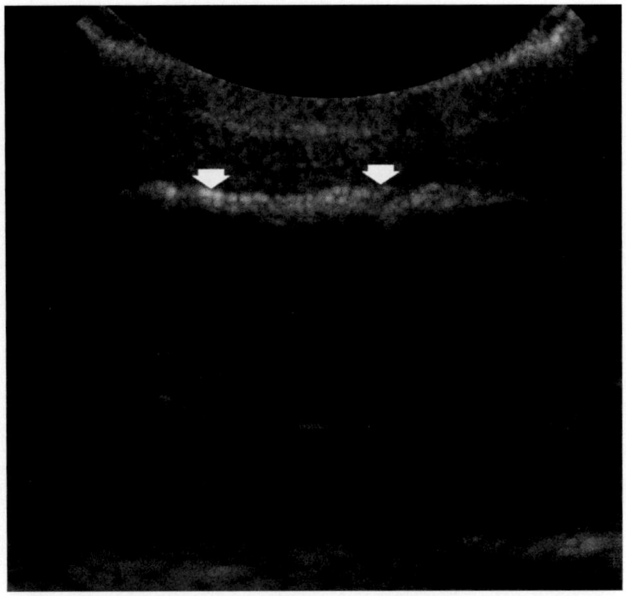

Figura 6.3. Região hiperecogênica, com uma calcificação muito ecogênica, indicando uma placa de Peyronie (*setas*) nesta vista sagital do pênis.

V. ANÁLISE DIAGNÓSTICA

A. Exames com dúplex-Doppler para disfunção erétil

1. A ecogenicidade dos corpos cavernosos deve permanecer homogênea ao longo do estudo. Uma área com ecogenicidade aumentada pode significar uma área de fibrose ou uma placa de Peyronie (Fig. 6.3).
2. Foi demonstrado que uma velocidade de pico sistólico menor do que 10 cm/s enquanto o pênis está flácido, antes da injeção, faz prever insuficiência arterial.
3. Poucos minutos após a injeção de papaverina ou de prostaglandina E_1, o diâmetro das artérias cavernosas deve aumentar em mais de 75%. A velocidade de pico sistólico também aumenta.
4. O fluxo arterial no pênis, antes da injeção, caracteriza-se por ser de alta resistência. Após a injeção essa resistência diminui à medida que o fluxo diastólico vai aumentando no transcorrer da ereção. Quando a ereção se completou, o fluxo diastólico diminui, podendo inverter-se. Se o fluxo diastólico mais elevado se mantiver constante, isso indica um esvaziamento venoso significativo. A velocidade diastólica final deve ser menor do que 5 cm/s. Se for maior, significa que a probabilidade de um vazamento venoso ou de uma malformação arteriovenosa está evidentemente aumentada (Fig. 6.4). Após a injeção, também não deve haver veias dilatadas. Se houver, isso também levanta a suspeita de vazamento venoso ou malformação arteriovenosa.
5. Outros dados (que variam entre diferentes referências publicadas) concluem que, após a injeção, uma velocidade normal de pico sistólico tem de ser igual ou maior do que 25 cm/s. Uma velocidade de pico sistólico de 25 a 34 cm/s demonstra algum nível de

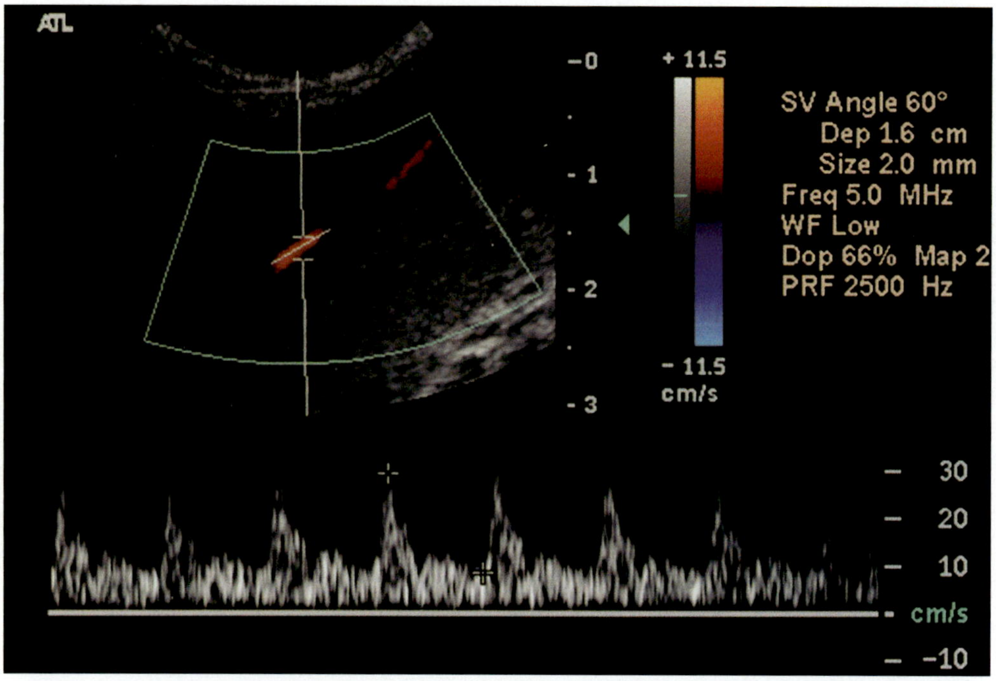

A

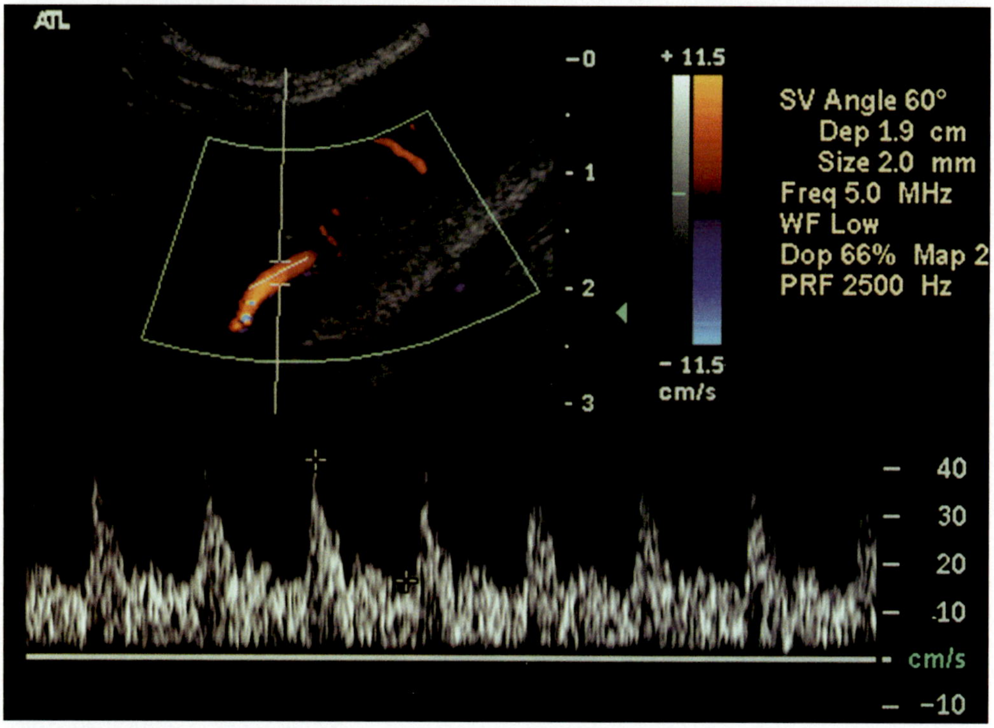

B

Figura 6.4. A: Artéria cavernosa direita (ACD) antes da estimulação. **B:** Artéria cavernosa esquerda (ACE) antes da estimulação.

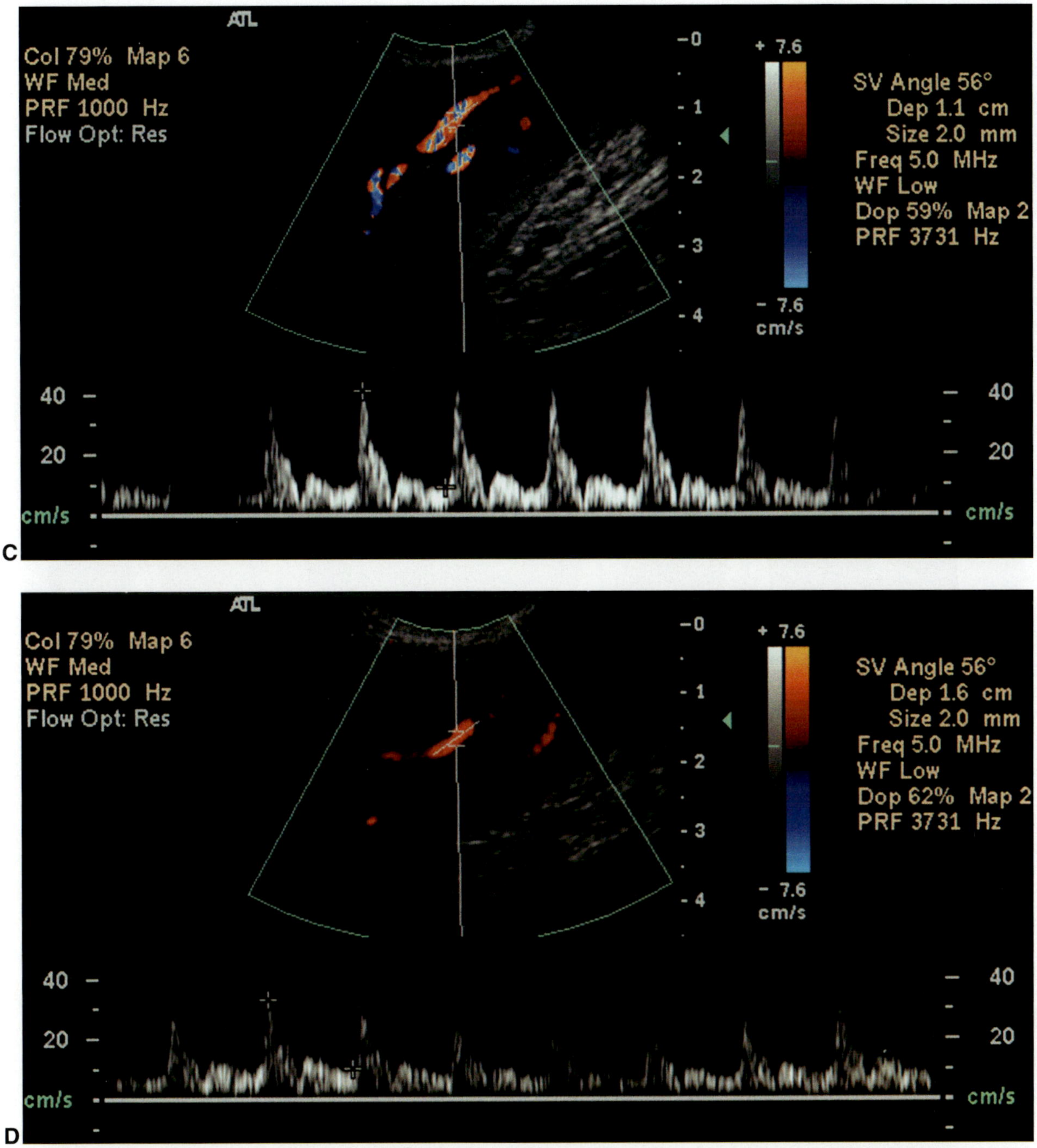

Figura 6.4. *(Continuação)* **C:** ACD após a estimulação. **D:** ACE após a estimulação. Note o alto fluxo diastólico final nas artérias deste paciente, antes e depois da estimulação, indicando um vazamento venoso.

comprometimento. Velocidades de pico sistólico de 35 cm/s ou mais, são normais. Velocidades de pico inferiores a 25 cm/s indicam insuficiência arterial significativa (Fig. 6.5).

6. Na veia dorsal profunda, o fluxo persiste após a injeção, mas não deve aumentar de velocidade. Foi verificado que um aumento maior do que 4 cm/s pode ser indicativo de vazamento venoso.

7. Normalmente, vasos arteriais colaterais da dorsal para a cavernosa ou de cavernosa para cavernosa são comuns (Fig. 6.6).

B. Exames da pressão segmentar para a disfunção erétil

1. O IPB é calculado dividindo-se a pressão sistólica peniana pela pressão sistólica braquial. O IPB deve ser maior do que 0,65 a 0,70. Sendo menor do que 0,65, é compatível com impotência vasculogênica.

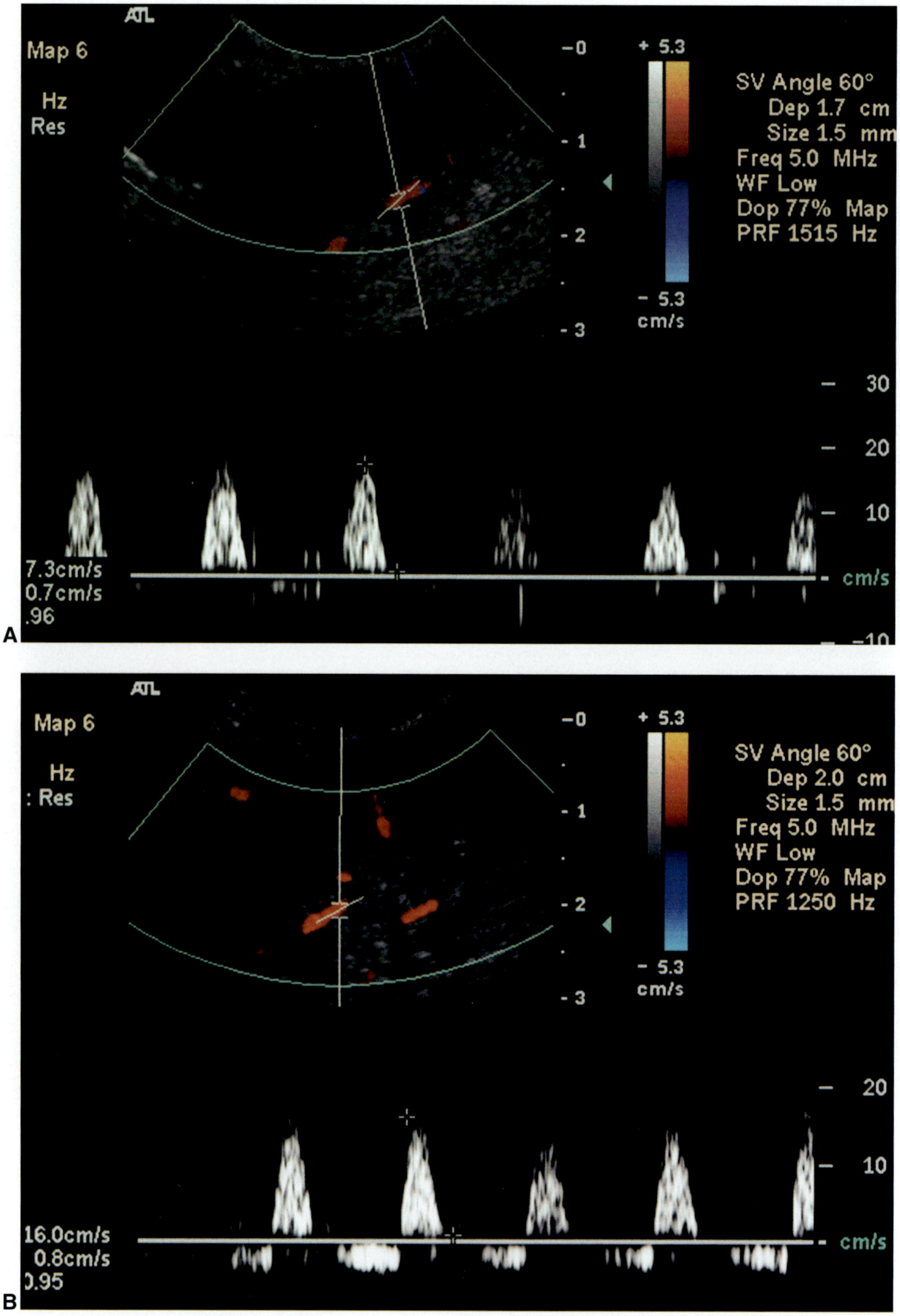

Figura 6.5. **A:** ACD antes da estimulação. **B:** ACE antes da estimulação.

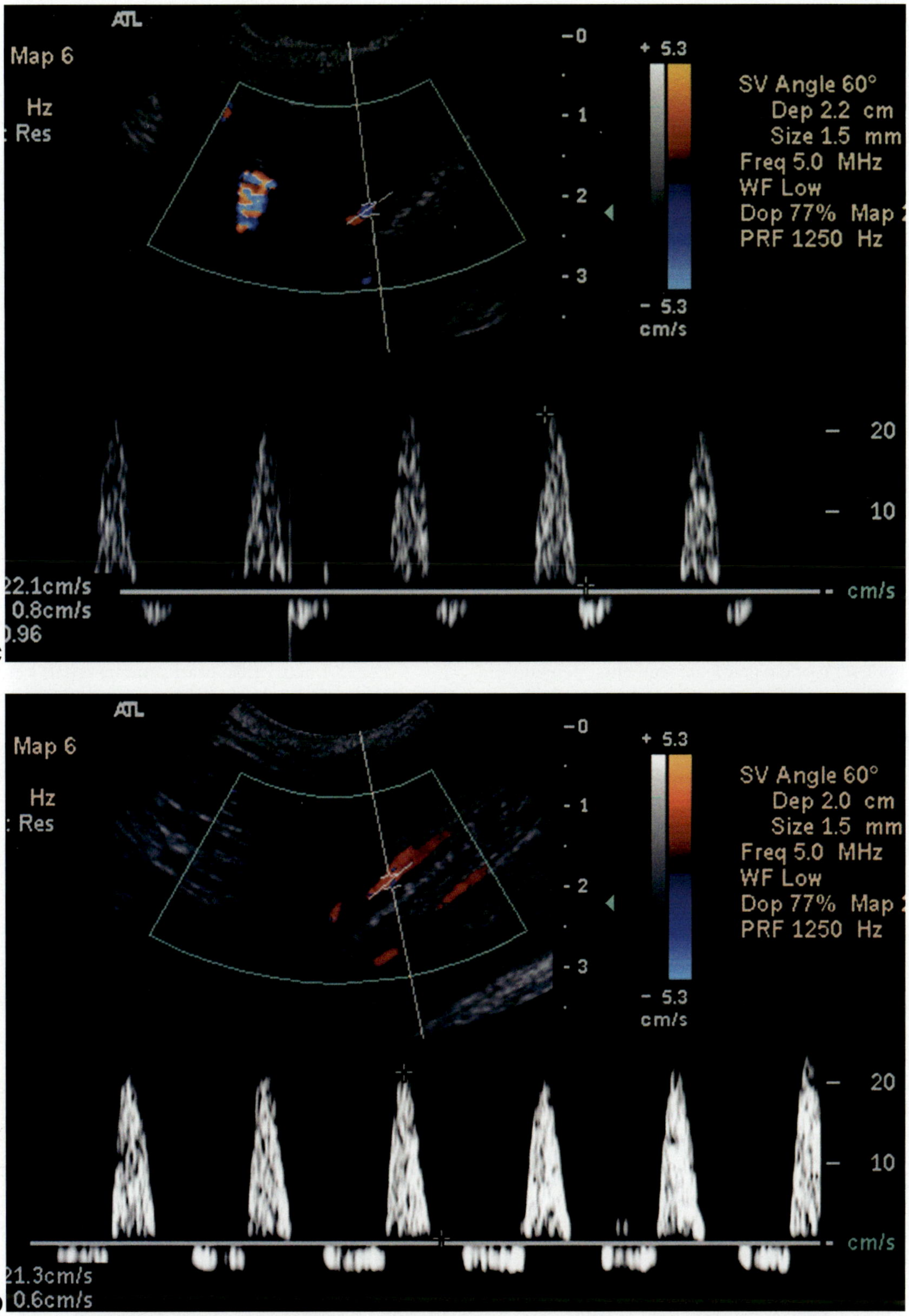

C

D

Figura 6.5. *(Continuação)* **C:** ACD após a estimulação. **D:** ACE após a estimulação. Note as baixas velocidades de pico sistólico das artérias cavernosas deste paciente, antes e depois da estimulação, indicando insuficiência arterial.

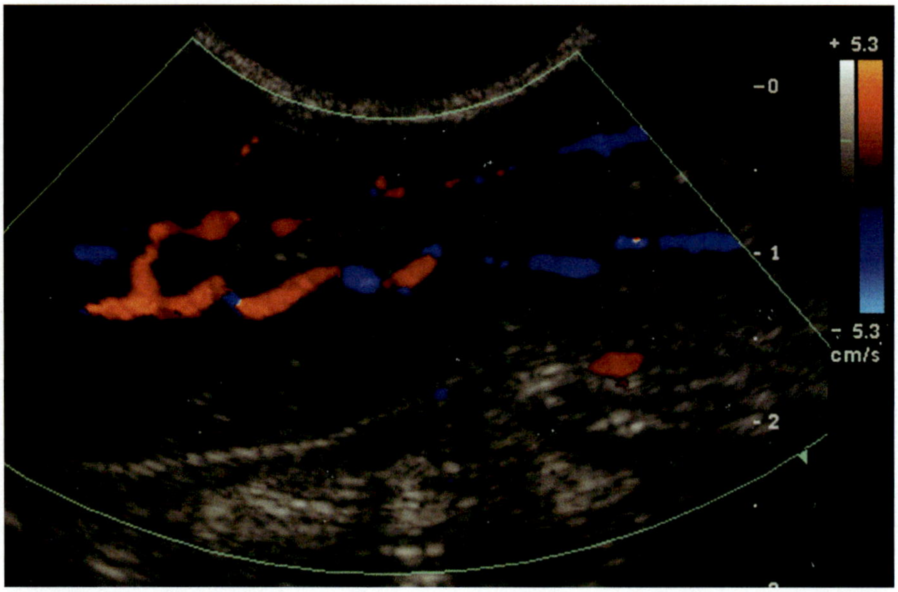

Figura 6.6. Imagem colorida do pênis, demonstrando uma colateral normal entre as artérias cavernosas, direita e esquerda.

Sendo maior do que 0,75, é normal. Um resultado é marginal quando está entre 0,65 e 0,74. Também pode ser usado o gradiente segmentar peniano/braquial. Se a diferença entre as pressões penianas e braquiais for maior ou igual a 60 mmHg, o teste levanta a suspeita de impotência vascular. Se a diferença entre as duas pressões for igual ou menor do que 20 mmHg, o teste é normal. Um resultado entre 20 e 60 mmHg pode ser considerado como limítrofe.

2. Interpretação do registro da forma de onda do volume de pulso
   a. **Normal.** Uma onda de forma aguda, com uma fenda dicrótica marcante.
   b. **Ligeiramente anormal.** Uma forma de onda com um pico agudo, ausência de fenda dicrótica e afastada da linha basal.
   c. **Moderadamente anormal.** Um pico sistólico achatado, os tempos de ascensão e queda da curva são praticamente iguais e encurtados, e a fenda dicrótica está ausente.
   d. **Intensamente anormal.** A onda de pulso tem baixa amplitude, com tempos iguais de ascensão e queda ou pode estar ausente.

C. **Dúplex-Doppler para varicocele**
   1. As varicoceles se destacam muito no Doppler colorido, quando o paciente realiza a manobra de Valsalva (Fig. 6.7). Com essa manobra, as veias aumentam de tamanho, e as formas de ondas espectrais de Doppler aumentam com o prolongamento do fluxo reverso.
   2. Ocasionalmente, uma epididimite grave aumenta o tamanho dos ductos neste órgão e imita uma varicocele.

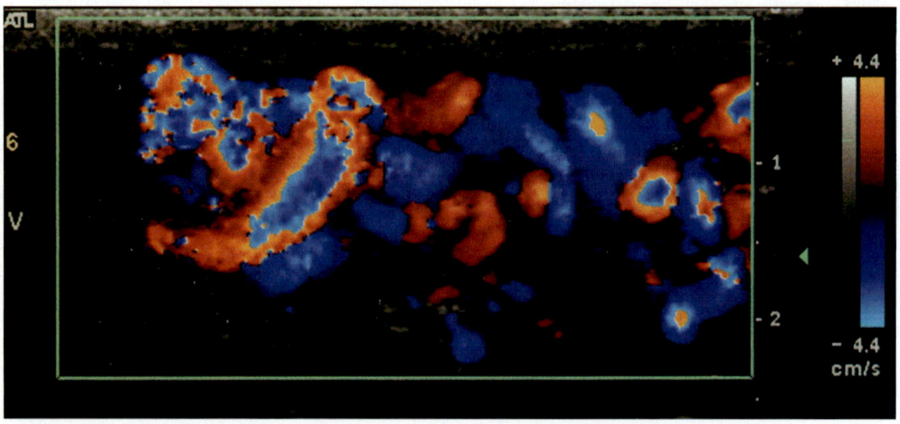

Figura 6.7. Imagem colorida do escroto, apresentando várias veias semelhantes a vermes, numa varicocele que está em dilatação devido à manobra de Valsalva.

Ela não aumenta de tamanho durante a manobra de Valsalva, e não tem fluxo.

VI. OUTROS TESTES DIAGNÓSTICOS

A. **Arteriografia.**
B. **Cavernosografia.**
C. **Penianografia Radioisotópica.**
D. **Imagens por Ressonância Magnética.**

BIBLIOGRAFIA

Kim JM, Joh YD, Huh JD, et al. Doppler sonography of the penile cavernosal artery: comparison of intraurethral instillation and intracorporeal injection of prostaglandin E_1. *J Clin Ultrasound* 2001;29(5):273-278.

King BE The penis. In: Rumack CM, Wilson SR, Charboneau JW, eds. *Diagnostic ultrasound,* 2nd ed. St. Louis, MO: Mosby Year-Book, 1998:823-838.

Nisenbaum HL, Broderick GA. The Evaluation of erectile dysfuncdon. In: Bluth EI, Arger PH, Benson CB, et al., eds. *Ultrasound – a practical approach to clinical problems.* New York: Thieme Medical, 2000:164-185.

Roy C, Saussine C, Tuchmann C, et al. Duplex Doppler sonography of the flaccid penis: potential role in the evaluation of impotence. *J Clin Ultrasound* 2000;28(6):290-294.

Rumwell C, McPharlin M. Part I. Arterial evaluation. In: *Vascular technology – an illustrated review,* 2nd ed. Pasadena, CA: Davies Publishing, 2000:65-70.

CAPÍTULO 7

Sistema Vascular Cerebral

I. ANATOMIA (Figs. 7.1 a 7.3)

A. A **artéria carótida comum** (ACC) tem cerca de 5 a 6 mm de comprimento. A ACC direita origina-se na artéria braquiocefálica, e a ACC esquerda tem origem no arco aórtico. As ACCs se bifurcam em artérias carótidas externas e internas (Fig. 7.4). O **bulbo carotídeo** é a porção alargada da ACC distal (ou pode fazer parte da artéria carótida interna proximal). Esta possui barorreceptores, que captam e regulam a pressão sanguínea.

B. A artéria carótida interna (ACI) tem cerca de 4 mm de comprimento. Geralmente ela se localiza póstero-lateralmente em relação à artéria carótida externa (ACE), embora em 15% do trajeto isso esteja invertido. Ela supre a parte anterior do cérebro, os olhos, a fronte e o nariz. Penetra no crânio através do canal carotídeo. Depois de adentrar o crânio, ela origina seu primeiro ramo, a artéria oftálmica. Depois dessa ramificação a ACI se junta ao polígono de Willis, onde origina as artérias comunicantes, coróidea anterior e coróidea posterior, antes de, finalmente, dividir-se em artéria cerebral anterior (ACA) e artéria cerebral média (ACM). Os segmentos da ACI são divididos assim:

1. **Cervical.** A porção mais longa
2. **Petrosa.**
3. **Cavernoso** ("sifão"). Em forma de S, daí os ramos oftálmicos da artéria
4. **Supraclinóide.**

C. A **artéria oftálmica** é o primeiro ramo da ACI. Ela tem vários ramos:

1. **Artéria retiniana central.** Essa artéria supre o olho.
2. **Artéria supra-orbitária.** Essa artéria segue para cima, pela parte anterior, até alcançar o globo. Daí junta-se com a ACE através da artéria temporal superficial.
3. **Artéria frontal.** Essa artéria sai da parte medial da órbita, para irrigar a porção média da fronte. Ela também se junta com a ACE, através da artéria temporal superficial.
4. **Artéria nasal/artéria angular.** Essa artéria surge da artéria frontal, para suprir o nariz. Como artéria angular, ela segue para baixo, pela borda lateral do nariz. Junta-se com a ACE através da artéria facial.

D. A **artéria carótida externa** tem cerca de 3 mm de comprimento. Geralmente se localiza ântero-medialmente em relação à ACI. Ao contrário da ACI, ela se ramifica logo. Tem oito ramos que suprem a face, o pescoço, a língua, a glândula tireóide, a orelha, o couro cabeludo e a dura-máter. Esses ramos compreendem: a **artéria faríngea ascendente**, a **artéria tireóidea superior**, a **artéria lingual**, a **artéria auricular posterior**, a **artéria maxilar interna**, a **artéria temporal superficial**, a **artéria facial transversa** e a **artéria occipital**.

E. A **artéria vertebral** origina-se das artérias subclávias (Fig. 7.5). Essas geralmente são de tamanhos diferentes, sendo a direita menor do que a esquerda. Elas entram no espaço vertebral ao nível da C6 e seguem através dos forames. Deixam os forames vertebrais ao nível da C1 e entram no crânio através do forame magno, juntam-se e formam a **artéria basilar.**

F. O **polígono de Willis** (Fig. 7.6) é um círculo de vasos situados na base do cérebro, que conecta os sistemas circulatórios anterior e posterior. Só existe um polígono de Willis "normal" em 18% a 20% da população. A variante mais comum é uma ACA hipoplásica. O polígono de Willis constitui-se em via colateral importante nos casos de estenoses e oclusões. Ele é formado por:

1. **Artéria cerebral anterior.** Essa artéria conduz 20% a 30% do sangue para o cérebro.
2. **Artéria cerebral média.** Essa artéria conduz 70% a 80% do sangue para o cérebro.
3. **Artéria cerebral posterior (ACP).**
4. **Artéria basilar.** Essa artéria é formada pelas artérias vertebrais e provê o sangue para as estruturas posteriores da cavidade craniana.
5. **ACI distal.**
6. **Artéria comunicante anterior (ACA)**
7. **Artéria comunicante posterior (ACP)**

G. Cerca de um sexto do débito cardíaco é enviado através das ACCs e das artérias vertebrais. Aproximadamente 75% do sangue que se dirige para o cérebro é enviado através das ACIs (cada uma delas transfere de 300 a 400 mL por minuto). Os restantes 25% de sangue, que vão para o cérebro, são enviados através das artérias vertebrais (cada uma delas transfere 100 mL por minuto).

H. O sangue suprido para o cérebro está dividido em dois sistemas:

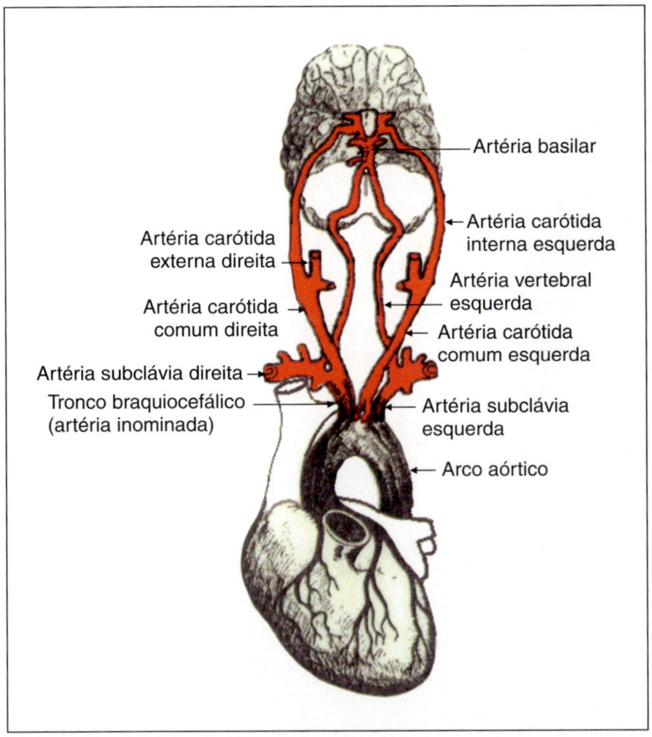

Figura 7.1. Suprimento de sangue para o cérebro. (Reproduzido, com permissão, de Odwin CS, Dubinsky T, Fleischer AC, *Appleton and Lange's review for the ultrasonography examination,* 2nd ed. East Norwalk, CT: Appleton & Langer, 1987.)

1. **Sistema circulatório anterior.** Esse sistema é constituído pelas artérias carótidas e suas ramificações.
2. **Sistema circulatório posterior.** Esse sistema é constituído pelas artérias vertebrobasilares e suas ramificações.

I. As principais vias colaterais disponíveis para compensação são:

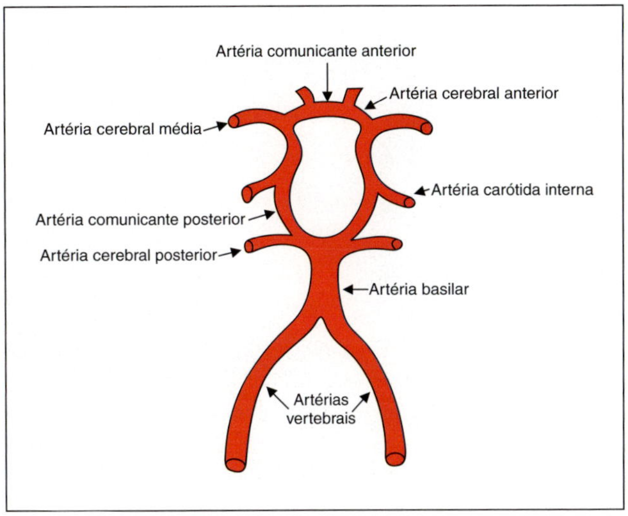

Figura 7.3. O polígono de Willis.

1. As vias do **polígono de Willis**, que compreendem:
   a. Uma colateral do exterior para o interior, através da artéria oftálmica (da artéria supra-orbitária para a artéria temporal superficial, da artéria frontal para a artéria temporal superficial, da artéria angular para a artéria facial transversa).
   b. Uma colateral sobrecruzada, através da ACA.
   c. Uma colateral de trás para diante, através da ACP.
2. As anastomoses intra-extracranianas abrangem:
   a. Conexões através das artérias oftálmicas e orbitárias, dos ramos meningo-hipofisários e dos ramos carotídeo-timpânicos.
   b. Conexões através do ramo occipital da ACE e do segmento atlantóide da artéria vertebral.
   c. As conexões da ACE ao longo da linha medial.
   d. Os ramos cervicais, profundo e ascendente, da artéria subclávia, para os ramos da artéria verte-

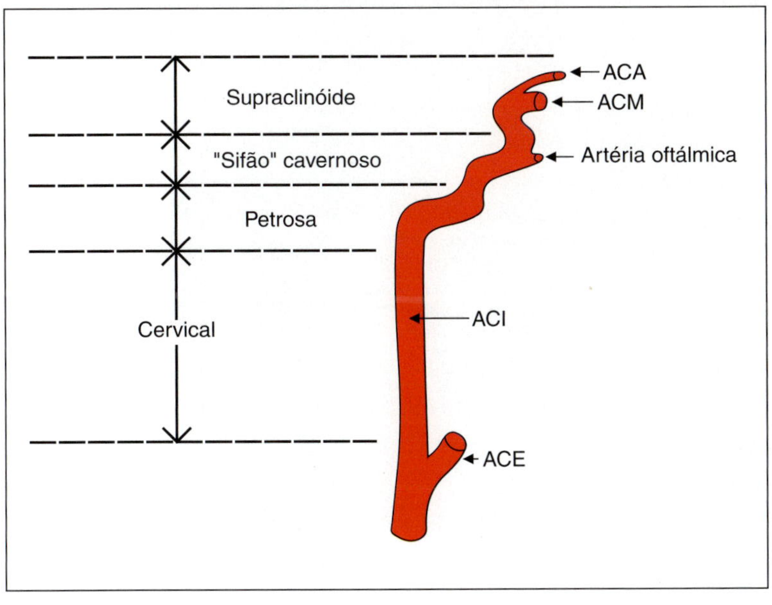

Figura 7.2. Regiões da artéria carótida interna.

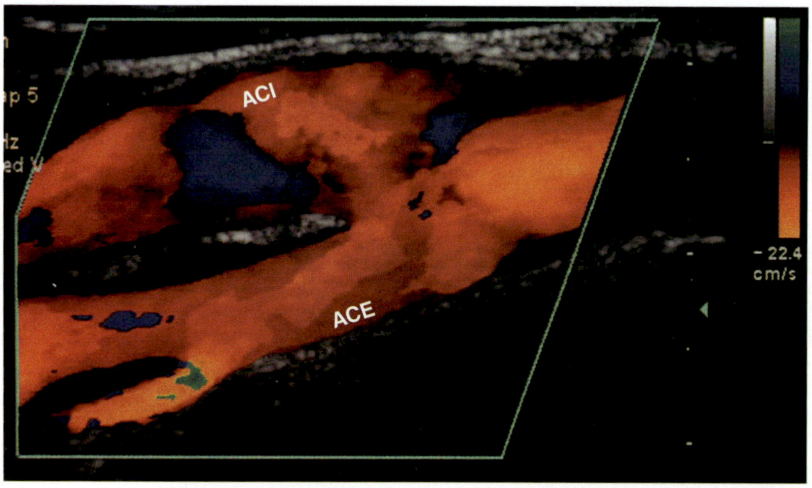

Figura 7.4. Imagem sagital colorida das artérias carótidas interna (ACI) e externa (ACE). (Imagem por cortesia de Philips Medical Systems.)

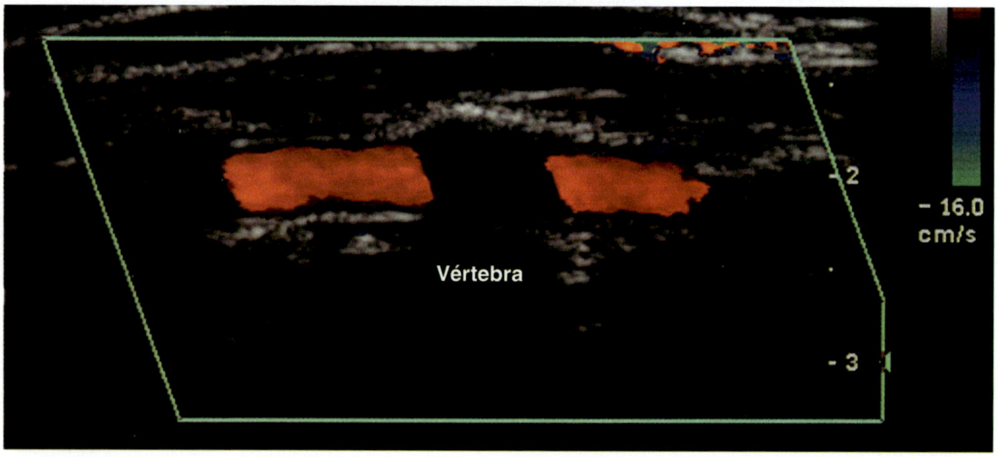

Figura 7.5. Imagem sagital colorida, da artéria vertebral esquerda.

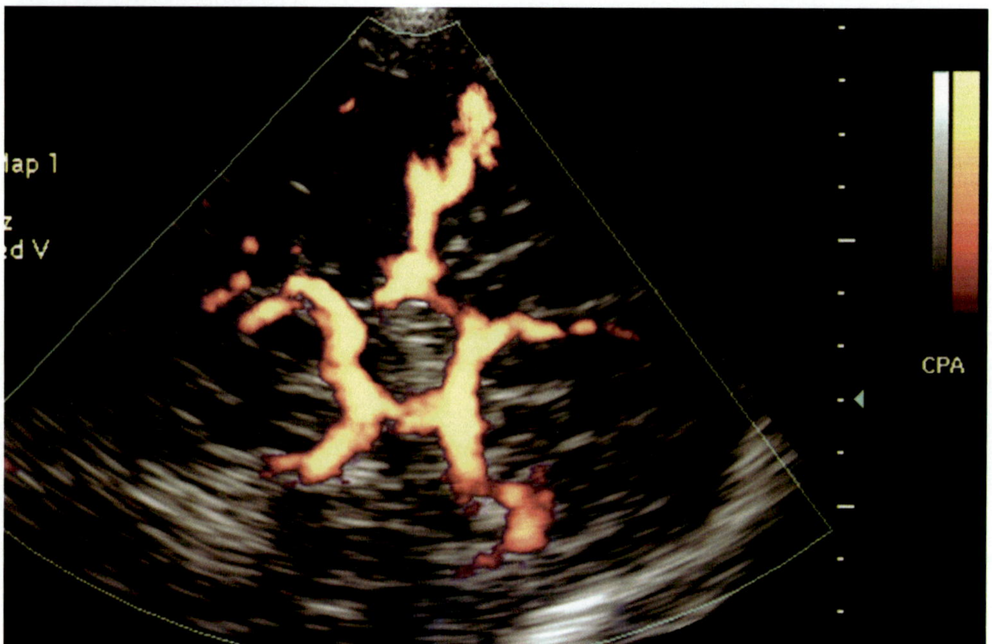

Figura 7.6. Imagem colorida, do polígono de Willis, usando contraste para destaque. (Imagem por cortesia de Philips Medical Systems.)

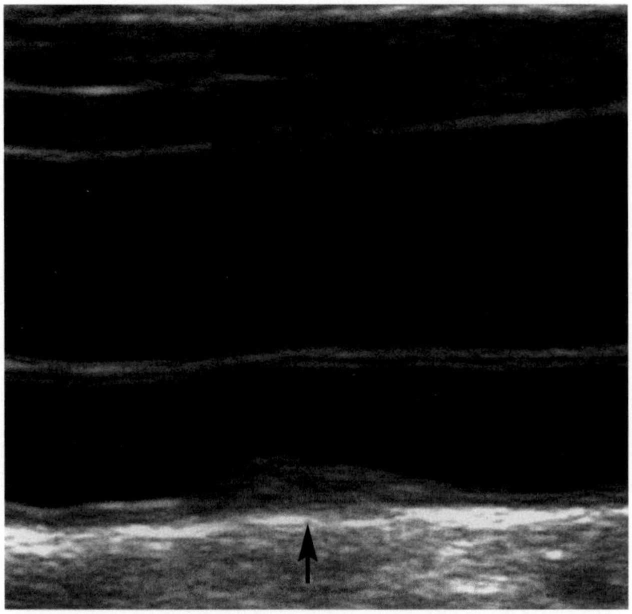

Figura 7.7. Imagem sagital da artéria carótida comum, com uma placa fibrosa homogênea. (Imagem por cortesia de Philips Medical Systems.)

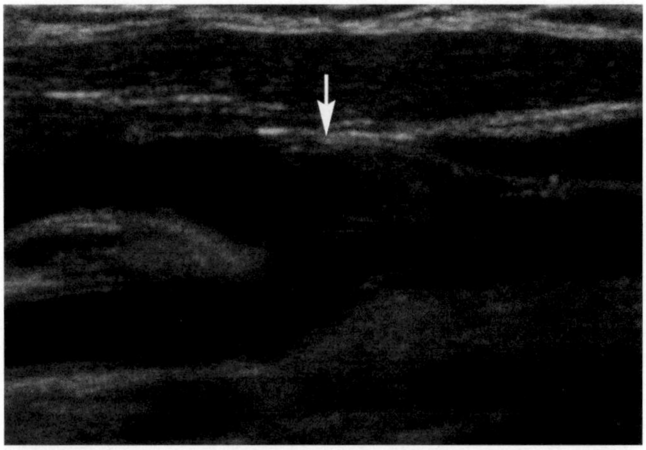

Figura 7.8. Imagem sagital do bulbo carotídeo, com uma placa fibrosa homogênea (*seta*). (Imagem por cortesia de Philips Medical Systems.)

bral inferior, para o segmento atlantóide da artéria vertebral e para o ramo occipital da ACE.

3. **Pequenas comunicações intra-arteriais.**

II. PATOLOGIA

A. **Arteriosclerose**

Arteriosclerose é um conjunto de condições patológicas em que ocorre espessamento, endurecimento e perda de elasticidade das paredes arteriais.

B. **Aterosclerose**

1. A aterosclerose é uma forma de arteriosclerose, que se caracteriza por uma combinação variável de mudanças na íntima das artérias. Essas mudanças compreendem o acúmulo focal de lipídios ou de material contendo lipídios (o ateroma), de carboidratos complexos, de sangue e seus derivados, de tecido fibroso, de depósitos de cálcio, de células musculares lisas, de colágeno, de fibrina e de plaquetas. Ela está associada a mudanças no meio arterial.
2. Tipos de placas ateroscleróticas:
   a. **Estria gordurosa.** Uma estria gordurosa é uma fina camada de material lipídico sobre a íntima da artéria. Ela tem ecos de baixo nível e é homogênea.
   b. **Placa fibrosa.** A placa fibrosa é um acúmulo de lipídios recoberto por depósitos lipídicos adicionais, por colágeno e por fibras elásticas. Ela tem ecos com níveis de baixos a médios, e é homogênea (Figs. 7.7 e 7.8).

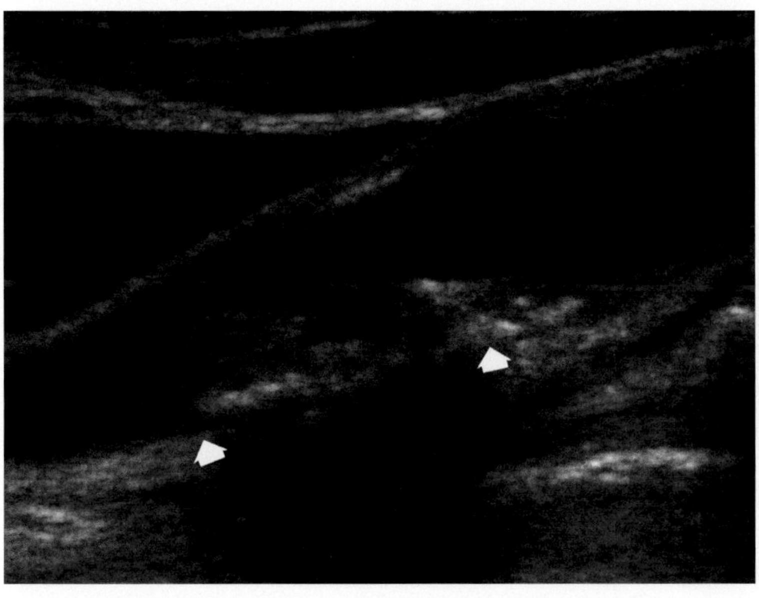

Figura 7.9. Imagem sagital da artéria carótida interna, com uma placa heterogênea complicada (*setas*). (Imagem por cortesia de Philips Medical Systems.)

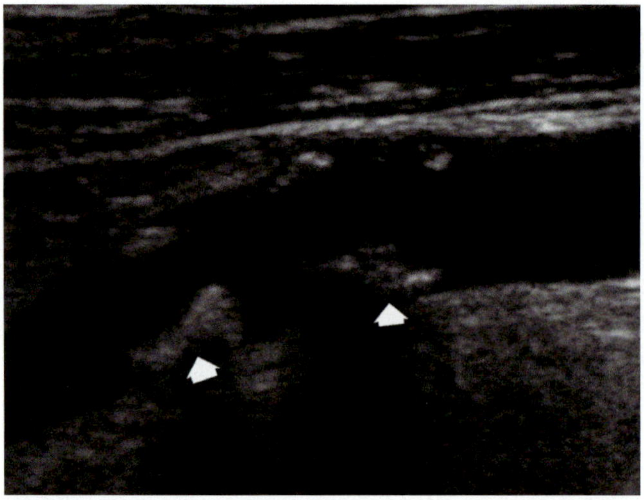

Figura 7.10. Imagem sagital da artéria carótida interna, com uma placa heterogênea complicada (*setas*). (Imagem por cortesia de Philips Medical Systems.)

c. **Lesão com complicações.** É uma placa fibrosa que evoluiu para a inclusão de tecido fibroso, além de colágeno, bem como cálcio e restos de células. Ela tem aspecto heterogêneo, e os depósitos de cálcio têm ecos claros, com sombras (Figs. 7.9 e 7.10).

d. **Lesão ulcerativa.** Esse tipo de lesão ocorre quando a superfície da capa fibrosa, que geralmente é lisa, sofre uma deterioração. O resultado pode ser uma embolização distal. Observa-se uma indentação focal (possivelmente em forma de U) ou uma quebra na superfície da placa. Pode haver redemoinhos de cores na placa. Entre 50% e 70% dos pacientes que têm esse tipo de placa apresentam sintomas hemisféricos. Todas as lesões ulceradas estão associadas à hemorragia intraplaca.

e. **Hemorragia intraplaca.** É notada como uma área luminescente da placa. Pode haver várias áreas luminescentes, produzindo um aspecto de "queijo suíço".

C. **Mecanismos envolvidos nas doenças vasculares cerebrais:**

1. **Estenose.** É um estreitamento do vaso sanguíneo, causado pelos processos de aterosclerose.
2. **Trombose.** É a formação de coágulo sanguíneo. Essa é uma das maiores causas de AVCs (acidente/ataque vascular cerebral).
3. **Embolia.** Trata-se de uma substância estranha ou de fragmento de um trombo (pode ser um sólido, um líquido ou um gás) movendo-se através do sistema circulatório, até alojar-se em um vaso sanguíneo distal. Daí resulta uma obstrução parcial ou completa desse vaso. Os tipos mais freqüentes de êmbolos são os de desprendimento de placas ateroscleróticas. Pode haver coexistência de estenose, trombo e êmbolo.
4. **Aneurisma.** É uma dilatação anormal das paredes de um vaso. Ele raramente ocorre na artéria carótida cervical. É causado por defeitos congênitos ou por enfraquecimento da parede, resultante de traumatismo, aterosclerose ou infecção.
5. **Doenças não-ateroscleróticas.** Elas compreendem:

a. A **dissecção** da íntima, que pode ser causada por traumatismo. Em um paciente com doença aterosclerótica, ela também pode ocorrer espontaneamente. Apresenta-se como uma banda ecogênica, móvel ou fixa. Pode haver formação de trombo, ou não. Ela pode causar oclusão (Fig. 7.11).

b. A **displasia das fibras musculares,** que consiste em um supercrescimento de colágeno (displasia da média arterial). É mais comum em mulheres jovens. Na angiografia, essa condição se apresenta como um "colar de contas". Ao ultra-som, muitos pacientes não têm anormalidades específicas ou óbvias.

c. **Tumor do corpo da carótida.** É um tumor altamente vascularizado, que surge entre as artérias carótidas interna e externa. Pode ser bilateral (Fig. 7.12).

d. **Massas extravasculares,** como linfonodos, abscessos ou hematomas, podem comprimir ou deslocar as artérias carótidas.

e. **Pseudo-aneurismas pós-traumáticos** podem ocorrer após traumatismos ou cirurgias, tais como a endarterectomia. Eles se parecem com bolsas de sangue enoveladas, unidas à artéria por um "gargalo". No Doppler colorido, existe um padrão

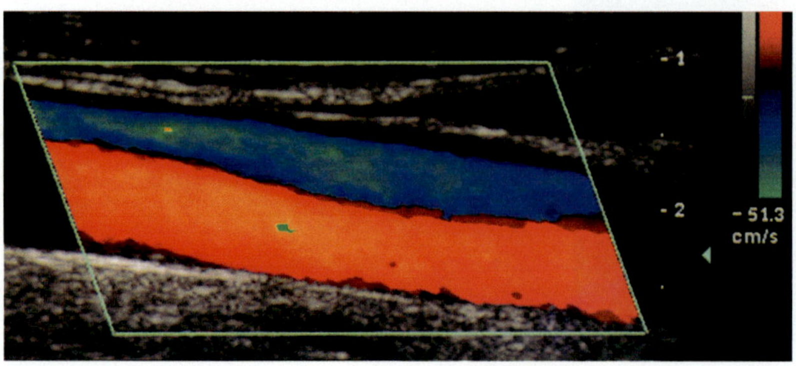

Figura 7.11. Imagem sagital colorida, da artéria carótida, apresentando uma dissecção. Parece haver dois lumens separados por uma banda. (Imagem por cortesia de Philips Medical Systems.)

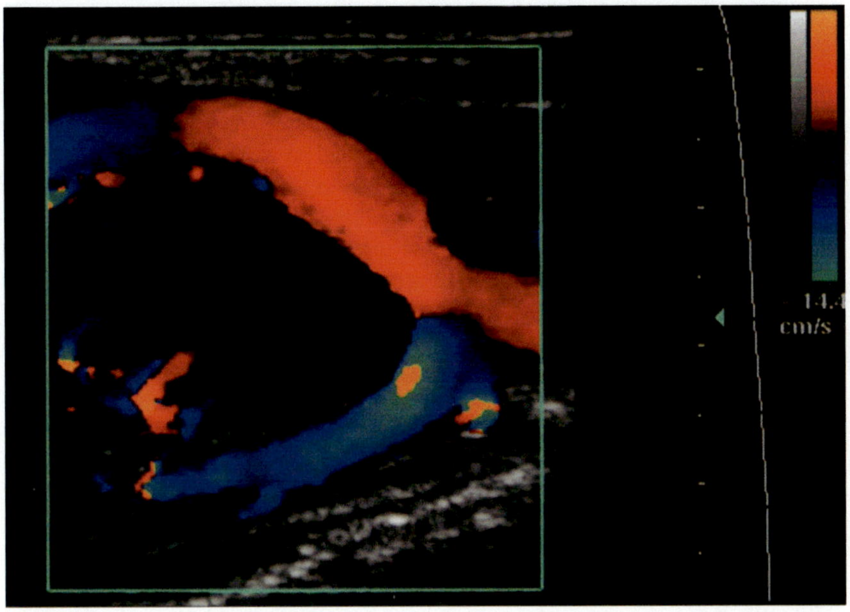

Figura 7.12. Imagem sagital colorida, de um tumor do corpo da carótida. (Imagem por cortesia de Philips Medical Systems.)

de cores em redemoinho que freqüentemente tem o aspecto do *yin-yang* (Fig. 7.13).

f. **Aneurisma** aparece como uma dilatação anormal do vaso.

g. **Distúrbios do tecido conjuntivo do colágeno vascular.**

h. **Arterite** resulta de doenças auto-imunes como a arterite de Takayasu, a arterite temporal ou de mudanças devidas à irradiação. Ela causa um espessamento concêntrico, difuso, das paredes carotídeas, freqüentemente envolvendo a ACC.

6. As duas causas mais comuns de isquemia cerebral são a embolização e a hipoperfusão. Geralmente elas são causadas por estenose, trombose e embolia.

7. A placa pode ser removida cirurgicamente das artérias carótidas, através de um procedimento chamado endarterectomia. Dois recentes estudos de avaliação clínica estabeleceram os benefícios terapêuticos da endarterectomia em pacientes assintomáticos que tinham uma redução de mais de 60% no diâmetro da ACI (o *Asymptomatic Carotid Atherosclerosis Study* ou ACAS = o Estudo da Carótida com Aterosclerose Assintomática) e em pacientes sintomáticos com mais de 70% de estenose da ACI (a *North American Symptomatic Carotid Endarterec-*

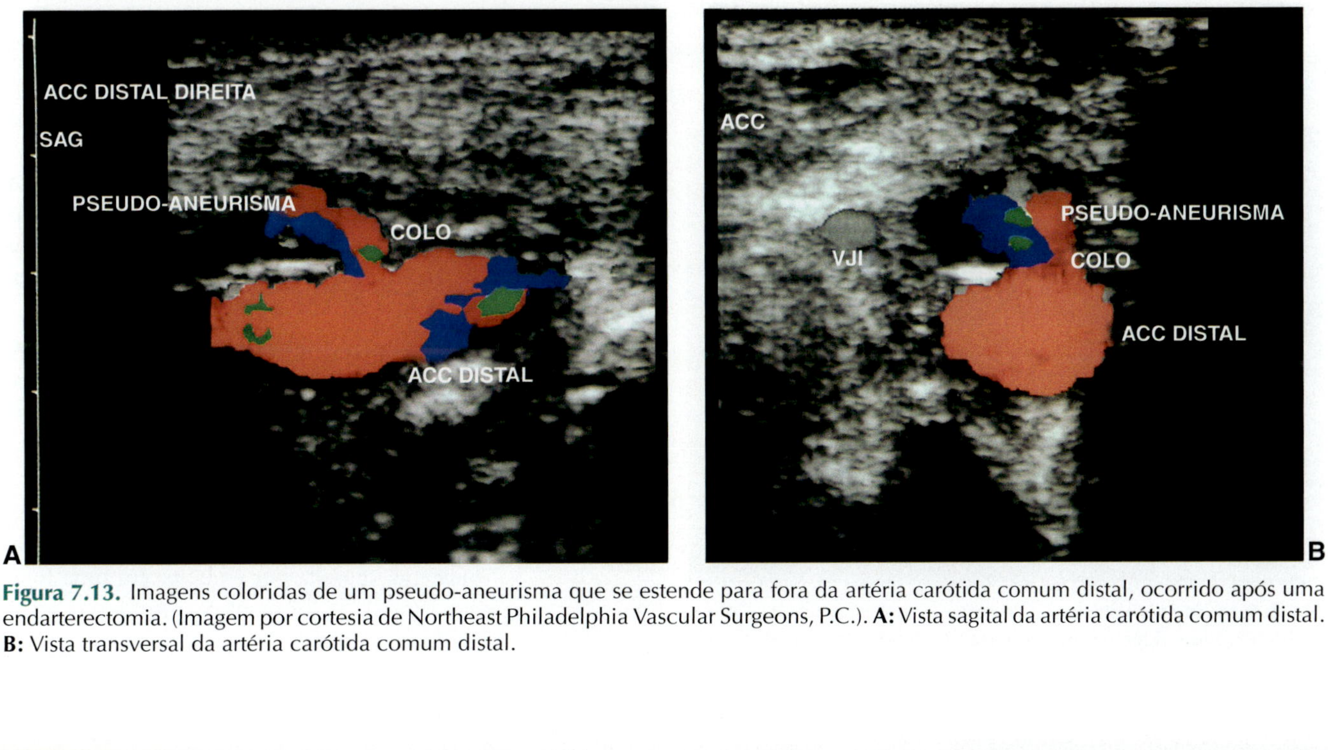

Figura 7.13. Imagens coloridas de um pseudo-aneurisma que se estende para fora da artéria carótida comum distal, ocorrido após uma endarterectomia. (Imagem por cortesia de Northeast Philadelphia Vascular Surgeons, P.C.). **A:** Vista sagital da artéria carótida comum distal. **B:** Vista transversal da artéria carótida comum distal.

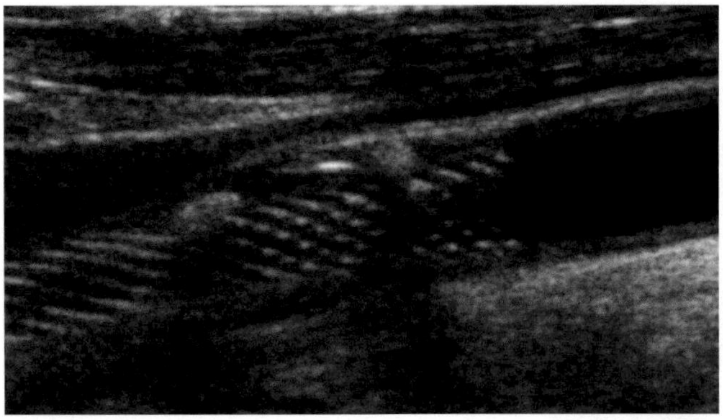

Figura 7.14. Imagem sagital em escala de cinza, de um *stent* de artéria carótida. (Imagem por cortesia de Philips Medical Systems.)

tomy Trial ou NASCET = Avaliação Norte-americana da Endarterectomia da Carótida Sintomática).

8. Uma complicação potencial após a endarterectomia da carótida, apesar de pouco freqüente, é o pseudo-aneurisma. Ele pode manifestar-se após a cirurgia, como uma massa dolorida e pulsátil.
9. Embora se considere a endarterectomia como o tratamento padrão para a doença oclusiva da carótida aterosclerótica, recentemente surgiu como alternativa em potencial a angioplastia da carótida, com colocação de *stent* (Fig. 7.14). Alguns centros médicos também fazem angioplastia corretiva além da endarterectomia. Isso pode ser feito por meio de um "remendo" sintético ou de veia (geralmente safena) (Fig. 7.15). O reforço pode reduzir a reestenose imediata ou tardia após a endarterectomia da carótida. Uma possível complicação do reforço com veia safena é que ele pode causar dilatação da artéria carótida, com risco de ruptura e de trombose.
10. Nas oclusões da carótida comum proximal e das artérias subclávias ou braquiocefálicas pode ser usado um *bypass*.

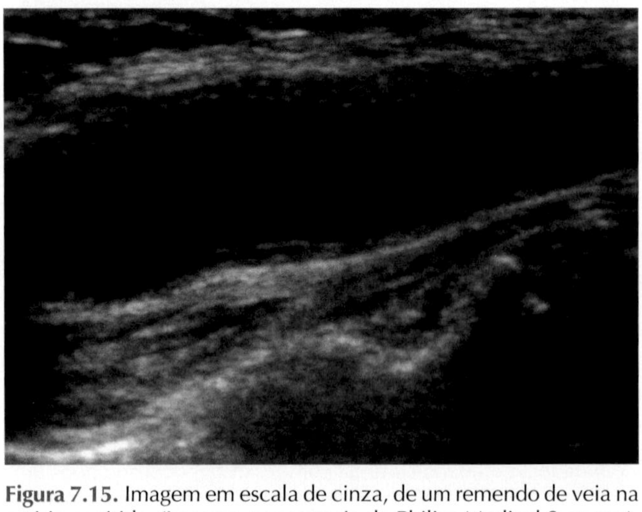

Figura 7.15. Imagem em escala de cinza, de um remendo de veia na artéria carótida. (Imagem por cortesia de Philips Medical Systems.)

D. **Síndrome do roubo subclávio** (também conhecida como roubo vertebral). Em presença de doença significativa das artérias braquiocefálicas ou subclávias proximais, é preciso que o sangue suba para a artéria vertebral contralateral, cruze pela artéria basilar e desça pela artéria vertebral do lado afetado para que a artéria subclávia possa perfundir o braço. Mesmo em repouso, observa-se uma diferença significativa na pressão sanguínea do braço afetado em comparação com o lado não-afetado. A diferença de pressão sanguínea é de 15 a 20 mmHg, sendo mais baixa no lado afetado. A resistência está aumentada no fluxo vertebral arterial e observa-se fluxo reverso na artéria vertebral do mesmo lado. Roubo vertebral parcial é aquele que quase preenche as necessidades circulatórias do braço e que tem um fluxo bidirecional que pode ser convertido em roubo completo ao exercitar-se o braço ou ao colocar-se um manguito de pressão sanguínea no braço por alguns minutos, liberando-o em seguida. O tratamento cirúrgico pode incluir a endarterectomia ou um enxerto de *bypass*.

III. HISTÓRICO – PERGUNTAS A SEREM FORMULADAS AOS PACIENTES

A. Você já teve algum acidente/ataque vascular cerebral (AVC)?

[O **acidente vascular cerebral** era conhecido como apoplexia. Ele produz deficiências neurológicas permanentes. Os AVCs são a terceira causa de morte em importância nos Estados Unidos. Eles podem ser isquêmicos (devidos a um decréscimo no suprimento de sangue) ou hemorrágicos (devido a um vaso sanguíneo que se rompe). Cerca de 80% dos AVCs são devidos a isquemias tromboembólicas. Nos Estados Unidos, uma grande proporção dos tromboembolismos são devidos a doenças ateroscleróticas das carótidas. A placa se rompe e interrompe o fluxo sanguíneo para o cérebro. Estima-se que um terço dos pacientes que tiveram um ataque de isquemia transitória (tromboembólica) virá a ter um AVC dentro dos próximos 5 anos.]

B. Você já teve um AIT? [Um **ataque isquêmico transitório** é um evento neurológico que se reverte em 24 horas ou menos. Geralmente ele se reverte em menos de 30 minutos. Usualmente os AIT são causados por êmbolos cardíacos ou das artérias carótidas. Os sintomas podem constituir-se em disfunção de um braço ou perna, problemas de fala e perturbações da visão.]

C. Você já teve uma deficiência neurológica isquêmica reversível (DNIR)? [Uma **deficiência neurológica isquêmica reversível** é um AIT que dura mais de 24 horas, porém menos de 72 horas.]

D. Você já teve algum dos seguintes sintomas:

1. **Sintomas hemisféricos:**
   a. **Amaurose fugaz.** É uma cegueira transitória, unilateral, causada por êmbolos em uma fonte mais central. Se for da placa carotídea, ocorrerá no olho ipsolateral.

b. **Hemiparesia/hemiplegia.** É uma paralisia ou fraqueza de um lado do corpo (o braço, a perna ou ambos). Se for da placa carotídea, ocorrerá no lado contralateral. Pode vir acompanhada por:

c. **Parestesia ou anestesia.** Consiste em entorpecimento ou formigamento em um lado do corpo.

d. **Afasia ou disfasia.** É um defeito de linguagem. O paciente tem dificuldade de entender ou escolher palavras. A lesão causadora seria na artéria carótida que supre o hemisfério dominante (na maioria dos pacientes, o esquerdo).

e. **Anomalias de comportamento.**

f. **Hemianopsia.** É uma cegueira de metade do campo visual.

2. **Sintomas vertebrobasilares:**

a. **Vertigem.** É a dificuldade de manter o equilíbrio, a sensação de estar se movendo no espaço ou de que as coisas estão se movendo ao redor de si.

b. **Ataxia.** É um defeito de coordenação muscular, um distúrbio de ambulação ou a falta de equilíbrio.

c. **Disfagia.** É a dor ou a dificuldade ao deglutir.

d. **Disfonia.** É um defeito vocal.

e. **Disartria.** É a articulação ou pronunciação anormal das palavras.

f. **Parestesia ou anestesia.** Corresponde ao entorpecimento ou formigamento em ambos os lados do corpo.

g. **Diplopia.** É a visão dupla.

h. **Nistagmo.** É o movimento rápido e involuntário do globo ocular.

i. **Síndrome de Horner.** É a ptose (decaimento) da pálpebra superior, com afundamento da órbita e constrição da pupila.

j. **Sonolência, estupor ou alterações da consciência.**

k. **Deficiências motoras e sensitivas na face.** Inclusive decaimento facial e entorpecimento perioral. Podem ser unilaterais, bilaterais ou alternadas.

l. **Deficiências motoras e sensitivas pelo corpo.** Podem ser unilaterais, bilaterais ou alternadas.

3. **Sintomas não-localizados:**

a. **Vertigens e tonturas.**

b. **Síncope.** É uma perda transitória de consciência.

c. **Cefaléia, náusea, vômitos.**

d. **Confusão.**

4. A artéria mais freqüentemente afetada por AVCs é a ACM. Os sintomas que têm correlação com artérias específicas compreendem:

a. **Artéria carótida interna.** Os sintomas observados freqüentemente são a fraqueza contralateral, paralisia, entorpecimento, além de modificações sensoriais; amaurose fugaz ipsolateral, além de ruídos; possível afasia ou alterações do nível de consciência.

b. **Artéria cerebral intermediária.** Os sintomas observados freqüentemente são a afasia ou disfasia, a hemiparesia ou hemiplegia contralaterais intensas, disartria, modificações de comportamento, estado de confusão, possível delírio com agitação.

c. **Artéria cerebral anterior.** Os sintomas observados freqüentemente são a hemiparesia contralateral, perda de consciência, defeitos nas funções motoras e sensoriais, perda de coordenação.

d. **Vertebrobasilares.** Os sintomas observados freqüentemente são vertigens, ataxia, diplopia, amnésia, disfagia, descoordenação, entorpecimento perioral.

e. **Artéria cerebral posterior.** Os sintomas observados freqüentemente são a dislexia e o coma.

E. Você tem hipertensão?

F. Você tem diabetes?

G. Você tem colesterol elevado?

H. Você fuma? Quantos maços por dia? Há quanto tempo você fuma?

I. Você tem colapso cardíaco congestivo?

J. Já teve algum ataque cardíaco?

K. Você tem fibrilação atrial?

L. Você faz exercícios?

M. Você toma pílulas anticoncepcionais?

N. Está tomando algum produto para perda de peso que contenha efedrina?

O. Já sofreu uma endarterectomia? (Remoção cirúrgica da placa – a taxa de recorrência é de 5% a 10% no primeiro ano.) Sente alguma dor no pescoço em decorrência da cirurgia?

P. Registre se o paciente é obeso. Ausculte com estetoscópio quanto a ruídos. Um ruído é um som anormal produzido por um fluxo sanguíneo turbulento. Ruídos na carótida são sinais inespecíficos de doença significativa da artéria carótida. Isto porque ruídos carotídeos podem ser produzidos por outro tipo de lesão ou por tortuosidade do vaso, e podem estar ausentes em estenoses ou oclusões graves. Ausculte a ACC na parte baixa a intermediária do pescoço, com a artéria subclávia logo acima e/ou abaixo da clavícula. Se o paciente fizer uma cirurgia de endarterectomia há pouco tempo, palpe para massas pulsáteis. Meça as pressões arteriais em ambos os braços. Uma diferença de pressão maior do que 30 mmHg sugere uma estenose de mais de 50% na artéria subclávia ou na axilar.

IV. TÉCNICAS DE EXAME PARA DIAGNÓSTICO

A. Oculopneumopletismografia (OPG-Gee)

1. É um teste indireto. Proporciona informações sobre lesões hemodinamicamente significativas na ACI,

além de uma informação indireta sobre o desenvolvimento de canais colaterais que suprem o sangue para o cérebro.

2. As limitações desse teste são as seguintes:
   a. Ele não consegue determinar a localização exata da estenose.
   b. Ele não consegue distinguir entre uma estenose intensa e uma oclusão.
   c. Ele não é diagnóstico para a avaliação de lesões bem colateralizadas ou não significativas no aspecto hemodinâmico.
   d. Ele não é útil para documentar a evolução da doença.
   e. Ele pode não ser diagnóstico em pacientes com hipertensão grave.
3. As contra-indicações desse teste são as seguintes:
   a. Pacientes com glaucoma.
   b. Pacientes alérgicos a anestésicos tópicos.
   c. Pacientes com histórico ou potencialidade de descolamento de retina.
   d. Pacientes que sofreram cirurgia ocular nos últimos 6 meses.
   e. Pacientes com conjuntivite aguda ou crônica.
   f. Pacientes que não conseguem manter os olhos abertos.
4. Os efeitos colaterais que ocorrem após esse teste compreendem o edema subconjuntival (vermelhidão e lacrimejamento que geralmente desaparecem em cerca de 30 minutos), bem como uma intensa vermelhidão na esclerótica. Os pacientes não devem friccionar seus olhos durante certo período após o exame.
5. O paciente é posicionado em supino, com a cabeça num travesseiro. A cabeceira da cama pode ser ligeiramente elevada. Mede-se a pressão braquial, bilateralmente. Se a pressão sanguínea do paciente for inferior a 140 mmHg, pode ser usado um vácuo de 300 mmHg. Se a pressão sanguínea do paciente for superior a 140 mmHg, podem ser necessários 500 mmHg para obliterar o influxo arterial. Aplica-se um anestésico tópico nos olhos. *Eye cups* são colocadas sobre as laterais da esclerótica (o "branco do olho"). Um vácuo (de 300 ou 500 mmHg) é aplicado nas *cups*, deformando o globo ocular e aumentando a pressão intra-ocular. Os resultados vão sendo registrados na fita, à medida que a pressão aumenta, até o ponto em que ela oblitera ao influxo arterial, e as ondas desaparecem. O paciente pode experimentar uma perda temporária de visão. À medida que o vácuo é lentamente desfeito, as ondas de pulso reaparecerão assim que a pressão arterial oftálmica exceder a pressão intra-ocular. Essa pressão na artéria oftálmica reflete a pressão da ACI distal.
6. Para obter informações sobre vias colaterais para o cérebro, podem ser usadas manobras de compressão da carótida durante a realização do teste OPG-Gee. É muito importante, jamais comprimir ambas as carótidas simultaneamente. Também é importante não comprimir a região do *sinus* carotídeo (bulbo), para não perturbar o batimento ou ritmo cardíaco, não diminuir a perfusão cerebral e não causar uma embolização distal por deslocamento de placa. A primeira parte do teste consiste em comprimir a artéria carótida por 3 a 5 segundos, enquanto a OPG sustenta uma pressão intra-ocular de 60 mmHg. A segunda parte, que só é realizada se forem percebidas pulsações durante a primeira parte, consiste em uma compressão igual ou menor do que 15 segundos, enquanto a OPG reduz a pressão intra-ocular de 110 mmHg para o nível em que as pulsações reaparecem.
7. A compressão da carótida deve ser aliviada gradualmente, para evitar um retorno súbito do fluxo sanguíneo.

B. Doppler periorbitário

1. Este é um teste indireto, capaz de avaliar o fluxo nas ramificações terminais da ACI ao redor do olho.
2. As limitações desse teste são as seguintes:
   a. Ele não consegue distinguir uma estenose intensa de uma oclusão.
   b. Ele não diagnostica lesões que não são hemodinamicamente significativas (< 50%).
   c. Sua execução exige considerável experiência.
3. O paciente é posicionado em supino, com a cabeça sobre um travesseiro. A cabeceira da cama pode ser ligeiramente elevada. Com um transdutor de 8 a 10 MHz, localize a artéria frontal, no canto interno do olho. O fluxo na artéria frontal deve ser anterógrado em direção ao transdutor. Uma série de manobras de compressão ipso e contralaterais é realizada nas seguintes artérias:
   a. Artéria facial.
   b. Artéria temporal superficial.
   c. Artéria infra-orbitária.
   d. ACC (não comprima a região do bulbo carotídeo).
4. Esse teste pode ser repetido com a artéria supra-orbitária, localizada acima do olho, bem como com a artéria frontal (Fig. 7.16).

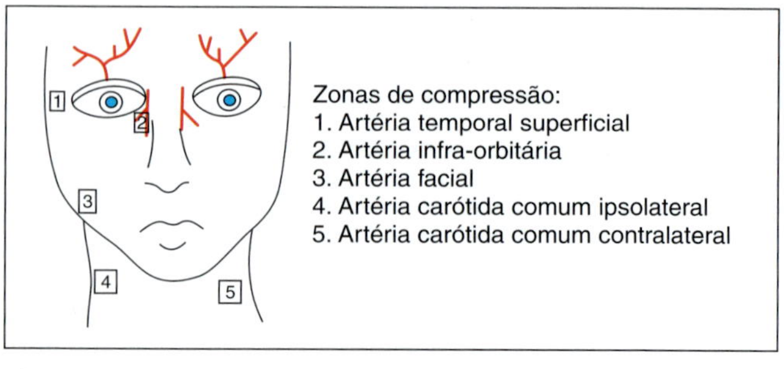

Figura 7.16. Doppler periorbitário.

C. **Doppler de onda contínua**

1. Apesar de permitir a investigação direta das artérias carótidas, esse teste geralmente não é preferencial, diferentemente do teste de imagens por dúplex-Doppler. Ele tem várias limitações:
   a. É "cego". Há a possibilidade de que o vaso que se está examinando não seja realmente o que se quer investigar.
   b. Só fornece informações fisiológicas porque não se têm imagens dos vasos.
   c. Não permite distinguir entre uma estenose intensa e uma oclusão.
   d. As informações obtidas ao longo da trajetória do *beam* podem ser relativas a mais de um vaso.
   e. Uma ACE atuando como colateral pode ser confundida com uma ACI quando está efetivamente ocluída.
   f. Sua execução exige considerável experiência.
2. Coloque o paciente em posição supina. Apontando a sonda de onda contínua ligeiramente para cranial, mantenha um ângulo de insonação de 45 a 60 graus e coloque a sonda logo acima da clavícula, ao lado da traquéia. Isso avalia a ACC. Para avaliar a bifurcação, deslize a sonda cranialmente, o deslizamento medial vai para a ACE, e o lateral vai para a ACI.

D. **Exame com dúplex-Doppler**

1. Esse é um teste direto, com diversas vantagens. Ele pode localizar a presença de doença nas artérias carótidas. É capaz de diferenciar uma estenose intensa de uma oclusão. É capaz de acompanhar a evolução de uma doença arterial. Pode proporcionar informações sobre as características da placa. Pode ser usado para avaliar massas pulsáteis na região da carótida ou da subclávia.
2. As limitações do teste são as seguintes:
   a. Ele pode ser limitado pelo vestuário, grampos ou suturas.
   b. Ele pode ser limitado pela profundidade da artéria ou quando houver uma bifurcação alta.
   c. Ele pode ser limitado pelos movimentos do paciente, por respiração rápida ou pelo tamanho do pescoço dele.
   d. Um sombreado causado por calcificações pode bloquear a informação sobre aquela região.
   e. A tortuosidade de um vaso, a colateralização da doença (ipso ou contralateral) ou um vaso hipoplásico podem simular uma estenose, por provocarem altas velocidades naquela região.
3. O paciente deve estar em posição supina, ou a cabeceira da cama deve ser elevada ligeiramente. Sua cabeça deve ser hiperestendida suavemente e girada para o lado oposto ao que será avaliado. Para avaliar a ACC, utilize um transdutor linear, de 7, de 5 ou de 10 MHz, começando no plano transverso, imediatamente ao lado da traquéia, e logo acima da clavícula. Deslize o transdutor cranialmente, para avaliar a bifurcação. A seguir, faça o mesmo no plano sagital. Obtenha imagens ultra-sonográficas transversas e sagitais, e em cores, da ACC, da ACI e da ACE. Procure atentamente por alguma placa (placas moles têm ecos de volume muito baixo e podem ser omitidas). Observe as características da placa (lisa, irregular, homogênea, heterogênea ou calcificada). Procure aneurismas, pseudo-aneurismas, sinais de dissecção e massas extravasculares. Com o Doppler colorido ligado, obtenha formas de ondas de Doppler pulsado e meça as velocidades de pico sistólico e diastólico final dos seguintes vasos (Fig. 7.17):
   a. ACC proximal.
   b. ACC intermediária (Fig. 7.18).
   c. ACC distal.
   d. ACI proximal (Fig. 7.19).
   e. ACI intermediária.
   f. ACI distal.
   g. ACE (qualquer região) (Fig. 7.20).
   h. Artéria vertebral. Para avaliar essa artéria, o transdutor precisa ser angulado para fora, lateralmente. Ela é mais profunda do que as outras e se torna observável à medida que passa através dos corpos vertebrais. Alguns centros médicos procuram avaliar também a origem da artéria vertebral (Fig. 7.21). É importante manter um ângulo de 45 a 60 graus. O ângulo ótimo é de 60 graus. O único momento em que o ângulo pode ser mudado é quando o vaso mergulha diretamente para baixo e então se pode usar um ângulo de 0 grau. Use Doppler colorido para procurar regiões de turbulência ou de alta velocidade. Obtenha formas de ondas de Doppler pulsado nessas regiões.

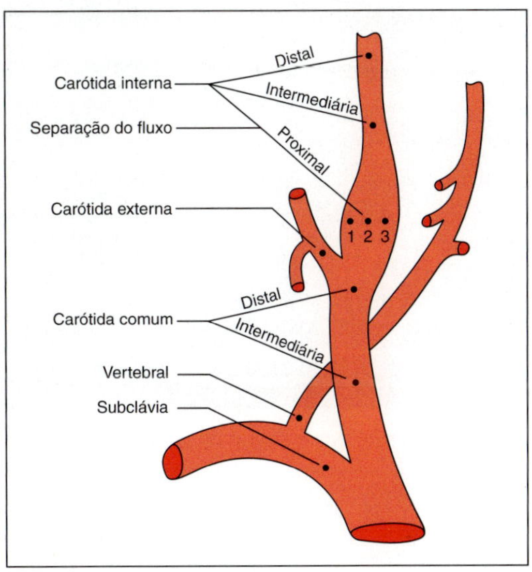

Figura 7.17. Locais de registros vasculares cerebrais. (Reproduzido de Philips Medical Systems. *Vascular ultrasound protocol guides – expanding your clinical experience.* Bothell, WA: Philips Ultrasound, 2002:2, com permissão.)

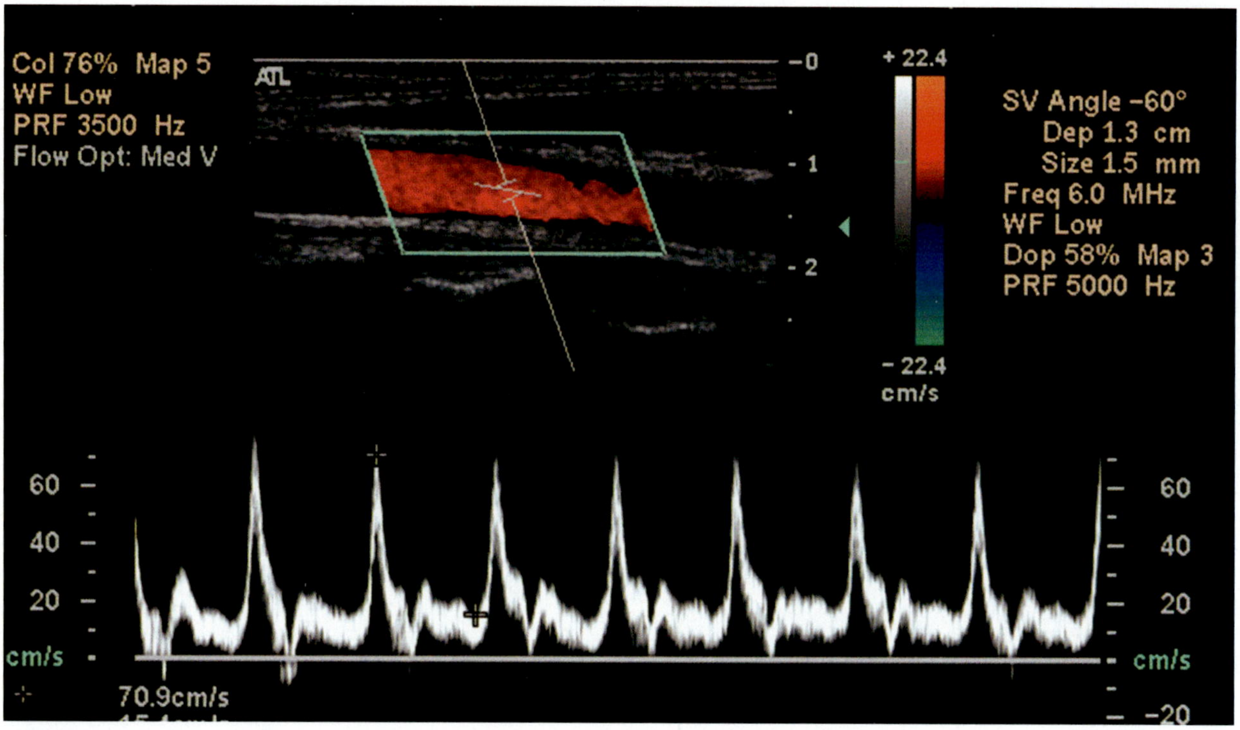

Figura 7.18. Imagem colorida e do traçado de Doppler da artéria carótida comum direita.

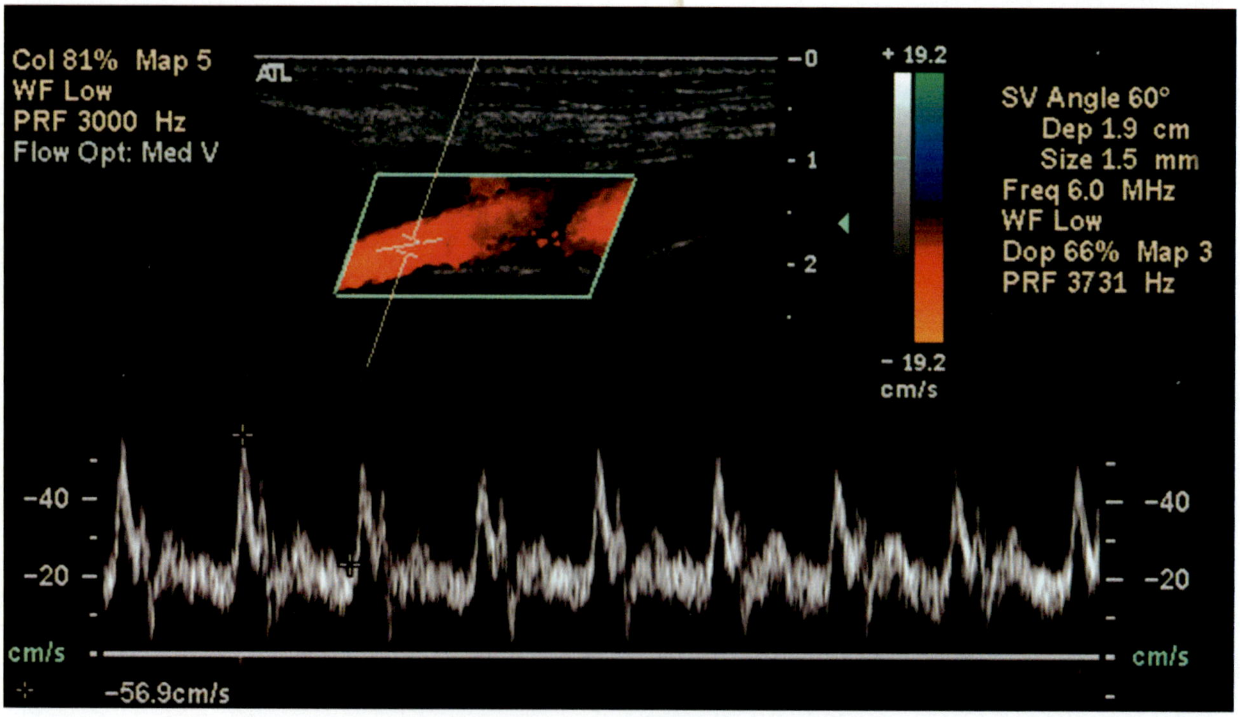

Figura 7.19. Imagem colorida e do traçado de Doppler da artéria carótida interna direita.

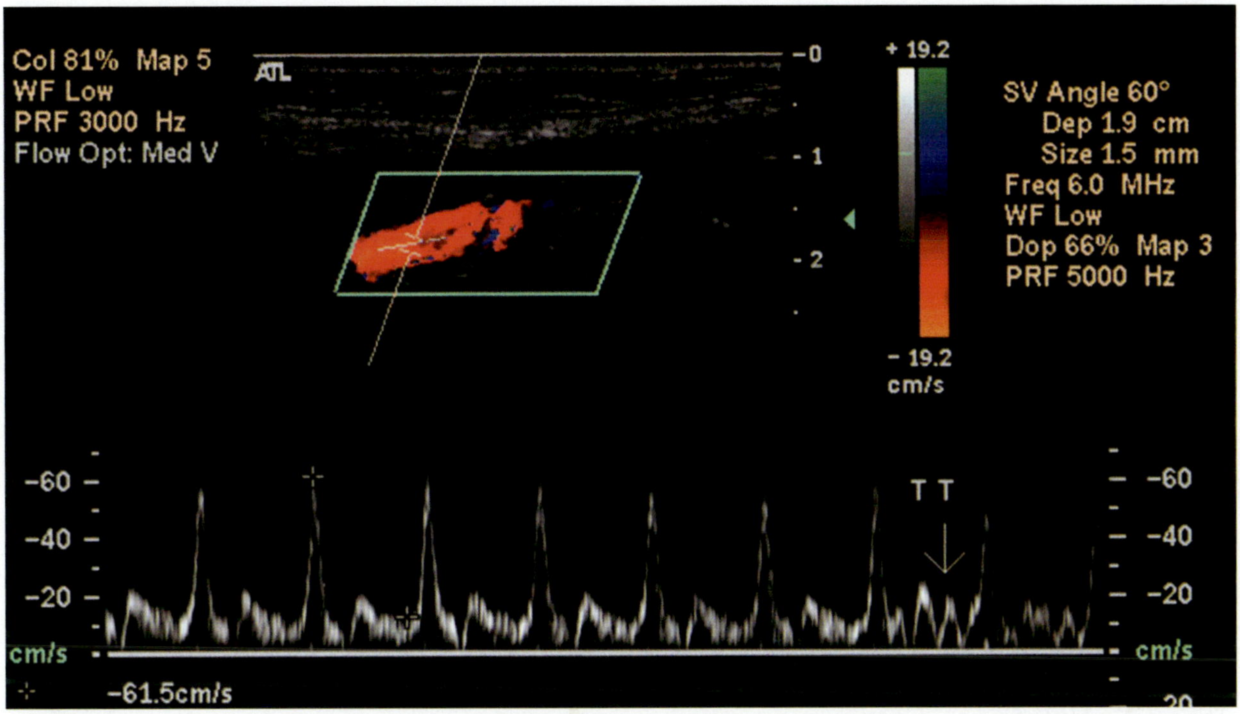

Figura 7.20. Imagem colorida e do traçado de Doppler da artéria carótida externa direita.

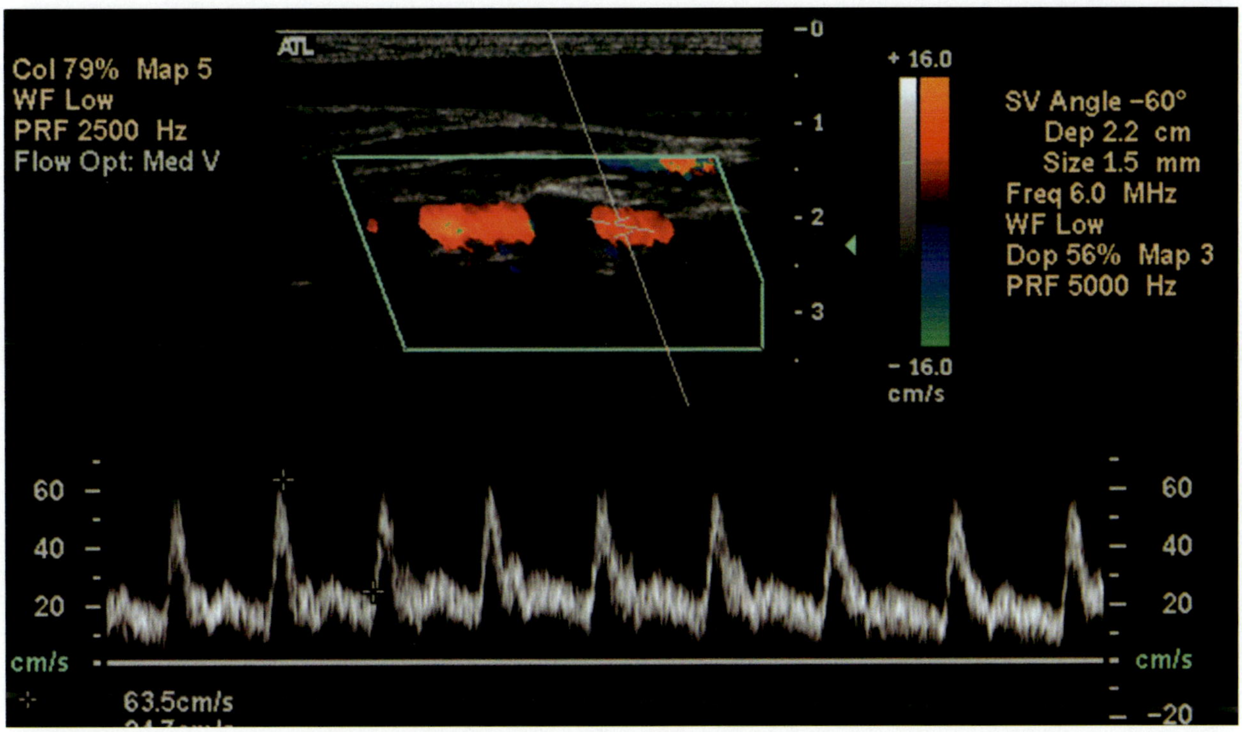

Figura 7.21. Imagem colorida e do traçado de Doppler da artéria vertebral esquerda.

4. Além das velocidades de pico sistólico e diastólico final, outras medidas podem ser obtidas.
   a. Pode-se calcular a relação entre a velocidade de pico sistólico da ACI proximal, dividida pela velocidade de pico sistólico da ACC distal.
   b. A porcentagem de estenose pode ser calculada através de medidas de diâmetro e área.
      (1) % do diâmetro da estenose = 1 – diâmetro (residual)/diâmetro (original) × 100
      (2) % da área de estenose = 1 – diâmetro (residual)/diâmetro (original) ao quadrado × 100
5. Durante endarterectomia de carótida podem ser feitos exames intra-operatórios, para identificar resíduos de placas, constrição da linha de sutura, desprendimento parcial da íntima e áreas de agregação plaquetária. Após colocar o transdutor em um invólucro estéril (deve-se colocar gel dentro da ponta do invólucro), a ferida é preenchida com salina estéril, e o exame, realizado.

E. **Doppler transcraniano**
   1. O Doppler transcraniano (DTC) tem várias utilidades:
      a. O DTC pode detectar estenoses, oclusões e aneurismas intracranianos.
      b. Pode ser usado para monitorar vasoespasmos – geralmente os vasos se estreitam 3 dias após uma hemorragia. A velocidade aumenta à medida que o vaso se estreita. Uma velocidade maior do que 200 cm/s indica um vasoespasmo intenso.
      c. Pode ser usado para confirmar mortes cerebrais.
      d. Pode ser usado no monitoramento intra-operatório, durante a realização de uma endarterectomia de carótida. Ele pode constatar se a ACM está declinando para um nível perigoso quando a artéria carótida é pinçada. Geralmente, o fluxo colateral manterá um volume razoável na ACM. Se ele diminuir, o cirurgião pode colocar um desvio que contorna o sítio cirúrgico, para manter o fluxo sanguíneo. Completada a cirurgia, a ACM precisa ser monitorada para se ter certeza de que o fluxo não é excessivo (hiperperfusão). Pode ser necessária medicação para a pressão sanguínea, para evitar danos.
      e. Pode avaliar malformações arteriovenosas.
      f. Pode avaliar colateralização em casos graves conhecidos, de estenose ou oclusão de carótida.
   2. Coloque o paciente em posição supina. Coloca-se uma toalha enrolada embaixo de seu pescoço, para apoio. Usa-se uma sonda de 2,0 a 2,5 MHz, que transmite uma energia muito maior do que os transdutores usuais. A sonda também contém filtros especiais para remover os sinais de reflexão nos ossos. Presume-se um ângulo de insonação de 0 grau. Quatro janelas podem ser usadas (Fig. 7.22):

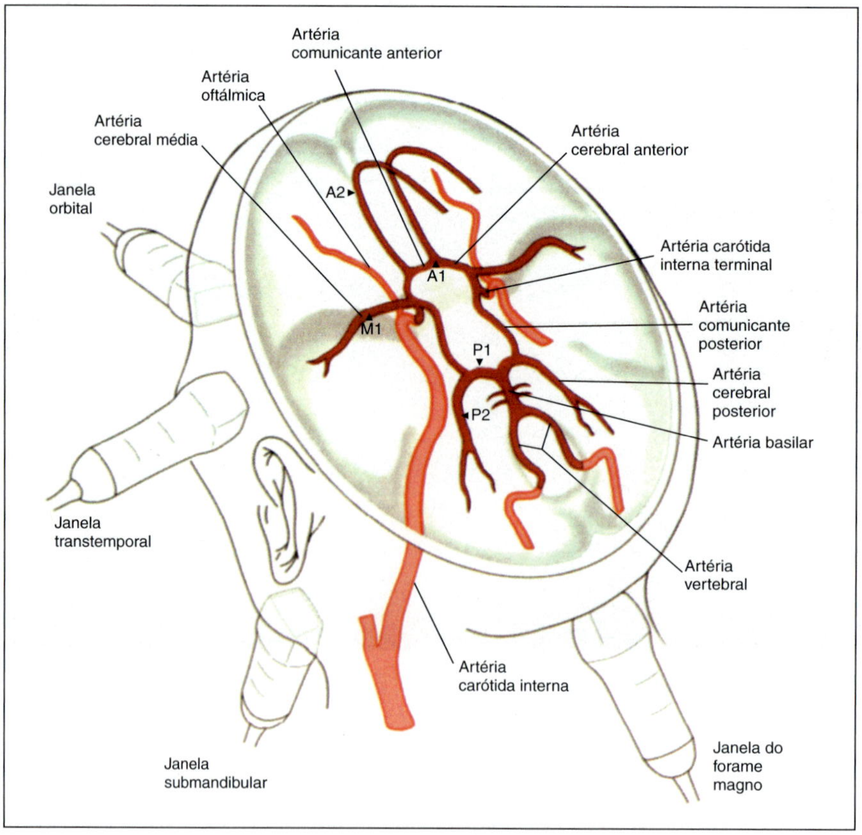

Figura 7.22. Janelas transcranianas para Doppler. (Reproduzido de Philips Medical Systems. Vascular ultrasound protocol guides – expanding your clinical experience. Bothell, WA: Philips Ultrasound, 2002:2, com permissão.)

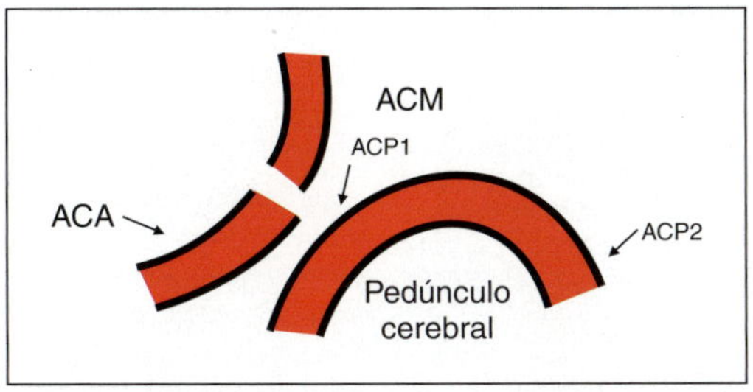

Figura 7.23. Vista da janela transtemporal no ultra-som.

a. **Transtemporal.** Imediatamente anterior e ligeiramente acima da orelha. Em aproximadamente 10% dos pacientes é impossível penetrar por essa janela, devido à hiperostose do osso temporal. Esta condição é comumente mais encontrada em idosos, mulheres e negros.
b. **Transorbitária.** Acima do olho fechado. Essa janela deve ser evitada se o paciente sofreu cirurgia ocular recentemente.
c. **Suboccipital ou transforaminosa.** Na porção medial posterior do crânio.
d. **Submandibular.** A quarta janela, abaixo do ângulo da mandíbula, não é de uso habitual, só serve para a ACI cervical.

3. Inicia-se um exame de rotina pelo uso da janela transtemporal, para identificar a ACM, a ACA, a ACP e a ACI (Fig. 7.23). A abordagem transtemporal é realizada em ambos os lados da cabeça.
   a. O primeiro passo é usar uma profundidade de volume de amostra de 50 a 60 mm. Quando for identificado um sinal de Doppler de artéria intracraniana, aumenta-se a profundidade para 60 a 70 mm. Geralmente é aí que se encontra a bifurcação da carótida interna em ACM e ACA. A onda de Doppler deve mostrar um fluxo acima da linha basal ou na direção do transdutor (na ACM) e abaixo da linha basal ou em direção oposta ao transdutor (na ACA) (Fig. 7.24). Isso pode ser usado como sinal de referência.
   b. A ACM é então avaliada mediante a redução, em incrementos, da profundidade de volume de amostra, enquanto o transdutor é angulado para atingir o melhor sinal. Geralmente a ACM pode ser examinada em profundidades de 30 a 60 mm (Fig. 7.25).
   c. Retorne para o sinal na bifurcação da ACI e aumente a profundidade do volume de amostra (para 60 a 80 mm), angulando o transdutor ligeiramente para frente e acima do sinal inicial de referência, para em seguida examinar a ACA. A ACA é menor e mais tortuosa e, por isso, às vezes é mais difícil de avaliar. À medida que a ACA é "traçada" na linha medial, aparece um outro

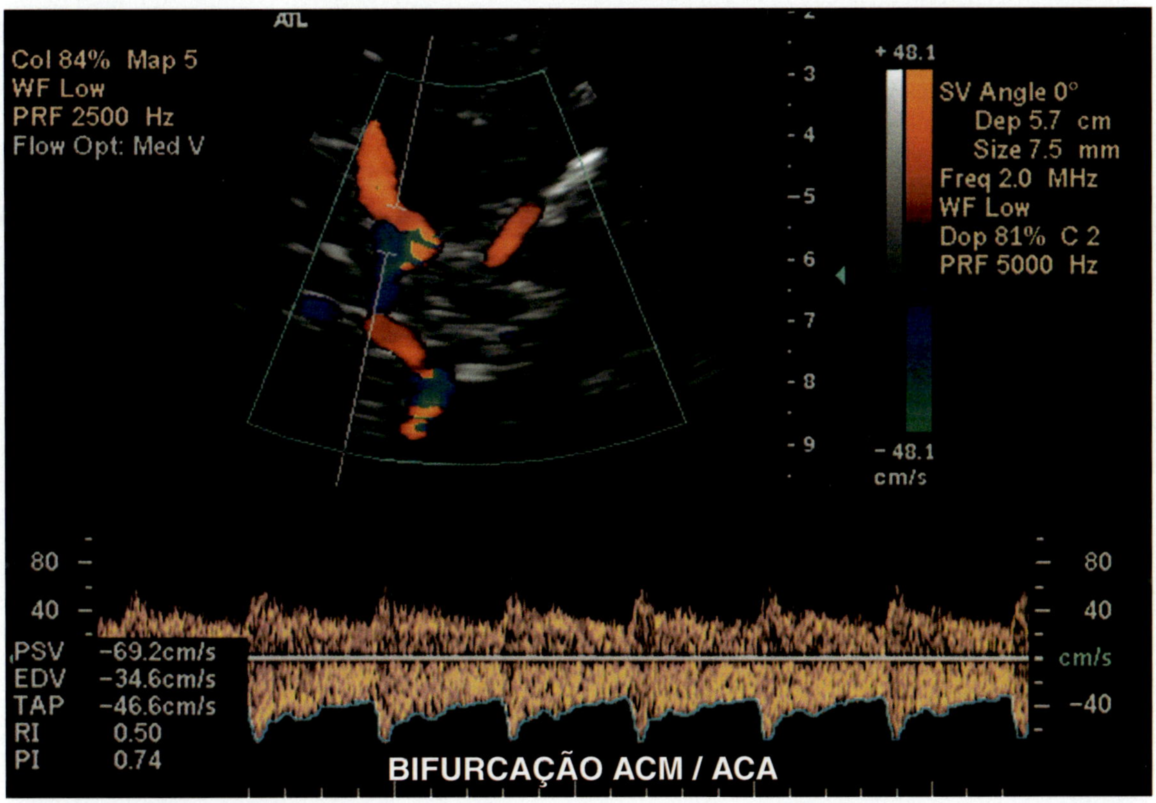

Figura 7.24. Imagem colorida e traçados de Doppler da bifurcação das artérias cerebrais média e anterior. (Imagem por cortesia de Philips Medical Systems.)

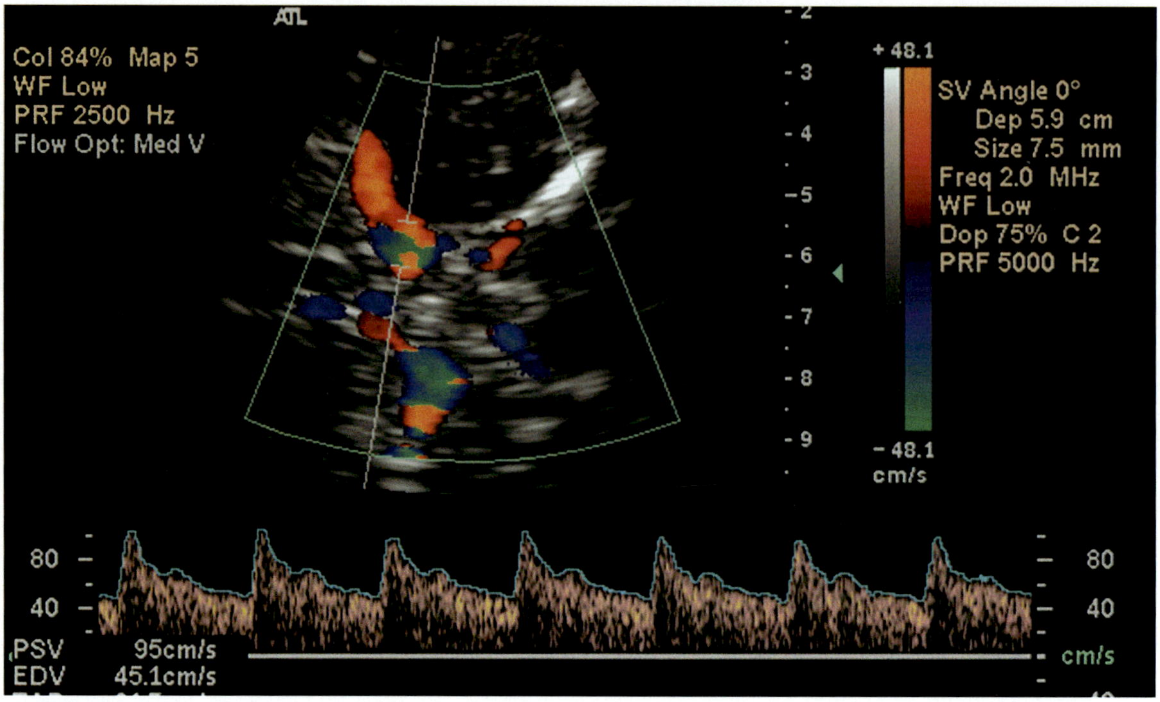

Figura 7.25. Imagem colorida e traçado de Doppler da artéria cerebral média. (Imagem por cortesia de Philips Medical Systems.)

sinal bidirecional. Esse sinal corresponde às duas artérias cerebrais anteriores. O fluxo na ACM ipsolateral afasta-se em relação ao transdutor, enquanto o fluxo na ACM contralateral vai em direção ao transdutor. A ACA une seus dois segmentos na linha medial. Isso geralmente é observável a 75 a 80 mm de profundidade, e a direção do fluxo será de afastamento em relação ao transdutor. O sinal da ACA normalmente é turbulento e de alta velocidade.

d. A ACI terminal pode ser examinada com o transdutor numa angulação ligeiramente menor do que a do sinal na bifurcação de referência e numa profundidade de 55 a 65 mm. Essa abordagem só permite avaliar um pequeno segmento da ACI. Nesse ângulo a onda de Doppler vai em direção ao transdutor e tem baixa velocidade.

e. A APC é localizada mediante uma angulação póstero-inferior, com aumento da profundidade do volume da amostra para 60 a 70 mm. O sinal de Doppler vai em direção ao transdutor. Mais uma vez, quando se examina a APC junto à linha medial, o fluxo se torna bidirecional por causa do fluxo com direção oposta. Na APC ipsolateral ele vai em direção ao transdutor, e na APC contralateral ele se afasta do transdutor. A APC une seus dois segmentos na linha medial e é localizável mediante angulação posterior e ligeiramente inferior ao sinal de referência. A comunicação anterior e a APC só são avaliadas se tiverem envolvimento como vias colaterais.

4. A seguir, a *janela transorbitária* é usada para identificar o sifão da carótida e a artéria oftálmica (Fig. 7.26). A mesma abordagem é repetida no lado oposto. Ao usar a janela transorbitária, é recomendável diminuir o ganho ou o nível de intensidade do equipamento, para reduzir a exposição do olho ao ultra-som. Coloque o transdutor delicadamente sobre a pálpebra. Certifique-se de que o paciente não esteja usando lentes de contato e que não sofreu cirurgia ocular recentemente. Angule o transdutor ligeiramente para medial e use uma profundidade de 40 a 60 mm para localizar a artéria oftálmica. O sinal de Doppler deve ir em direção ao transdutor. Aumente a profundidade para 60 a 80 mm, para localizar o sifão da carótida. Os segmentos do sifão carotídeo podem ser identificados

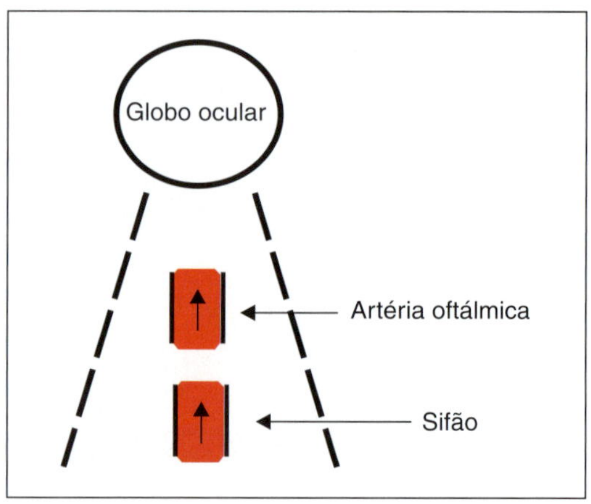

Figura 7.26. Vista da janela transorbitária no ultra-som.

pela direção do fluxo. A onda de Doppler do "joelho" será bidirecional. Angule para baixo, e o fluxo do segmento parasselar seguirá em direção ao transdutor. Angule para cima, e encontrará porção supraclinóide (segmento distal) do sifão, cujo fluxo afasta-se do transdutor.

5. Em seguida, a *janela transforaminal* é usada para avaliar as artérias intracranianas, vertebrais e basilares (Figs. 7.27 e 7.28). O paciente deve ser posicionado de lado, com a cabeça dobrada em direção ao peito. Coloque o transdutor na nuca, angulado na direção dos olhos do paciente. Comece com uma profundidade de volume de amostra de 60 a 90 mm. As artérias vertebrais podem ser localizadas direcionando-se o transdutor ligeiramente para cada lado da linha medial. Com essa abordagem, o fluxo da onda de Doppler deve afastar-se do transdutor (indo na direção do cérebro). Acompanhe as artérias vertebrais para distal, aumentando a profundidade do volume da amostra para 80 a 120 mm. As artérias vertebrais se unem para formar a artéria basilar. O sinal de Doppler afasta-se do transdutor.
6. Geralmente não se usa a janela submandibular. Colocando-se a sonda sob a mandíbula, podemos visualizar a ACI retromandibular e intracraniana proximal. O sinal de Doppler da ACI afasta-se do transdutor.
7. Antes da realização das manobras de compressão da carótida, deve ser feita uma varredura dupla das artérias carótidas. Essa parte do teste é contra-indicada para pacientes com oclusão ou alto grau de estenose da ACI ou com placas complicadas. Ao investigar uma artéria com o Doppler pulsado, palpe a ACC e aplique uma pressão lenta para baixo. Após dois a quatro ciclos cardíacos, libere a pressão lentamente. Registre as mudanças no fluxo. Em vez de manter uma pressão lenta e constante, podem ser feitas várias compressões curtas e rápidas na ACC. Essa é a técnica da oscilação. Registre quaisquer mudanças no fluxo.
8. O *Stroke Prevention Trial in Sickle Cell Anemia* (STOP = programa de prevenção de acidentes vasculares cerebrais [AVCs] na anemia falciforme) desenvolveu um protocolo específico para crianças com anemia falciforme. O estudo demonstrou que o DTC indica, de modo confiável, quais as crianças com anemia falciforme que têm os maiores riscos de AVC por estenose. O protocolo do STOP adota o seguinte procedimento:

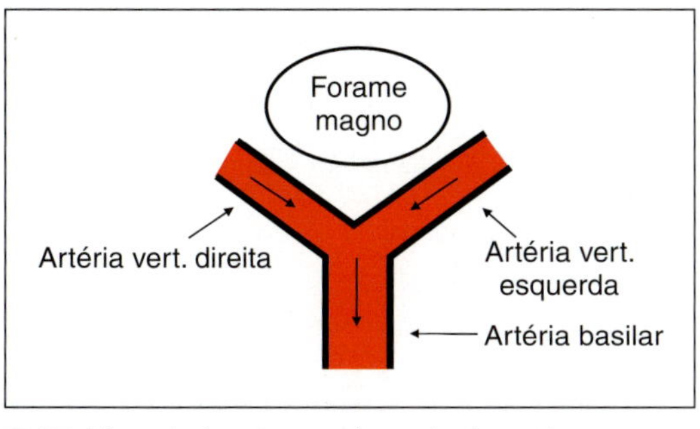

Figura 7.27. Vista da janela transforaminal no ultra-som.

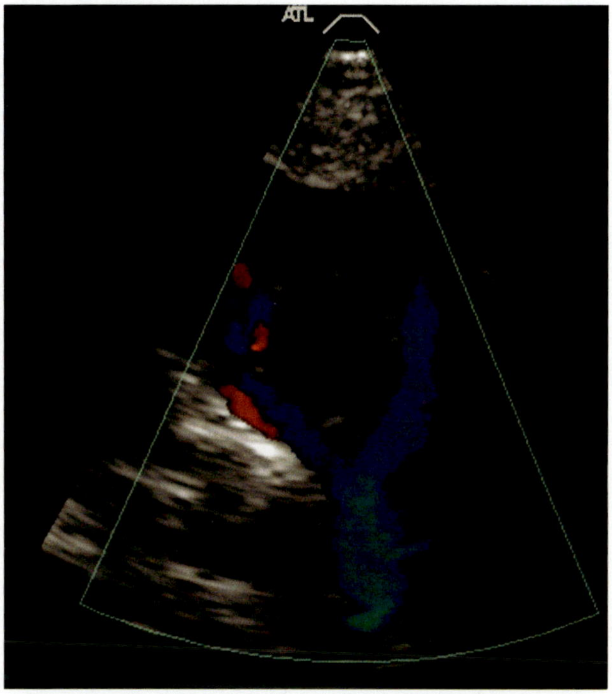

Figura 7.28. Imagem colorida das artérias vertebrobasilares. (Imagem por cortesia de Philips Medical Systems.)

a. Antes de começar o exame, o diâmetro bitemporal (DBT) da criança deve ser medido com paquímetro, para calcular a linha média (DBT/2) e a profundidade esperada das estruturas intracranianas. Deve-se pedir à criança que tente permanecer acordada durante o procedimento. Pode ocorrer um resultado falso-positivo devido a velocidades falsamente elevadas (porque o nível de CO_2 aumentará se o paciente pegar no sono).
b. O paciente deve ser colocado em posição supina, com uma toalha enrolada sob o pescoço, para apoio. Com um transdutor de 2,0 a 2,5 MHz, comece na janela transtemporal, em uma profundidade de volume de amostra regulada para 50 mm. Na profundidade de 36 a 38 mm, localize e registre o sinal mais forte da ACM. O fluxo deve seguir em direção ao transdutor. Denomine isso de "M-1".
c. Trace o trajeto da ACM por intermédio do aumento da profundidade do volume de amostra, registrando o sinal a cada 2 mm.
d. Trace a ACM até a bifurcação entre ACM e ACA. O sinal será bidirecional. Registre o sinal ótimo neste ponto.
e. Trace a ACA (o fluxo se afasta do transdutor) a uma profundidade 4 mm maior do que a da bifurcação. Registre este sinal.

f. Reduza a profundidade do volume de amostra para o nível que tinha na bifurcação, angule o transdutor para baixo e aumente o volume de amostra em 4 mm. Registre aqui o sinal da ACI distal. O fluxo geralmente é turbulento e bruto por causa do ângulo de insonação e da dinâmica de fluxo.

g. Retorne à bifurcação e angule para trás e para baixo, para localizar a ACP. No segmento ACP1 o fluxo segue em direção ao transdutor. Trace a ACP até a linha medial, onde as ACPs se originam da artéria basilar. Registre esse sinal como "TOB" (topo da basilar). O fluxo será bidirecional.

h. Após repetir o protocolo no lado oposto, vire o paciente para o outro lado, com o queixo no peito e coloque o transdutor na base do crânio. Angule o transdutor em direção à ponte do nariz e regule o volume de amostra para 74 mm. Registre aqui o sinal da artéria basilar (AB). O fluxo deve estar na direção do transdutor. Registre uma de três a quatro formas de onda a cada 2 mm.

V. ANÁLISE DIAGNÓSTICA

A. Exame transcraniano com Doppler

1. A Tabela 7.1 identifica a localização e as características das artérias intracranianas.

2. **Colateralidade:**

a. O fluxo na ACA ipsolateral indica fluxo **colateral cruzado.** Isso ocorre por causa do fluxo da ACA contralateral através da artéria cerebral anterior. O aumento das velocidades de fluxo (> 150%) na ACA contralateral também é evidente. Um achado adicional no fluxo colateral cruzado é o decréscimo ou a obliteração do fluxo na ACM ipsolateral quando a ACC é comprimida. Um quarto achado é a resposta positiva às manobras oscilatórias na ACC contralateral.

b. A ocorrência de fluxo retrógrado na artéria oftálmica ipsolateral indica um **fluxo colateral externo-interno.** Isso se deve ao fluxo dos ramos externos da carótida. Com a compressão dos ramos ipsolaterais da ACE, o fluxo na artéria oftálmica decrescerá, será obliterado ou invertido. A artéria oftálmica ipsolateral também terá a pulsatilidade diminuída e a velocidade aumentada.

c. Se as velocidades de fluxo na ACP ipsolateral excederem as da ACM ipsolateral (por exemplo, > 125%), isso indica um **fluxo colateral ântero-posterior.** Um achado adicional é a velocidade de fluxo aumentada na ACP ipsolateral quando da compressão da ACC ipsolateral.

3. **Oclusão:**

a. Os critérios para oclusão são semelhantes aos usados na avaliação de oclusão de outros vasos: ausência da onda de Doppler, um componente diastólico baixo no segmento arterial imediatamente proximal à oclusão e evidências de colateralidade.

b. Freqüentemente, seu diagnóstico é difícil devido às limitações técnicas do exame. As suspeitas de oclusão da carótida interna e da ACM são as que têm diagnóstico mais preciso.

4. **Estenose:**

a. Os critérios para estenose são semelhantes aos usados na avaliação de estenose de outros vasos: aumento da velocidade no local da estenose, com ampliação do espectro, fluxo diastólico proximal ao local da estenose diminuído e velocidade de fluxo diminuída, com turbulência distal ao local da estenose. O diagnóstico de estenose por meio de DTC baseia-se principalmente no aumento das velocidades de fluxo num vaso, em comparação ao vaso contralateral, na mesma posição.

TABELA 7.1. ORIENTAÇÕES PARA DOPPLER TRANSCRANIANO DE ARTÉRIAS INTRACRANIANAS

Vaso	*Janela*	*Profundidade (mm)*	*Velocidade (cm/s)*	*Direção do fluxo*	*Ângulo*
ACM	Transtemporal	30 a 60	55 ± 12	Para o transdutor	Ântero-superior
ACA	Transtemporal	60 a 80	50 ± 11	Oposto ao transdutor	Ântero-superior
ACP (P1)	Transtemporal	60 a 70	39 ± 10	Para o transdutor	Posterior
ACP (P2)	Transtemporal	60 a 70	39 ± 10	Oposto ao transdutor	Posterior
ACI terminal	Transtemporal	55 a 65	55 ± 12	Bidirecional	Ântero-superior
ACI	Transorbitária	60 a 80	47 ± 14	**Parasselar** – para o transdutor Supraclinóide – oposto ao transdutor **Joelho** – bidirecional	Variável
Artéria oftálmica	Transorbitária	40 a 60	21 ± 5	Para o transdutor	Medial
Artéria vertebral	Transforaminosa	60 a 90	38 ± 10	Oposto ao transdutor	À direita e à esquerda da linha medial
Artéria basilar	Transforaminosa	80 a 120	41 ± 10	Oposto ao transdutor	Na linha medial

ACA = artéria cerebral anterior; ACI = artéria carótida interna; ACM = artéria cerebral média; ACP, artéria cerebral posterior.

b. O DTC é mais preciso na identificação de estenose da ACM.

c. À medida que os pacientes envelhecem, as velocidades de fluxo diminuem. Elas estão aumentadas em pacientes anêmicos. Esses aspectos devem ser levados em consideração.

5. **Anemia falciforme**

a. Como as crianças com anemia falciforme freqüentemente estão anêmicas, sua velocidade média de fluxo habitual é mais elevada do que a dos pacientes que têm hematócritos normais.

b. A análise diagnóstica do protocolo do STOP refere-se à ACI e à ACM intracranianas:

Normal	< 170 cm/s
Condicional	170 a 199 cm/s
Anormal	> 200 cm/s (Fig. 7.29)

c. Crianças com resultado normal devem ter acompanhamento anual. Crianças com resultado condicional devem ser reavaliadas em 6 meses, para determinar se houve alguma evolução. Crianças com resultado anormal devem ser reavaliadas em 2 a 4 semanas, para confirmar os achados anormais. Crianças com repetição de resultados anormais podem ser candidatas à terapia transfusional, dependendo da política local.

6. **Malformações arteriovenosas:**

a. As artérias que suprem a malformação têm aumento das velocidades de pico sistólico e diastólico final. Os índices de pulsatilidade são baixos.

b. O fluxo nas artérias adjacentes geralmente é reduzido.

7. **Vasoespasmo:**

a. Esse diagnóstico é mais preciso na ACM.

b. Na ACM, a velocidade normal é inferior a 120 cm/s. A razão ACM/ACI normal (razão hemisférica) é inferior a 3.

c. Para documentar o aumento de velocidade associado ao vasoespasmo, é preciso ter-se uma série de formas de ondas de Doppler.

d. Geralmente, uma velocidade maior do que 200 cm/s indica vasoespasmo intenso.

8. **A morte cerebral:**

a. Pode ser utilizada a ACM. Primeiro o fluxo diastólico decresce, e o índice de pulsatilidade aumenta.

b. A velocidade diastólica final chega a zero e depois reverte.

c. Surge um fluxo reverberatório, seguido por uma onda eriçada, de baixa velocidade sistólica.

d. A fase final é a ausência de fluxo.

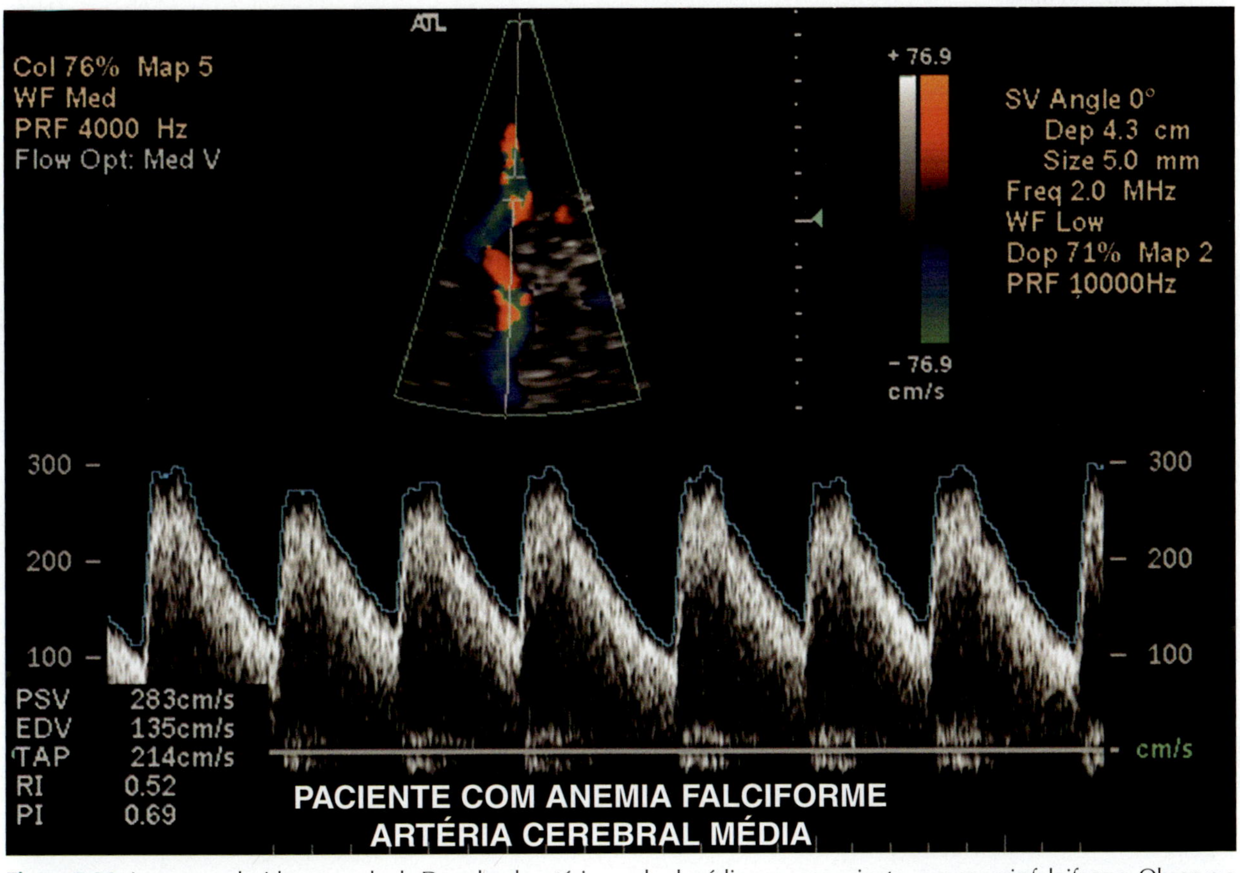

Figura 7.29. Imagem colorida e traçado de Doppler da artéria cerebral média em um paciente com anemia falciforme. Observe o valor anormalmente elevado, de 283 cm/s, da velocidade de pico sistólico. (Imagem por cortesia de Philips Medical Systems.)

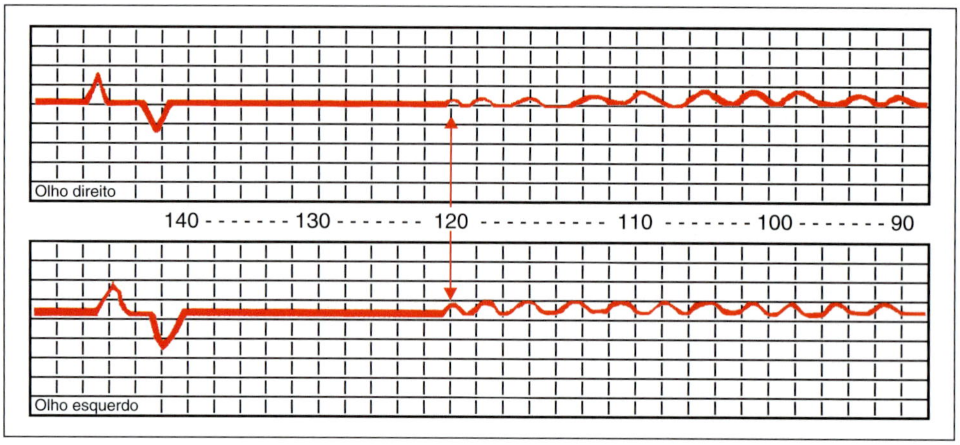

Figura 7.30. Traçados normais de OPG-Gee. Os dois lados parecem ter a mesma pressão sistólica ocular.

9. **Monitoramento intra-operatório:**
   a. O DTC pode ser usado para monitorar a ACM durante diferentes cirurgias cerebrovasculares e cardiovasculares (tais como a endarterectomia da carótida e o desvio cardiopulmonar).
   b. Anormalidades de fluxo podem motivar mudanças na técnica cirúrgica. Um aumento significativo do fluxo na ACM durante a fase da endarterectomia da carótida em que é feito o pinçamento cruzado indica necessidade de se fazer um desvio. A técnica cirúrgica também pode ser alterada em conseqüência de sinais audíveis de microêmbolos. Esses sinais ficarão evidentes através de "oscilações" de grande amplitude na forma de onda.
   c. A janela transtemporal não fica no campo esterilizado; por isso, não é necessária uma cobertura estéril para a sonda. As sondas de DTC são ligadas a um capacete na cabeça do paciente, para monitoramento contínuo da ACM.

B. **Oculopneumopletismografia (OPG-Gee)**

1. A diferença máxima entre as pressões sistólicas oftálmicas tem de ser inferior a 5 mmHg. Se a diferença for superior a 5 mmHg, é provável a existência de doença arterial no lado em que a pressão for mais baixa (Figs. 7.30 e 7.31).
2. Se as pressões sistólicas oftálmicas forem maiores do que 140 mmHg, deve-se medir a amplitude do primeiro pulso. Ela deve ser inferior ou igual a 2 mm.
3. Deve existir uma relação normal entre a pressão sistólica oftálmica (PSO) e a pressão sistólica braquial (PSB):

$$PSO - 39/PSB \geq 0{,}43$$

Em um gráfico de freqüências, essa relação é linear. Os valores acima da linha são normais, e os abaixo da linha são anormais (Fig. 7.32).

C. **Doppler periorbitário**

1. O fluxo na artéria frontal deve ser anterógrado, em direção ao transdutor. Uma reversão do fluxo sinaliza uma lesão hemodinamicamente significativa na ACI ipsolateral.
2. Se o fluxo se reduzir ou se inverter durante as manobras de compressão, a artéria frontal está sendo suprida pelo fluxo colateral da artéria que está

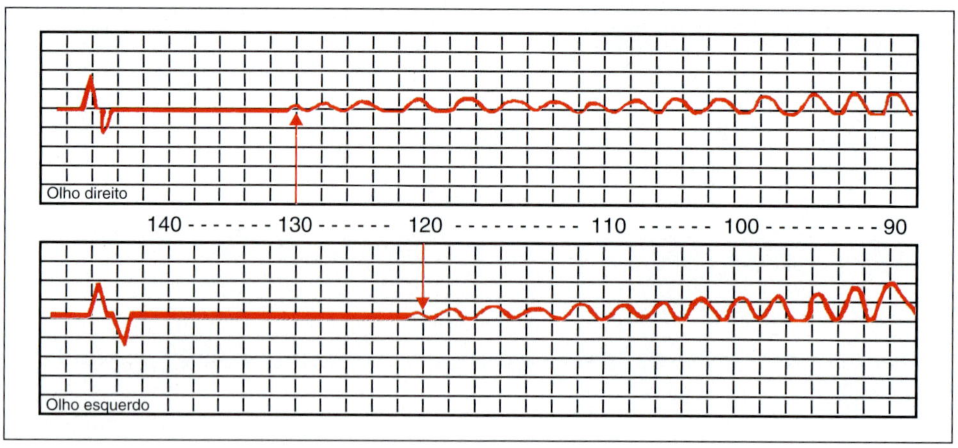

Figura 7.31. Traçados anormais de OPG-Gee. Há uma diferença de pressão maior do que 5 mmHg entre o lado direito e o esquerdo.

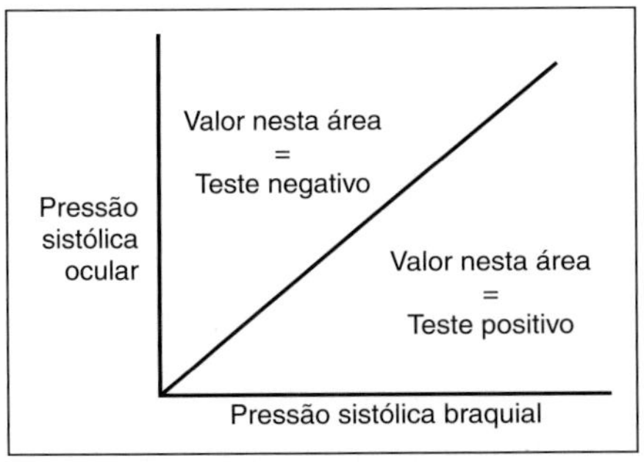

Figura 7.32. Razões entre pressões em OPG-Gee.

sendo comprimida. Isso é secundário a uma lesão hemodinamicamente significativa na ACI.

3. Normalmente, uma compressão da ACC deveria diminuir o fluxo na artéria frontal, porque diminui o fluxo para o cérebro. Dependendo do grau de colateralidade, também pode ser evidenciado um fluxo reverso.
4. Esse teste pode ser repetido usando-se a artéria supra- orbitária, localizada acima do olho, bem como com a artéria frontal.

D. Doppler de onda contínua

1. Os critérios de diagnóstico são os mesmos do dúplex-Doppler.
2. A única diferença é que, no Doppler de onda contínua, as formas de ondas têm espectros mais amplos do que no Doppler pulsado. É porque, com a onda contínua, o tamanho e a profundidade da amostra não podem ser regulados; em conseqüência, todas as velocidades (mesmo as mais lentas, nas margens do vaso) são incluídas.

E. Exames com dúplex-Doppler

1. Os vasos na ultra-sonografia normalmente deveriam apresentar paredes vasculares lisas e duas linhas ecogênicas aproximadamente paralelas, separadas por uma estreita região hipoecóica ou anecóica. Essa região corresponde à interface íntima-lúmen, à média e à interface média-adventícia. Em conjunto, ela é chamada de complexo íntima-média (ou complexo I-M). A espessura não deve exceder 0,8 mm (Fig. 7.33).
2. Nas imagens de Doppler colorido, as áreas de turbulência ou de fluxo de alta velocidade aparecem com um padrão tipo mosaico, em um redemoinho de cores sobre cores. É importante procurar a maior velocidade de pico sistólico ao longo dessa região.
3. As características ultra-sonográficas que diferenciam a ACI de ACE são:
   a. Geralmente, embora nem sempre, a ACI é maior do que a ACE.
   b. A ACI geralmente tem localização látero-posterior enquanto a ACE geralmente, embora nem sempre, tem localização medial-anterior.
   c. A ACE tem ramos visíveis, e a ACI não os possui.
   d. Normalmente a ACI tem fluxo de baixa resistência, com pico sistólico amplo e fluxo diastólico elevado.
   e. A ACE normalmente tem fluxo de alta resistência, com um aumento e um decréscimo agudos nas velocidades sistólicas e uma quantidade relativamente pequena de fluxo diastólico.
   f. A ACE responde a uma "pancada na artéria temporal", enquanto a ACI não responde. Para dar uma pancada na artéria temporal basta bater de leve na têmpora do paciente. O sinal de Doppler oscilará para cima e para baixo.
4. A oclusão da ACI torna-se evidente quando ocorre ausência de cor, e a placa preenche o lúmen. Esse achado pode ser observado freqüentemente na imagem inicial da escala de cinza (Fig. 7.34). Se uma ACI parece estar ocluída, examine-a cuidadosamente com Doppler em cores ou de potência, quanto ao "sinal de colar". Trata-se de um fino fio ao longo da placa, que apresenta um volume de fluxo muito pequeno.

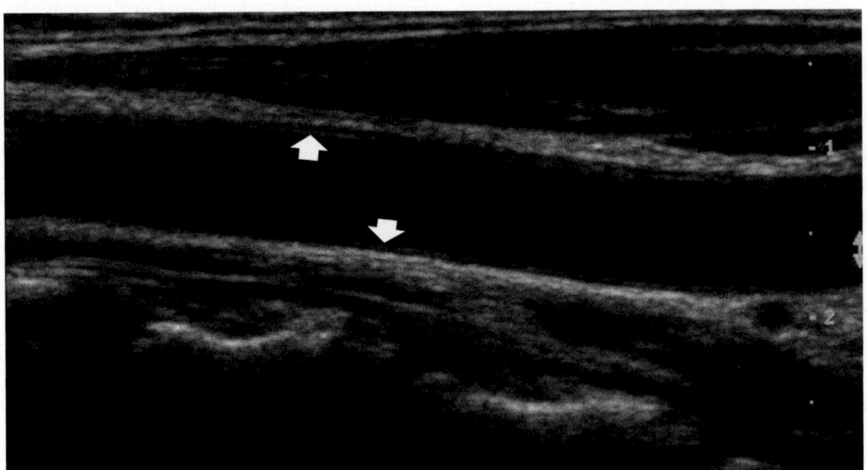

Figura 7.33. Imagem da artéria carótida comum direita demonstrando as paredes lisas da íntima normal (*setas*).

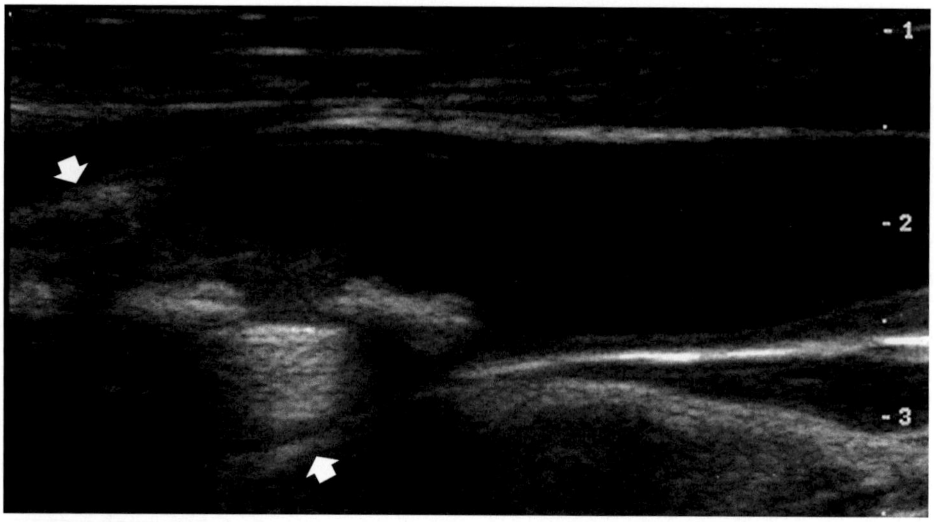

Figura 7.34. Imagem sagital da artéria carótida interna. Observe a completa obliteração do lúmen, por placa (*setas*). (Imagem por cortesia de Philips Medical Systems.)

5. Quando a ACI aparenta estar ocluída, a ACC ipsolateral pode ter o fluxo diastólico diminuído ou ausente, e a ACE pode parecer "interiorizada", com um fluxo diastólico mais elevado. Quando houver oclusão em um lado, as velocidades no outro lado aumentam.
6. Caracterize bem o tipo de placa formado e sua extensão. Os tipos de placas foram listados anteriormente em "Patologia" (Seção II.B.2).
7. Proximalmente à estenose pode-se observar um padrão de fluxo de maior resistência, com fluxo diastólico mais baixo. As velocidades situam-se dentro dos limites normais.
8. No local da estenose, aumentam a velocidade do pico sistólico e a velocidade diastólica final, e ocorre uma ampliação espectral (Fig. 7.35). **Ampliação espectral** é quando a linha espectral se torna mais alargada, preenchendo a janela espectral negra normal. Isso é causado pelas hemácias que se movem com maior variedade de velocidades porque seu padrão normal de fluxo está alterado devido à presença da placa que se intromete no lúmen do vaso. A "pseudo-ampliação espectral" pode ser causada por uma sintonização muito elevada do ganho ou por uma movimentação da parede do vaso quando o volume de amostra do Doppler é grande demais ou está posicionado muito próximo da parede vascular. É normal observar-se ampliação espectral em vasos tortuosos e no bulbo carotídeo, onde este se divide em ACE e ACI. A ampliação espectral também pode ser constatada durante alguns meses após endarterectomia, graças às mudanças na complacência das paredes.
9. Outras causas de ampliação espectral e de aumento de velocidade incluem malformações arteriovenosas, aneurismas, dissecções de paredes arteriais e displasias fibromusculares.
10. Geralmente se observa uma onda "tarda parva", distal à estenose. Ela é um sinal de baixa velocidade e baixa resistência, com um aclive lento para o pico. Um fluxo turbulento também pode ser percebido distalmente à estenose.
11. *Aliasing* é o erro de interpretação do sinal de Doppler que ocorre porque a informação sobre o fluxo é maior do que a metade do limite de Nyquist (freqüência de repetição do pulso ou FRP). O jeito de consertar isso é aumentar a FRP, alterar o ângulo de insonação para diminuir a profundidade do vaso, ou usar uma sonda de onda contínua. Aparentemente, o sinal está "sapeando por aí" e é observado como se fosse proveniente de sob a linha basal. No Doppler colorido, ele aparece como uma região de cores misturadas em redemoinho (Fig. 7.36).
12. O artefato de imagem especular é um artefato comum, que ocorre por uma sintonização muito elevada do ganho ou é produzido por refletores fortes. Se estiver se deslocando em hélice ou em espiral em vez de paralelamente às paredes do vaso, o fluxo normal também pode ter esse aspecto. Você pode tentar diminuir o ganho.
13. A Tabela 7.2 demonstra os critérios de Doppler para estenose.
14. As medidas de velocidade podem ser menos confiáveis quando há variações na fisiologia cardiovascular. As velocidades no local do estreitamento são mais elevadas em pacientes hipertensos do que em pacientes não-hipertensos com estreitamento similar. As velocidades de pico sistólico e diastólico final estarão diminuídas em pacientes que têm redução do débito cardíaco. As arritmias cardíacas, as cardiomiopatias graves, a bradicardia, a estenose aórtica grave ou crítica, um balão aórtico e lesões nas válvulas aórticas também podem afetar as velocidades sistólicas e diastólicas e a forma de ondas. Quando houver uma oclusão ou uma esteno-

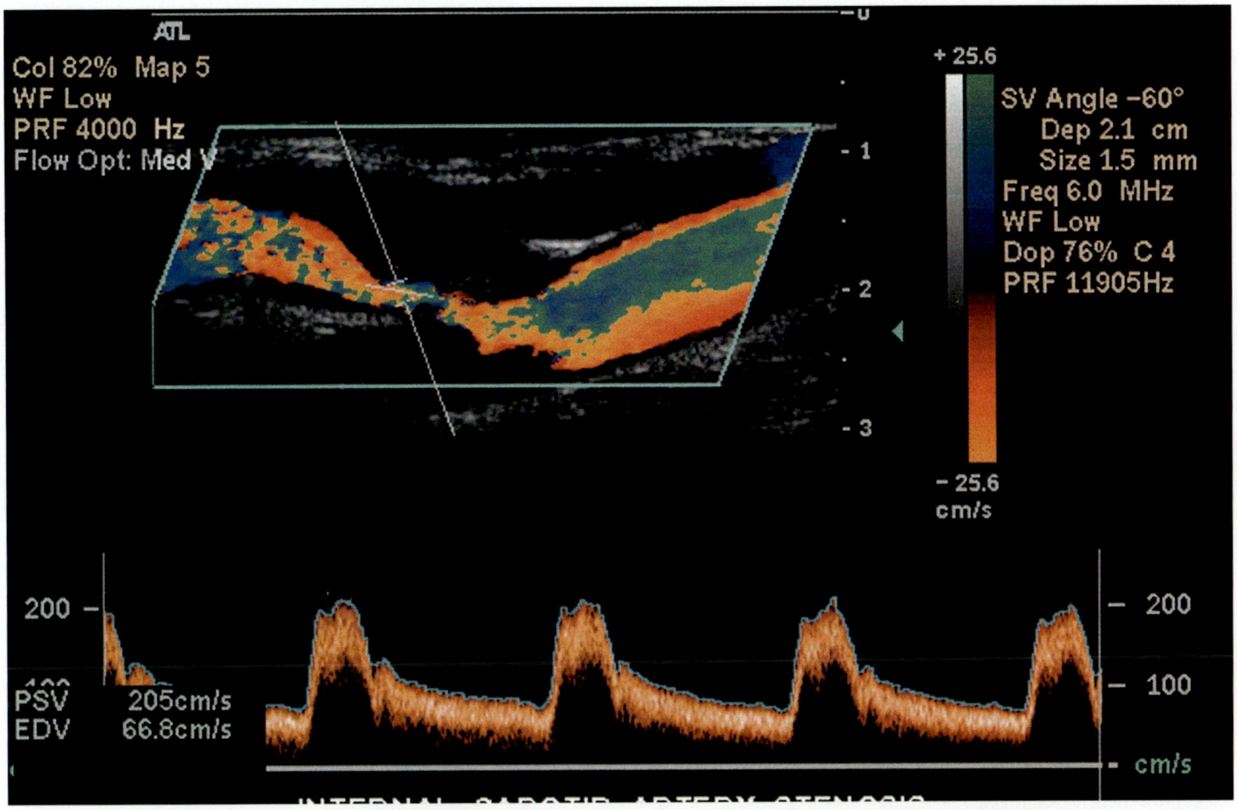

Figura 7.35. Imagem colorida e traçado de Doppler da artéria carótida interna. Observe a alta velocidade de pico sistólico de 205 cm/s e a presença de ampliação espectral. (Imagem por cortesia de Philips Medical Systems.)

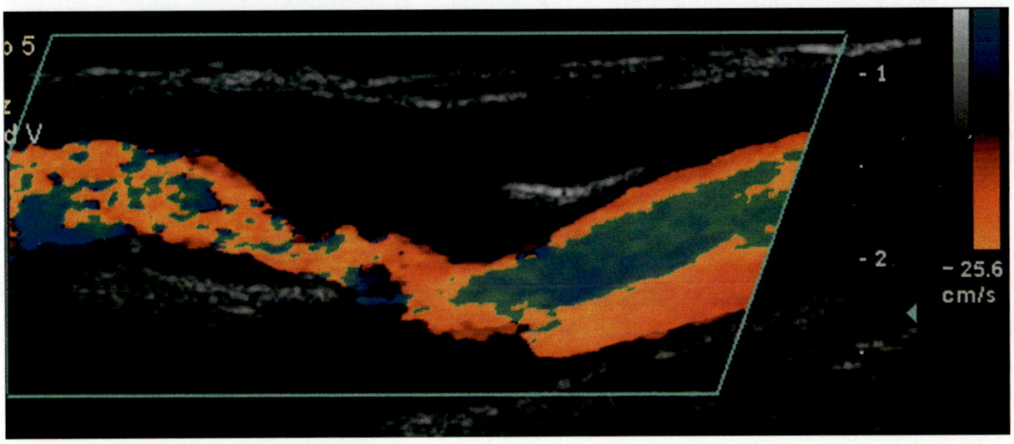

Figura 7.36. Imagem sagital colorida da artéria carótida interna. Observe a mistura das cores no lúmen, representando o *aliasing*. (Imagem por cortesia de Philips Medical Systems.)

se crítica em um lado, as velocidades no lado contrário podem ser afetadas (especialmente nas áreas de estenose). Quando houver uma estenose proximal nas artérias ACC e braquiocefálica, o fluxo pode ficar reduzido.

15. Dois estudos recentes (a seguir) estabeleceram os benefícios terapêuticos da endarterectomia de carótida em pacientes assintomáticos com estenose superior a 60% e em pacientes sintomáticos com estenose superior a 70%:
    a. Os **critérios do NASCET:** Consideram que uma relação VPS de ACI/VPS de ACC maior ou igual a 4,0 é compatível com uma redução maior ou igual a 70% no diâmetro da ACI.
    b. Os **critérios do ACAS:** Consideram que uma VPS maior ou igual a 290 cm/s e uma VDF maior ou igual a 80 cm/s são compatíveis com uma redução maior ou igual a 60% no diâmetro da ACI.
16. As artérias vertebrais devem apresentar fluxo na direção do cérebro. Um fluxo revertido indica síndrome de roubo subclávio. Se o fluxo for bidirecional, indica um roubo parcial. Ele pode ser transformado em roubo completo fazendo-se o paciente

TABELA 7.2. CRITÉRIOS DE DOPPLER PARA ESTENOSE

% de Redução do diâmetro	*Doppler*	*Clinicamente*
Normal	VPS < 1,25 m/s Sem ampliação espectral Janela clara	Normal
1% a 15%	VPS < 1,25 m/s Ampliação espectral mínima na fase decrescente da sístole Janela clara na sístole	Doença mínima
16% a 49%	VPS < 1,25 m/s Ampliação espectral Sem janela	Doença moderada
50% a 79%	VPS > 1,25 m/s Observa-se ↑ de fluxo diastólico Ampliação espectral pronunciada	Moderadamente intensa (hemodinamicamente significativa)
80% a 99%	VPS > 1,25 m/s VDF > 1,40 m/s Ampliação espectral pronunciada	Doença grave (hemodinamicamente significativa)

VDF = velocidade diastólica final.

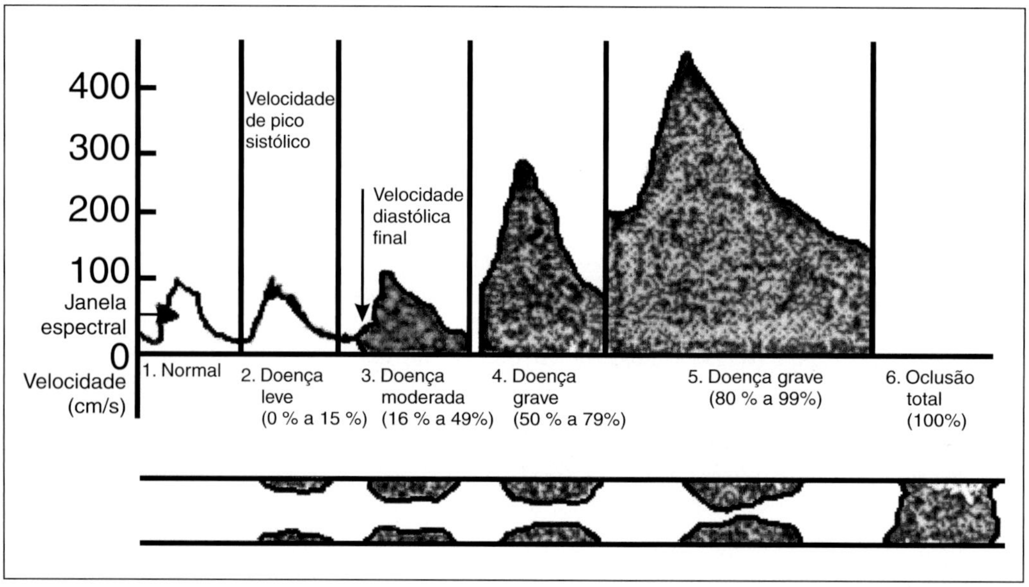

Figura 7.37. Forma espectral da onda de Doppler em fases progressivas de doença da carótida interna. (Reproduzido, com permissão, de Odwin CS, Dubinsky T, Fleischer AC, *Appleton & Lange's review for the ultrasonography examination,* 2nd ed. East Norwalk, CT: Appleton & Lange, 1987.)

exercitar o braço do lado afetado ou instalando nesse braço um manguito para pressão sanguínea, durante alguns minutos, e depois desinflando-o.

17. A Fig. 7.37 fornece um resumo das formas de ondas espectrais de Doppler em fases progressivas de uma doença da ACI.

VI. OUTROS TESTES DIAGNÓSTICOS

A. Angiografia por ressonância magnética.

B. Angiografia. É o teste considerado como o padrão ouro.

C. Angiografia por tomografia computadorizada.

BIBLIOGRAFIA

Archie JP Jr. A fifteen-year experience with carotid endarterectomy after a formal operative protocol requiring highly frequent patch angioplasty. *J Vasc Surg* 2000;31(4):724-735.

Freed KS, Brown LK, Carroll BA. The extracranial cerebral vessels. In: Rumack CM, Wilson SR, Charboneau JW, eds. *Diagnostic ultrasound,* 2nd ed. St. Louis, MO: Mosby Year-Book, 1998:885-919.

Jones A. Transcranial Doppler in the evaluation of pediatric patients with sickle cell anemia: the STOP protocol. In: *Vascular ultra-sound protocol guides – expanding your clinical experience.* Bothell, WA USA: Philips Ultrasound, 2002:22-23.

Katanick S, Hoffman TG. Sonographic and Doppler investigation of the peripheral veins and arteries and the cerebrovascular system. Part I. Peripheral veins and arteries. In: Odwin CS, Dubinsky T, Fleischer AC, eds. *Appleton & Lange's Review for the Ultrasonography Examination,* 2nd ed. East Norwalk, CT: Appleton & Lange, 1987:463-472.

Katz ML, Comerota AJ. Transcranial Doppler: a review of technique, interpretation, and clinical applications. *Ultrasound Q* 1991;8:241-265.

Rumwell C, McPharlin M. Part II. Cerebrovascular evaluation. In: *Vascular technology – an illustrated review,* 2nd ed. Pasadena, CA: Davies Publishing, 2000:121-168.

Tortora GJ, Anagnostakos NP. The cardiovascular system: vessels and routes. In: *Principles of anatomy and physiology,* 6th ed. New York: Harper & Row, 1990:623-627.

Wheeler JM, Wright I, Pugh N, et al. Is there carotid artery aneurysm formation following saphenous vein patch endarterectomy? *Cardiovasc Surg* 2000;8(1):47-50.

CAPÍTULO 8

Validação de Testes e Estatísticas

I. TESTE PADRÃO

É o teste de referência, que se admite que seja "o verdadeiro". Determinar a validade de exames não-invasivos, comparando-os com esse padrão, é importante. A comparação entre os resultados de um experimento e os do teste padrão permite identificar as limitações do teste ou estabelecer um nível de confiança para ele. Idealmente, os resultados coincidirão em 100% das vezes. Na prática, resultados que coincidem em 90% das vezes são considerados bons.

II. CINCO MEDIDAS PARA AVALIAR AS COMPARAÇÕES COM O PADRÃO

A. **Especificidade.** É a capacidade que o teste tem de documentar um resultado normal quando o padrão igualmente documenta um resultado normal. Ela pode ser calculada pela seguinte fórmula:

Falso-negativos/(verdadeiro-negativos + falso-positivos)

B. **Sensibilidade.** É a capacidade que o teste tem de detectar uma doença, que é confirmada por um resultado anormal com o padrão. Ela pode ser calculada pela seguinte fórmula:

Falso-positivos/(verdadeiro-positivos + falso-negativos)

TESTE	Teste padrão +	Teste padrão −
+	**A** (Verdadeiro-positivos)	**B** (Falso-positivos)
−	**C** (Falso-negativos)	**D** (Verdadeiro-negativos)

Figura 8.1. Tabela fatorial 2 × 2.

C. **Valor preditivo positivo.** Fornece a porcentagem de resultados do teste não-invasivo que prevêem corretamente a anormalidade. Ele informa o quanto um resultado positivo é verdadeiramente significativo. Pode ser calculado pela seguinte fórmula:

Verdadeiro-positivos/(verdadeiro-positivos + falso-positivos)

D. **Valor preditivo negativo.** Fornece a porcentagem de resultados do teste não-invasivo que prevêem corretamente a normalidade. Ele informa o quanto um resultado negativo é verdadeiramente significativo. Pode ser calculado pela seguinte fórmula:

Verdadeiro-negativos/(verdadeiro-negativos + falso-negativos)

E. **Acurácia.** É a porcentagem de diagnósticos corretos através de testes não-invasivos. É calculada por: Número total de resultados de testes corretos/Número total de todos os resultados de testes.

III. DEFINIÇÕES DOS RESULTADOS

A. **Verdadeiro-positivo.** O laboratório vascular informa que a doença está presente, e o teste padrão concorda.

B. **Verdadeiro-negativo.** O laboratório vascular informa que a doença está ausente, e o teste padrão concorda.

C. **Falso-positivo.** O laboratório vascular informa que a doença está presente, mas o teste padrão discorda.

D. **Falso-negativo.** O laboratório vascular informa que a doença está ausente, mas o teste padrão discorda.

IV. USO DA TABELA FATORIAL 2 × 2

Um método de cálculo estatístico bem aceito é o ilustrado na Figura 8.1. As cinco medidas pelas quais se calculam as comparações com o teste padrão são:

A. **Especificidade** = D/(B + D)
B. **Sensibilidade** = A/(A + C)
C. **Valor Preditivo Positivo** = A/(A + B)
D. **Valor Preditivo Negativo** = D/(C + D)
E. **Acurácia** = A + D/A + B + C + D

BIBLIOGRAFIA

Rumwell C, McPharlin M. Part IV. *Test validation and statistics.* In: *vascular technology – an illustrated review,* 2nd ed. Pasadena, CA: Davies Publishing, 2000:215-221.

CAPÍTULO 9

Uma Palavra sobre os Controles para Doppler

Para cada equipamento de ultra-som existem diversos controles, que são sempre os mesmos (embora possam estar ordenados de modos diferentes). É importante entender esses controles para otimizar a imagem e não criar uma patologia onde ela não existe. Embora nosso principal objetivo seja os controles do Doppler básico, há também certos controles ultra-sonográficos que são igualmente importantes. Por favor, leve em conta que este livro não abrange todos os controles disponíveis para aparelhos de ultra-som, nem tem a pretensão de tratar da física do ultra-som.

I. CONTROLES BÁSICOS DE ESCALA DE CINZA

A. **Ganho geral e compensação do ganho de tempo (CGT).** No aparelho, eles correspondem, respectivamente, a um botão redondo e a uma série de controles deslizantes. Eles controlam o ganho na escala de cinza ou a intensidade do sinal (o CGT controla o ganho de imagem em diferentes níveis). Controlam o "brilho" da imagem. Em vez de ter muito brilho em algumas áreas e em outras não, é importante manter o ganho apropriado para a imagem toda. O momento de usar sua CGT é quando você tem uma imagem brilhante demais no campo seguinte e uma escura demais no campo anterior (Fig. 9.1). Ajuste as lâminas até sua imagem ficar mais homogênea (Fig. 9.2). O momento de usar seu ganho geral é quando sua imagem, como um todo, está clara demais ou escura demais (Figs. 9.3 e 9.4).

B. **Profundidade.** É um controle para regular a profundidade da imagem. Ele é importante para um ajuste de acordo com a parte do corpo que você está avaliando. Por exemplo, uma veia da perna precisa de uma profundidade maior do que a artéria carótida. Ajuste a profundidade de modo a ter clareza de imagem no centro da tela. Diminua a profundidade ao examinar uma estrutura superficial, para eliminar toda a informação inútil subseqüente àquela estrutura (Fig. 9.5).

C. **Foco.** É um controle importante, que freqüentemente é ignorado. É importante regular o nível do foco (freqüentemente visualizado como uma seta ou um triângulo no lado direito da tela) de acordo com o nível da estrutura que você está examinando. Isso não só otimiza sua imagem em escala de cinza, tornando-a mais nítida, mas também otimiza sua imagem em cores (Fig. 9.6).

II. CONTROLES BÁSICOS PARA CORES

A. **Navegação.** É um controle para manobrar a direção do quadro de cores. É importante direcionar o quadro ao longo da trajetória do vaso, para conseguir um bom ângulo de Doppler. A maioria dos aparelhos de ultra-som permite que você dirija o quadro para a direita, à esquerda, o centro, e reto para baixo. Se o vaso estiver fletido para baixo e para a direita da tela, o quadro deve ser angulado de acordo com ele (Fig. 9.7). Se o quadro não for dirigido corretamente, a cor não preencherá adequadamente o lúmen do vaso, e um observador inexperiente poderá confundir isso com uma oclusão, placa ou trombo (Fig. 9.8). Se o vaso mergulhar logo, em ângulo agudo, pode-se usar a posição central. Outro modo de ajuste disso é "colocar um salto" ou balançar o transdutor, para angular o vaso com o plano em que o quadro de cores se ajuste. Isso é importante de ser feito quando um vaso está perpendicular ao transdutor e atravessado horizontalmente na tela. Com um ângulo de 90 graus em relação ao fluxo não há variação de freqüência e, por isso, haverá pouca ou nenhuma cor no centro do quadro. Em um dos lados pode haver alguma variação, produzindo uma cor, e no outro lado pode ocorrer o mesmo, com a cor oposta. (Em um lado o fluxo segue em direção ao transdutor e no outro lado segue em direção oposta ao transdutor.)

B. **Tamanho.** Ajusta o tamanho do quadro de cores. Deve-se usar o maior quadro que seja apropriado para a área em exame. Quanto maior o quadro, mais lenta será a velocidade da imagem de modo que, se a velocidade da imagem lhe parecer lenta, tente diminuir o tamanho do quadro para abranger somente a área sob exame. É importante cobrir toda a área que você está avaliando (por exemplo, você não quer deixar de fora metade de um pseudo-aneurisma que está tentando avaliar). Também é importante não usar um quadro tão grande que contenha uma porção de informações inúteis, geradoras de confusão e que podem produzir artefatos. Por exemplo, ao avaliar a veia porta esquerda, estreite o quadro para incluir apenas ela. Freqüentemente uma abertura maior do quadro abrange parte do coração, causando um clarão artificial. O for-

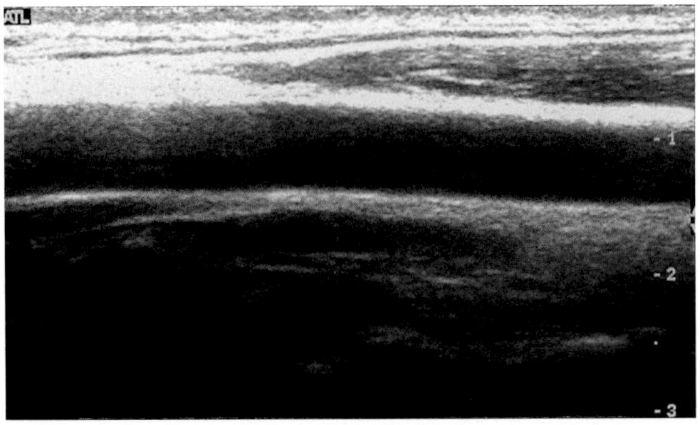

Figura 9.1. A imagem se apresenta clara demais no primeiro plano e muito escura no fundo; por isso o CGT precisa ser reajustado.

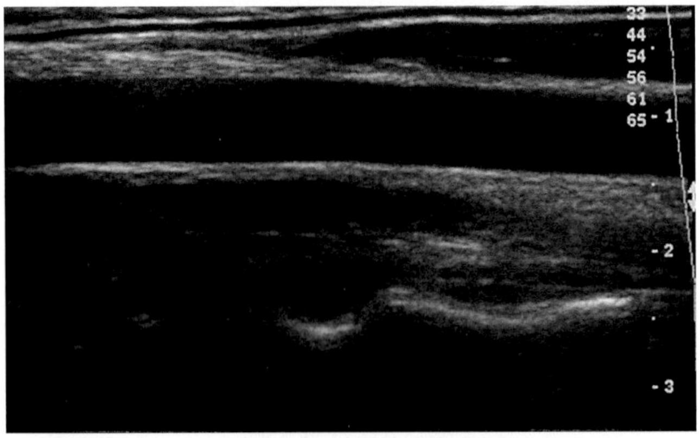

Figura 9.2. A compensação de ganho da imagem da Fig. 9.1 foi reajustada e agora a imagem está mais homogênea.

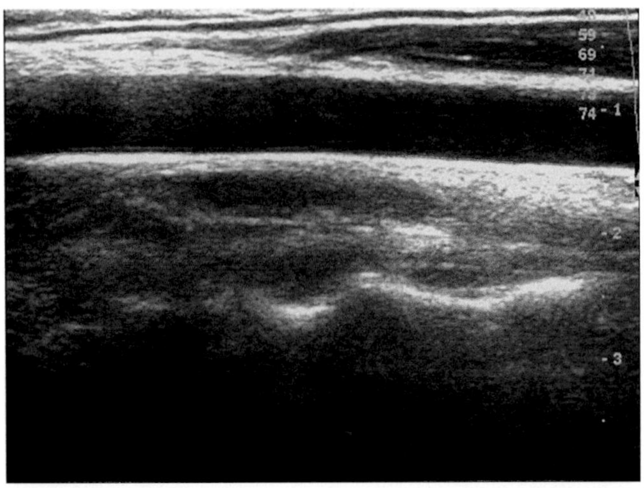

Figura 9.3. Nesta imagem, o ganho geral é muito elevado (a imagem é clara demais).

Figura 9.4. Nesta imagem, o ganho geral é mais escuro do que o necessário.

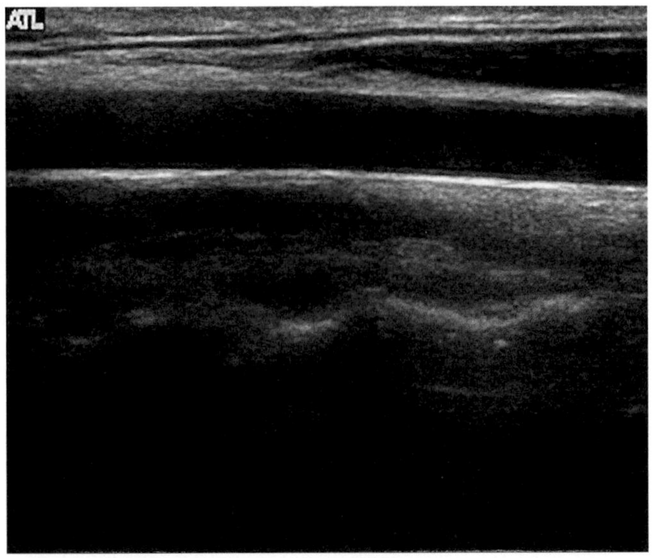

Figura 9.5. É preciso diminuir a profundidade desta imagem, o que irá centralizar o objeto de interesse na tela.

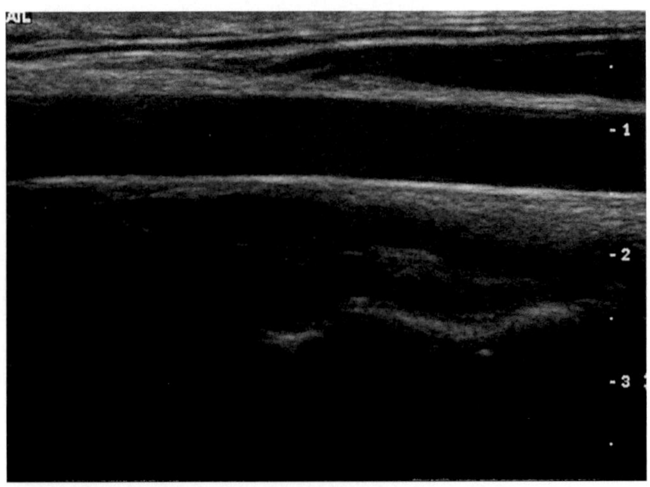

Figura 9.6. O foco desta imagem está incorreto. Ele precisa ser ajustado até o nível do objeto de interesse que, no caso, é a artéria carótida.

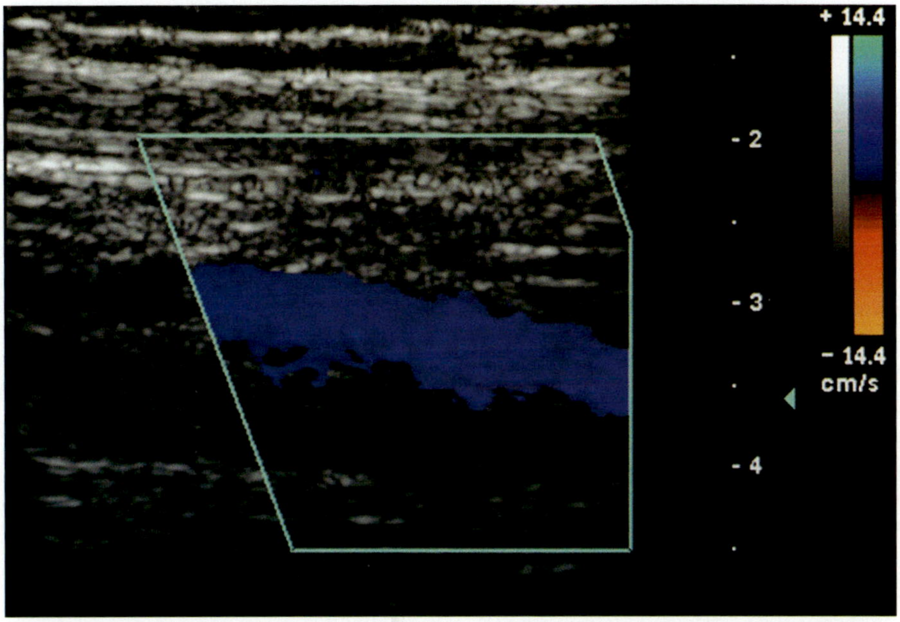

Figura 9.7. Esta imagem demonstra a técnica apropriada para fazer com que o quadro de cores acompanhe o vaso de interesse.

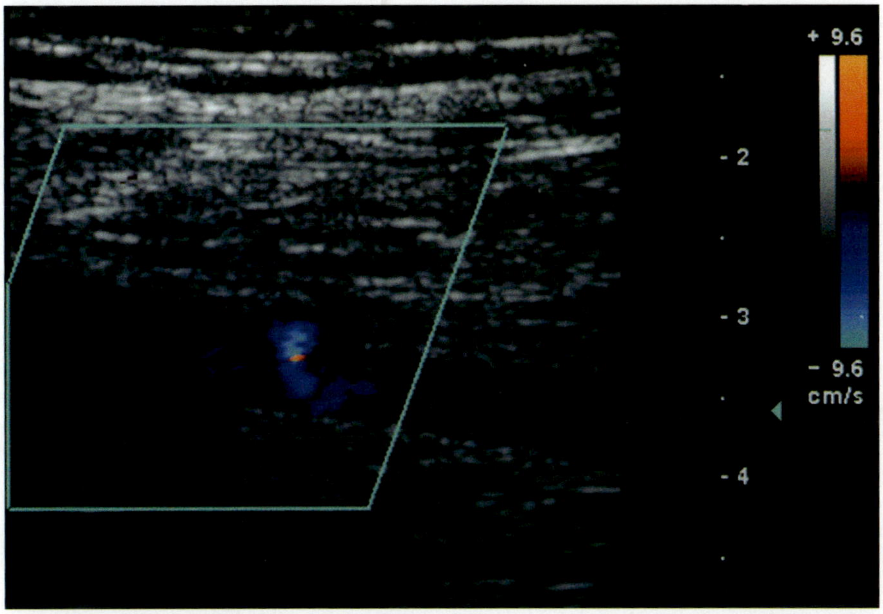

Figura 9.8. O quadro de cores não está acompanhando corretamente a curvatura do vaso, resultando em uma visualização incompleta da cor.

mato do quadro muda de acordo com o transdutor que você está usando (linear *versus* curvo).

C. **Inversão.** É um controle que inverte a cor no mapa de cores. O mapa de cores é a barra no canto superior direito da imagem em cores, que expressa o vermelho e o azul (em tonalidades variadas), um sobre o outro. A cor que estiver no topo é a que será expressa em direção ao transdutor. A cor de baixo afasta-se do transdutor. Freqüentemente é o vermelho que se expressa em direção ao transdutor, enquanto o azul afasta-se dele. A inversão da característica permite que você inverta o mapa, de modo que você pode escolher cores específicas para vasos específicos, qual seja: azul para veias e vermelho para artérias. **Antes de você introduzir alguma modificação, é importante saber qual é a direção normal do fluxo e assegurar-se de que ela está se efetivando no caso.** Se você estiver fazendo uma varredura num plano em que você sabe que a veia porta deveria estar fluindo em direção ao transdutor e que deveria ser vermelha de acordo com a escolha feita no mapa de cores, mas ela aparece em azul, isso indica que o fluxo está invertido (ver na Fig. 2.16). Lembre-se que a direção do fluxo muda em resposta ao ângulo formado com o transdutor. Se você balançar o transdutor angulado para a direita e para baixo, para exibir a veia poplítea, o fluxo segue em direção ao transdutor e aparece em vermelho. Se, para exibi-la, você balançar o transdutor angulado para a esquerda e para baixo, o fluxo afasta-se do transdutor e ela aparece em azul.

D. **Linha basal.** No mapa de cores, existe uma linha basal entre as duas cores, com velocidade zero. A maioria dos aparelhos zera neste ponto intermediário, mas você pode ajustá-lo. Trazer a linha basal mais para baixo, por exemplo, ampliará a gama de velocidades do vermelho e diminuirá a do azul. Isso proporcionará velocidades mais altas no vermelho e diminuirá o *aliasing*.

E. **Ganho de cor.** É um botão redondo que controla o ganho geral de cor ou a intensidade do sinal da cor exibida. Geralmente ele está localizado junto do ganho geral da escala de cinza. Para se obter uma imagem ótima, o ganho deve ser regulado para um nível apropriado. Esse nível é diferente para diferentes estruturas. Se o ganho for calibrado muito alto, o quadro inteiro será preenchido com borrões de cores, e a imagem ficará obliterada (Fig. 9.9). Se o ganho for calibrado muito baixo, não haverá colorido suficiente para preencher a estrutura, o que pode mimetizar uma placa ou trombo (Fig. 9.10). Se o ganho for calibrado baixo demais, as estruturas que têm fluxos mais lentos não serão destacadas. Um bom modo de encontrar a regulagem de ganho adequada é aumentá-lo até que o artefato de borrões preencha a tela e daí ir reduzindo até que a cor preencha apenas as paredes do lúmen, desaparecendo o artefato.

F. **Freqüência de repetição de pulsos (FRP) em inglês, *pulse repetition frequency* (PRF) ou escala.** É um controle para regular a FRP ou os limites de velocidade. Os fluxos com maior velocidade (como o arterial) precisam de uma regulagem de FRP mais alta, e os fluxos de velocidade mais baixos (como alguns fluxos venosos) precisam de regulagens de FRP mais baixas. Se a regulagem da FRP for muito alta, a cor não preencherá o lúmen do vaso e, para o observador inexperiente, ele parecerá ocluído (Fig. 9.11). Comece com as regulagens previstas no manual de regulagens que deve ter sido preparado pelo fabricante do seu aparelho de ultra-som. (Por exemplo, ao examinar veias, use a regulagem para veias periféricas.) Daí, se for necessário, reajuste o seu FRP (Fig. 9.12). Quando estiver tentando captar um fluxo lento (por exemplo, um "sinal de colar" em uma artéria carótida semi-obstruída), diminua a regulagem da FRP até que você veja o fluxo, e não um artefato. Diminuí-la demais pode causar artefato. Para facilitar, quando precisamos localizar fluxos extremamente baixos, geralmente usamos uma FRP de 500 a 700 Hz. Lembre-se, nem todos os aparelhos apresentam a FRP da mesma maneira.

G. **Filtro de paredes.** É um controle que ajusta o filtro para sinais de baixa freqüência. Esses sinais, freqüente-

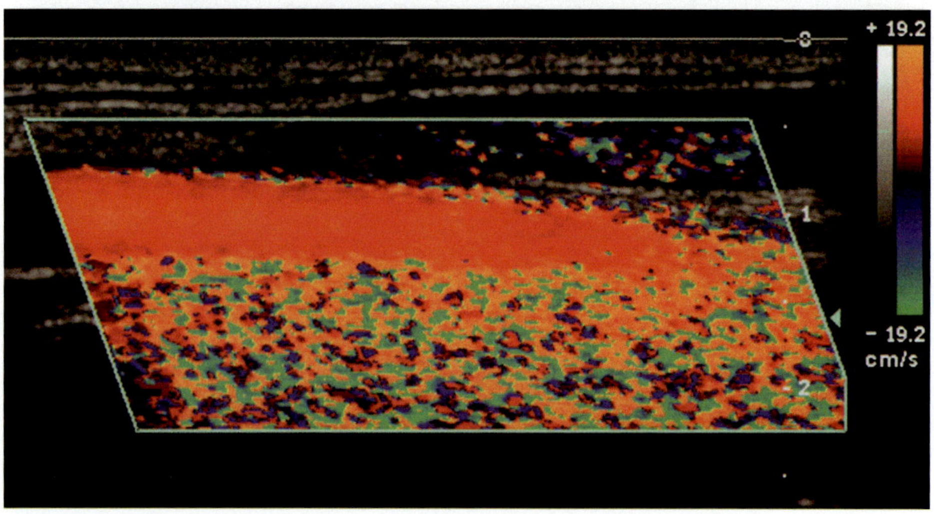

Figura 9.9. Nesta imagem o ganho de cor está regulado alto demais.

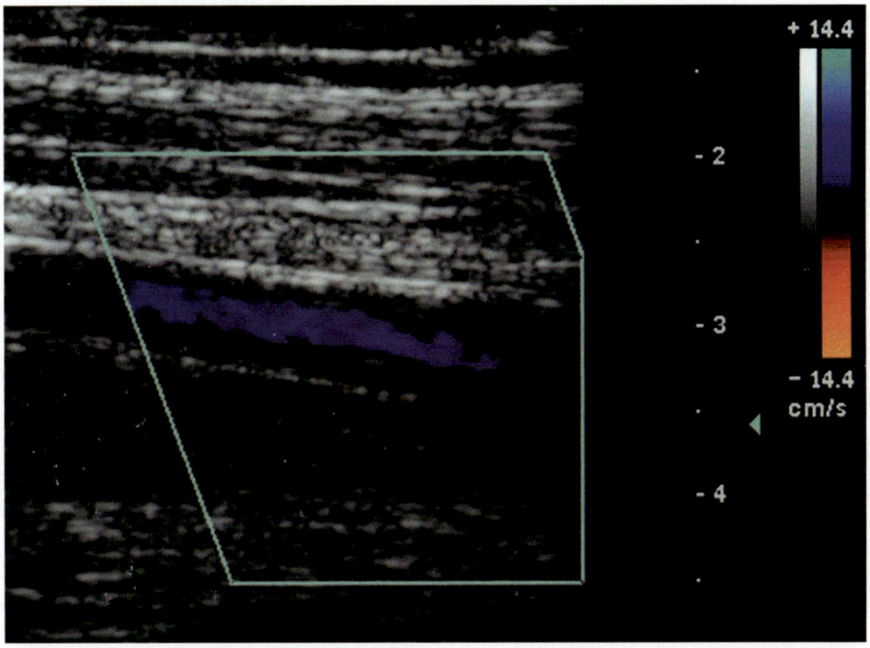

Figura 9.10. O ganho de cor está regulado baixo demais, resultando em pouca cor para preencher o vaso. Isso pode simular uma doença.

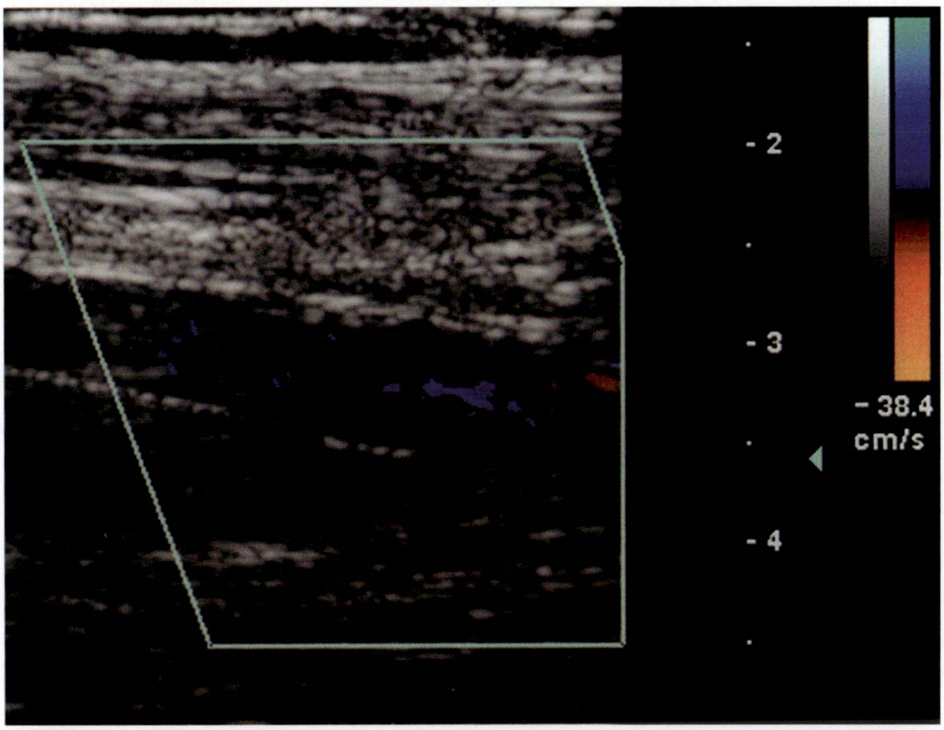

Figura 9.11. A freqüência de repetição de pulsos está regulada alta demais neste vaso, resultando em efeitos semelhantes aos da Fig. 9.10.

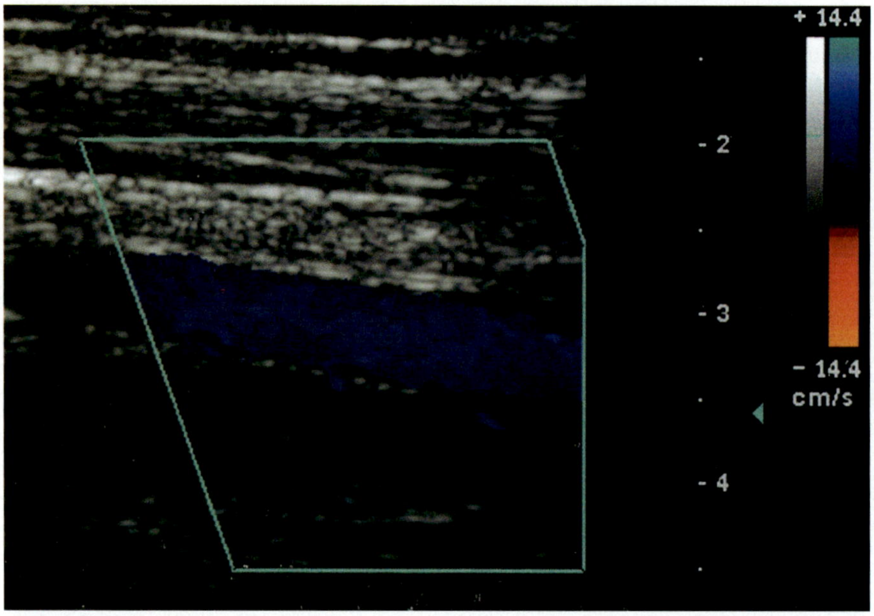

Figura 9.12. Esta imagem apresenta uma regulagem de freqüência de repetição de pulsos apropriada para este vaso.

mente, são um "ruído" e não correspondem a fluxo sanguíneo. Quando se tentam localizar estruturas de baixo fluxo como certas veias, vasos abdominais de fluxo reduzido devido a doenças, fluxo nos testículos ou nos ovários ou um fluxo gotejado através de uma artéria semi-ocluída, a regulagem do filtro de paredes deve ser feita para menos. O filtro de paredes deve ser regulado para intermediário ou alto quando se avaliam estruturas de alto fluxo, como artérias, ou na avaliação de vasos abdominais (onde há muito ruído de fundo). Se a regulagem do filtro de paredes para vasos de baixo fluxo for muito alta, a cor não preencherá o lúmen do vaso e dará uma idéia de placa, trombo ou oclusão, ao observador inexperiente (Fig. 9.13).

H. **Prioridade ou prioridade de escrita.** Este controle é apresentado no canto superior direito da imagem em

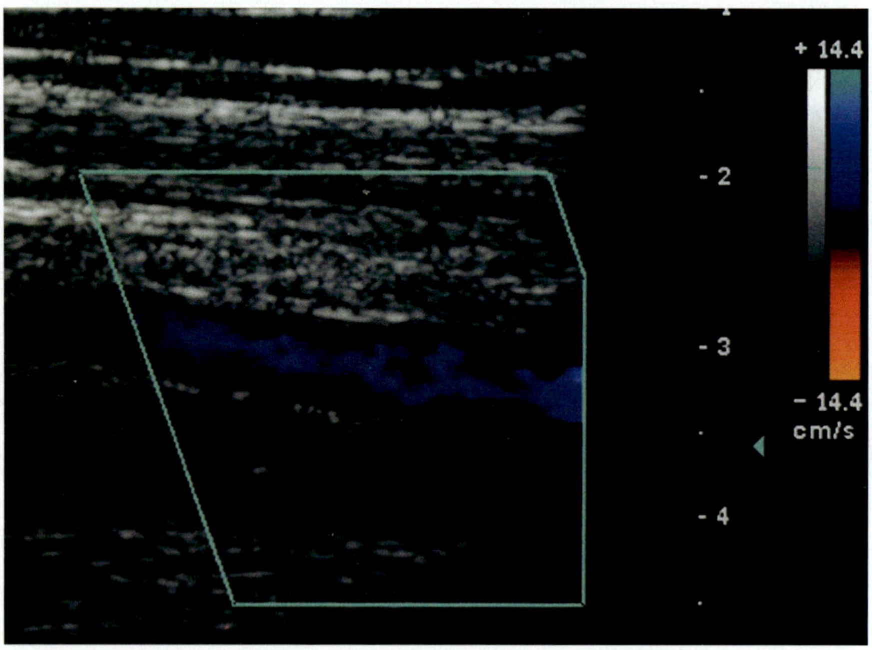

Figura 9.13. O filtro de paredes está com uma regulagem muito alta para o fluxo deste vaso. Isso resulta em um efeito semelhante ao das Figs. 9.10 e 9.11.

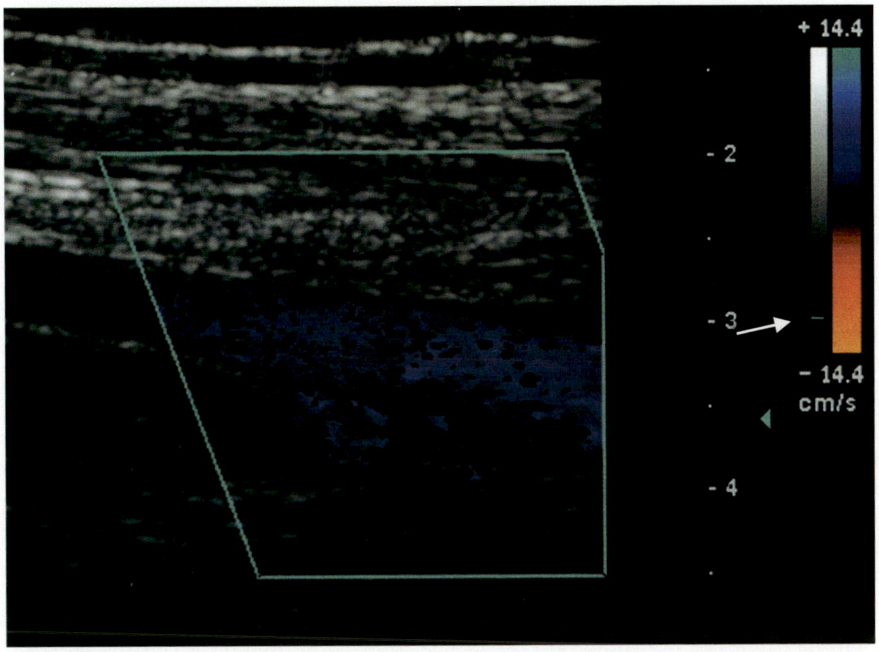

Figura 9.14. A barra de prioridade (*seta*) foi regulada na parte mais escura da escala de cinza, resultando em má visualização da cor.

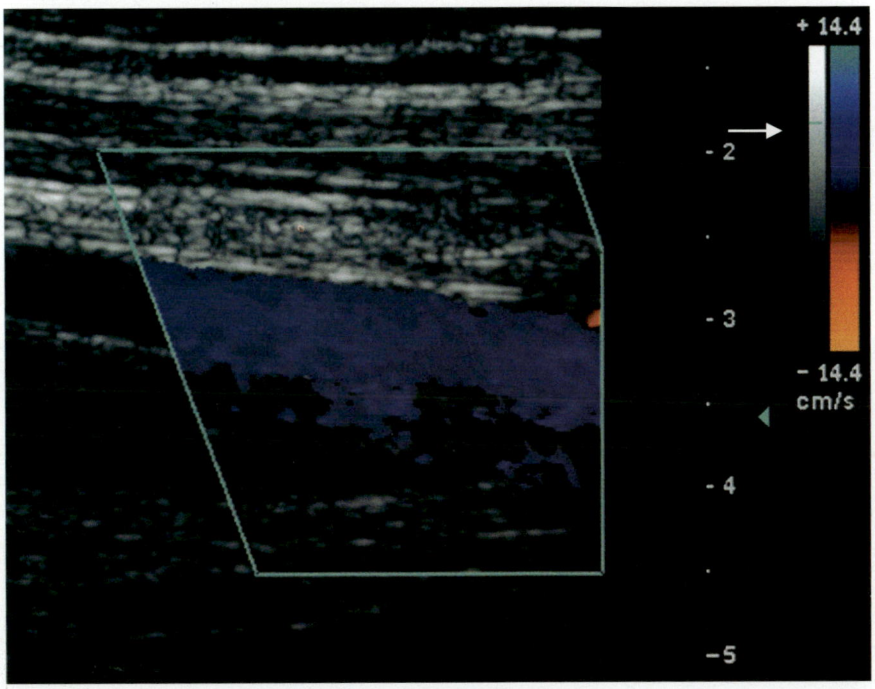

Figura 9.15. A barra de prioridade (*seta*) foi regulada na parte mais suave da escala de cinza, resultando em um preenchimento mais completo do vaso pela cor. Entretanto, é preciso tomar cuidado para não fazer um ajuste muito elevado, porque isso causa um artefato em que a cor "ultrapassa" os limites do vaso.

cores, junto ao mapa das cores. Ele aparece como uma pequena linha, geralmente verde, dentro da barra das tonalidades da escala de cinza. Seu ajuste regula o modo como a cor contrasta com as tonalidades mais claras ou mais escuras da escala de cinza. Ajustada a prioridade para as tonalidades mais escuras da escala de cinza, a cor só se expressará nas áreas que têm a mesma tonalidade nessa escala (Fig. 9.14). Em presença de fluxo a cor não se expressará nas áreas em que as tonalidades da escala de cinza são mais claras. Daí resulta um excesso de informações a partir da escala de cinza e informação insuficiente a partir das cores. Um modo de consertar isso é elevar a prioridade para as zonas mais claras da escala de cinza (Fig. 9.15), de modo que a cor será vista em todas as áreas dessa escala, que se situarem do nível da barra para baixo. Outro modo de resolver isso é diminuir o ganho geral da escala de cinza, dando maior prioridade à cor. Não recomendamos fazer isso porque a redução de seu ganho na escala de cinza reduz desnecessariamente a qualidade da imagem dessa escala. Se a regulagem da prioridade for muito alta, a cor aparecerá artificialmente como um "sangramento" generalizado. Isso produz excesso de informação a partir das cores e informação insuficiente a partir da escala de cinza. Para facilitar, nós geralmente ajustamos a barra de prioridade na parte baixa da metade superior da barra (Fig. 9.12).

III. CONTROLES BÁSICOS DE DOPPLER

A. **Navegação.** Este controle regula o quadro de cores e também a linha do controle do Doppler, quando o aparelho é ligado. Ele também precisa ser angulado de acordo com o vaso. Ver o item "Navegação", da seção "Controles Básicos para Cores" (Seção II.A). A angulação com o vaso é importante para se obter a forma espectral ótima da onda de Doppler.

B. **Tamanho do volume de amostra.** Este controle regula o tamanho do volume de amostra, que geralmente está representado por duas linhas paralelas passando sobre a linha do controle do Doppler. Quando o ângulo certo é usado, a linha do ângulo fica no interior do volume de amostra. O volume de amostra compreende a área do fluxo que é avaliada pelo Doppler. O uso de um volume de amostra menor resultará na exibição de uma área mais estreita do vaso, ao contrário de quando se aumenta o volume de amostra para abranger uma maior amplitude de velocidades ao longo do vaso. Geralmente o melhor é usar um volume de amostra de cerca de um terço do diâmetro do vaso, ou menos. Às vezes é preciso investigar fluxos com volumes menores, ou o paciente se movimenta e faz com que o vaso se mova, e torna-se difícil manter o volume de amostra no vaso. Essas situações garantem um volume de amostra maior. Ao se examinar um vaso normal, é melhor manter o volume de amostra no centro do vaso. Quando há uma estenose, é melhor "deslocar" o volume de amostra através do vaso, para obter a maior velocidade possível.

C. **Correção de ângulo.** Este controle regula o ângulo do volume de amostra. É importante usar o ângulo correto quando se está usando uma onda espectral especificamente para obter medidas. O único momento em que não se precisa de um ângulo correto é quando o vaso está completamente paralelo ao transdutor e o ângulo é de 0 grau. Isso, porém, ocorre poucas vezes na varredura vascular. Geralmente os ângulos ótimos para tal varredura situam-se entre 45 e 60 graus. Qualquer

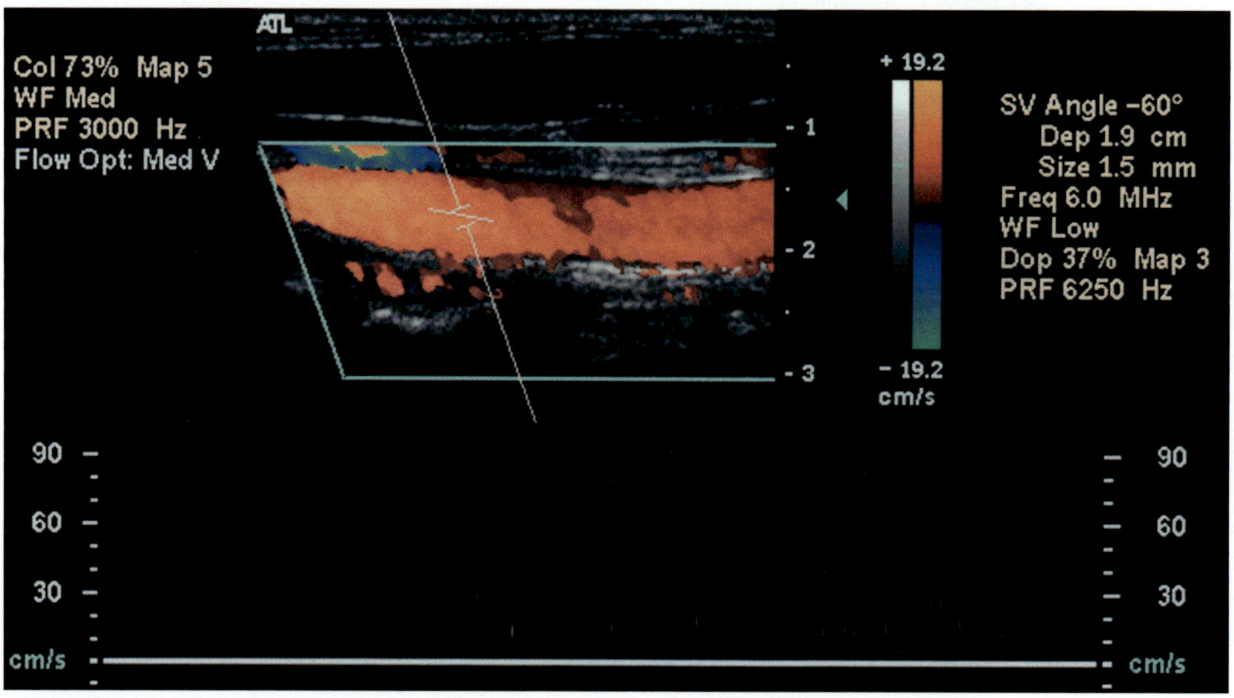

Figura 9.16. O ganho de Doppler está com regulagem baixa demais, tornando difícil a visualização do sinal.

valor acima dos 60 graus resulta em erros significativos nas medidas de velocidade. Em muitos centros, considera-se importante usar exatamente 60 graus, que é o que tem sido usado nos experimentos para a definição dos critérios de medidas de velocidade. Certifique-se de que as paredes do vaso estão paralelas com a linha de correção do ângulo. (Você pode bascular o transdutor quando necessário, para ajustá-lo a uma inflexão do vaso.)

D. **Inversão.** Este controle inverte o sinal do Doppler entre as regiões acima e abaixo da linha de base do Doppler e vice-versa. **É importante saber qual é a direção própria do fluxo e, antes de mudá-la, certificar-se de que isso realmente é necessário.**

E. **Linha de base.** Este controle regula o nível da linha de base na imagem espectral do Doppler. Se a forma de onda for muito grande para a tela e produz *aliasing*, você pode fazer esse ajuste abaixando a linha de base (ou aumentando-a, se a forma de onda estiver sendo exibida abaixo da linha de base). Isso proporciona a exibição de uma amplitude maior de velocidades na região abaixo da linha basal.

F. **Ganho de Doppler.** É um botão redondo, geralmente situado junto aos controles de ganho de cor e de ganho geral na escala de cinza. Ele controla a intensidade do sinal de Doppler exibido. Estruturas diferentes precisam de diferentes quantidades de ganho de Doppler. Um vaso superficial de alta velocidade, como uma carótida, geralmente precisa de um ganho de Doppler menor do que uma veia da panturrilha. Talvez seja necessário elevar o ganho de Doppler quando se tratar de vasos profundos ou de vasos semi-ocluídos. Quando o ganho de Doppler for regulado muito baixo, o sinal é pouco visível (Fig. 9.16). Quando ele é regulado muito alto, um artefato preenche a forma de onda e a região circundante (Fig. 9.17). É importante que o procedimento não seja confundido com uma ampliação espectral verdadeira.

G. **PRF ou escala.** Este controle regula a PRF. Um vaso onde há maior velocidade precisa de maior PRF, e um vaso onde a velocidade é mais baixa precisa de menor PRF. Quando se regula a FRP baixo demais com relação à velocidade no vaso, ocorre *aliasing*. O sinal da forma de onda de Doppler se apresenta como se estivesse "enrolado ao redor" da linha de base (Fig. 9.18). A PRF tem de ser aumentada. Se a PRF for regulada muito alta em relação à velocidade no vaso, a forma de onda de Doppler se apresenta como um sinal pequenino, que torna difícil a avaliação correta (especialmente se você está querendo avaliar um sinal de ampliação de espectro) (Fig. 9.19). Em uma regulagem adequada, a PRF exibe uma forma de onda que preenche apropriadamente o mostrador do espectro (Fig. 9.20).

H. **Filtro de paredes.** Este é um comando que ajusta os sinais de baixa freqüência, no filtro. Freqüentemente os sinais de baixa freqüência causam "ruídos" e não correspondem a fluxo sanguíneo. Uma regulagem baixa do filtro de paredes permite a visualização de sinais de baixa freqüência. Uma regulagem alta do filtro de paredes remove a maior parte da informação de baixa

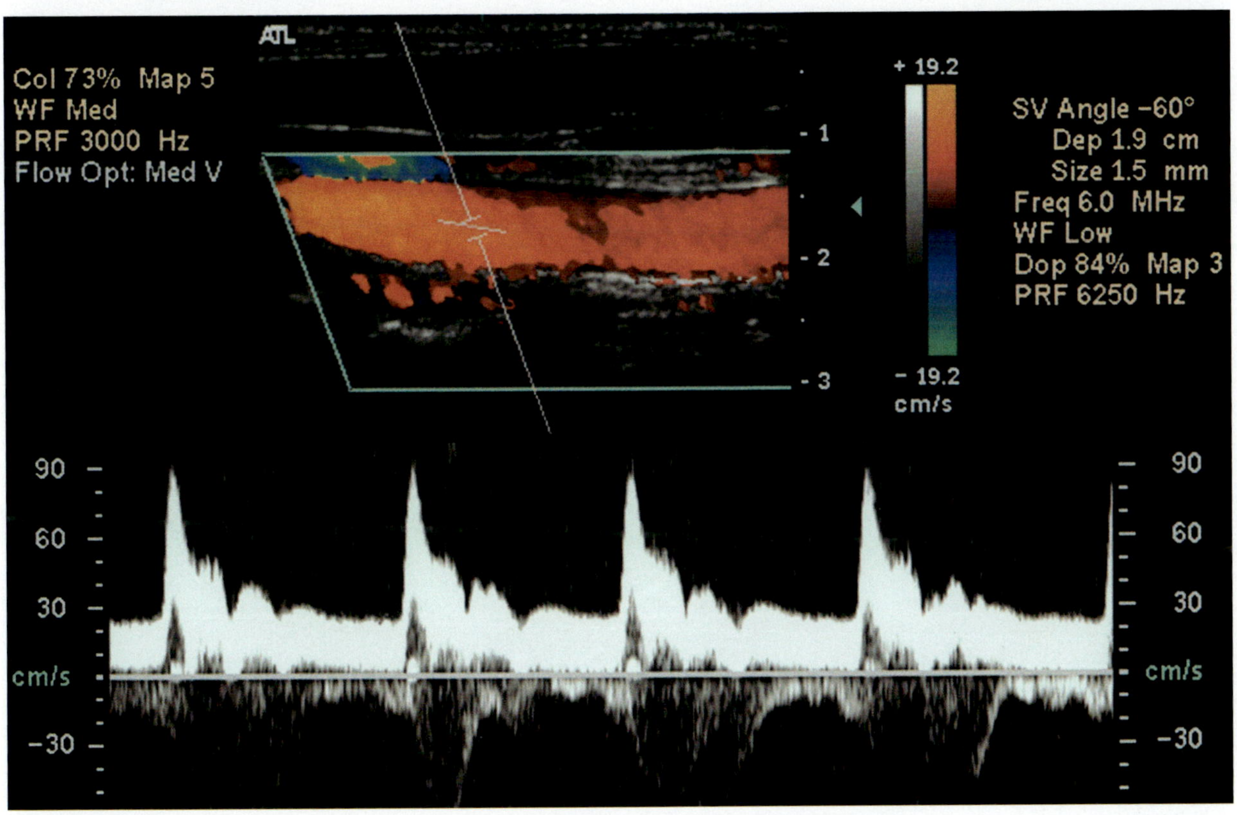

Figura 9.17. O ganho de Doppler está com regulagem alta demais, criando artefatos e ruídos.

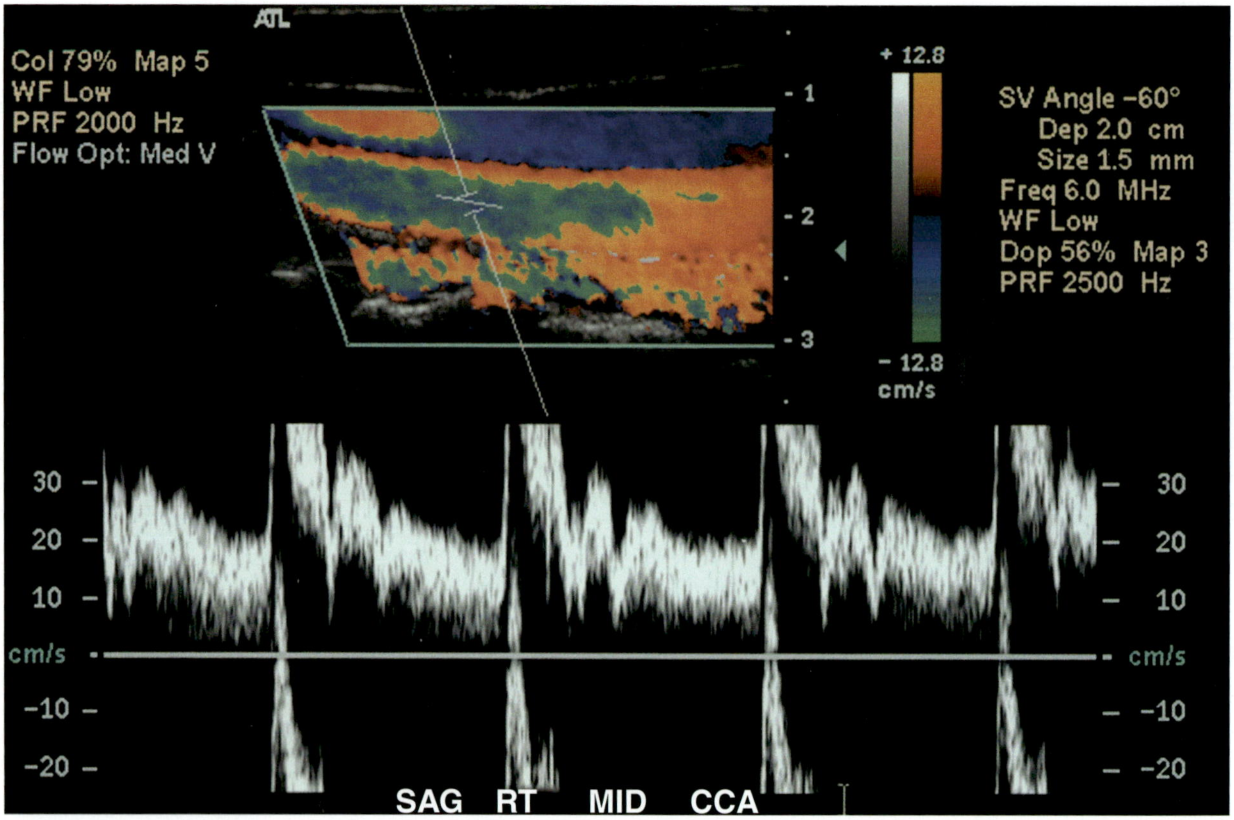

Figura 9.18. A freqüência de repetição de pulsos (PRF) está com regulagem baixa demais para este sinal de Doppler, resultando em *aliasing*.

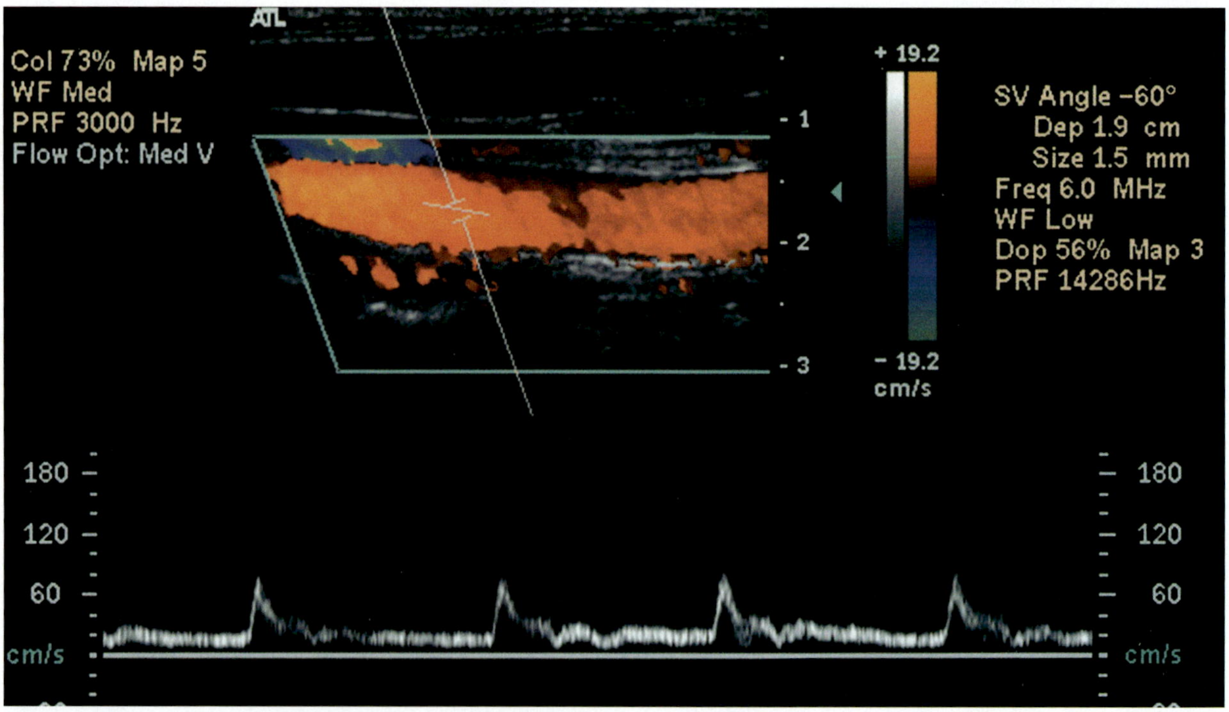

Figura 9.19. A freqüência de repetição de pulsos (PRF) está com regulagem alta demais para este sinal de Doppler. Isso torna o sinal pequeno demais e difícil de avaliar.

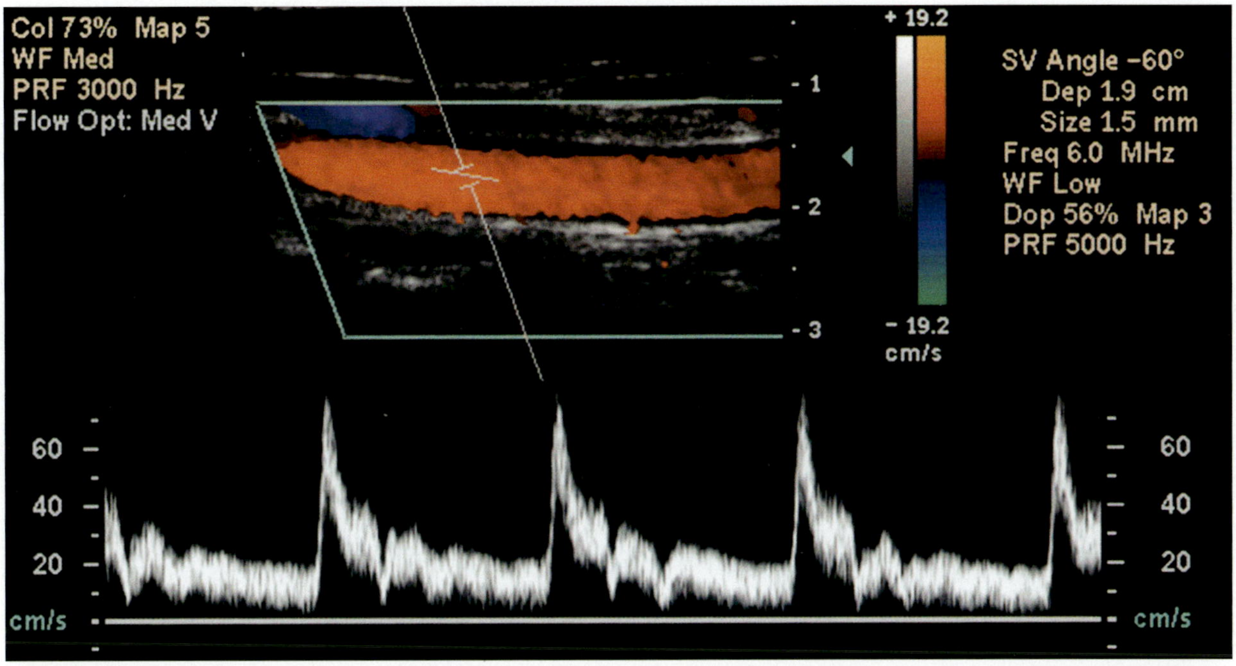

Figura 9.20. Esta forma de onda espectral está com uma regulagem apropriada da freqüência de repetição de pulsos (PRF).

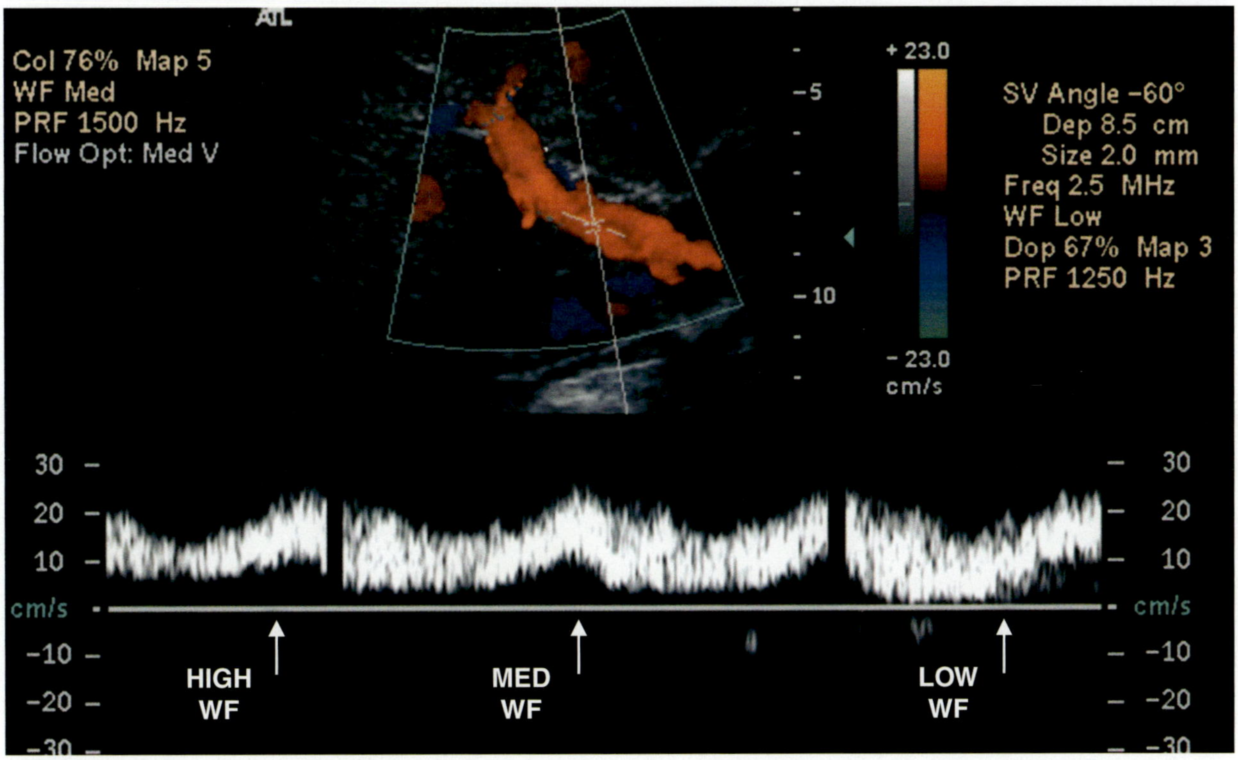

Figura 9.21. Estas formas de ondas espectrais de Doppler demonstram as diferenças entre as regulagens baixa, média e alta do filtro de paredes.

freqüência (Fig. 9.21). Freqüentemente ela é usada quando há muito ruído no ambiente, como é o caso da varredura da aorta abdominal. O filtro de parede baixo é usado em vasos com baixa velocidade, como as veias da panturrilha.

I. **Velocidade de varredura.** Este comando muda a velocidade de apresentação do espectro de Doppler. Caracteristicamente, ele pode ser mudado de lento para médio e rápido. Geralmente se usa uma velocidade de varredura média. Entretanto, em certos casos, como em exames para estenose renal, uma velocidade maior pode ser útil. A forma de onda aparece ligeiramente esticada, o que torna mais fácil determinar onde está o primeiro pico, permitindo medir o tempo de aceleração.

BIBLIOGRAFIA

Ridgeway DP. Color flow scanning. In: *Introduction to vascular scanning: a guide for the complete beginner,* 2nd ed. Pasadena, CA: Davies Publishing, 2001:194-200.

APÊNDICE

Questões de Revisão

1. O nome da camada mais externa da parede de um vaso sanguíneo, que é composta de colágeno e fibras elásticas, é:
   a. Túnica íntima.
   b. Túnica adventícia.
   c. Túnica interna.
   d. Túnica média.
2. Qual é a parte do sistema circulatório que tem a maior resistência ao fluxo sanguíneo?
   a. Vênulas.
   b. Capilares.
   c. *Vasa vasorum*.
   d. Arteríolas.
3. A respeito das veias, qual das seguintes afirmativas é **FALSA**?
   a. As veias contêm válvulas para evitar o refluxo do sangue.
   b. A túnica íntima das veias é mais fina do que a das artérias.
   c. A túnica externa das veias é mais espessa do que a das artérias.
   d. A túnica média das veias é mais espessa do que a das artérias.
4. Os dois fatores primários determinantes do fluxo sanguíneo são:
   a. Os capilares e o *vasa vasorum*.
   b. A viscosidade do sangue e o comprimento do vaso sanguíneo.
   c. A pressão sanguínea e a resistência.
   d. A resistência e o débito cardíaco.
5. Qual é o débito cardíaco em um adulto normal em repouso?
   a. 5,25 L/min.
   b. 5,75 L/min.
   c. 7,85 L/min.
   d. 7,25 L/min.
6. Qual é a definição de volume sistólico?
   a. É a velocidade do sangue no centro da corrente.
   b. É a "densidade" do sangue.
   c. É a quantidade de sangue ejetada de cada ventrículo em uma sístole.
   d. É o volume de sangue no ventrículo esquerdo.
7. Qual d(a)(o)s seguintes **NÃO** tem uma relação diretamente proporcional com a pressão sanguínea?
   a. O débito cardíaco.
   b. O raio do vaso sanguíneo.
   c. O volume de sangue.
   d. A resistência periférica.
8. Qual das seguintes **NÃO** causa aumento da viscosidade sanguínea?
   a. Desidratação.
   b. Queimadura grave.
   c. Policitemia.
   d. Anemia.
9. Qual das seguintes aumenta a resistência?
   a. O aumento do raio do vaso sanguíneo.
   b. Uma diminuição na viscosidade do sangue.
   c. A diminuição do raio do vaso sanguíneo.
   d. A diminuição do comprimento do vaso sanguíneo.
10. O que é Lei de Poiseuille?
    a. É um número "adimensional" que revela o ponto em que o fluxo se torna turbulento.
    b. É uma equação que descreve a relação entre resistência, pressão e volume de fluxo.
    c. É uma equação que demonstra a existência de uma relação inversamente proporcional entre pressão e velocidade.
    d. É uma equação que revela a velocidade máxima no centro da corrente.
11. O fluxo se torna turbulento quando o número de Reynolds excede:
    a. 2.000.
    b. 3.000.
    c. 5.000.
    d. 8.000.
12. O que é que a Equação de Bernouilli descreve?
    a. Que a pressão aumenta, quando a velocidade aumenta.
    b. Que a pressão diminui, quando o raio aumenta.
    c. Que a viscosidade aumenta, quando a velocidade aumenta.
    d. Que a pressão diminui, quando a velocidade aumenta.
13. Fluxo de baixa resistência é encontrado em todas as artérias abaixo, **EXCETO** na:
    a. Artéria carótida interna.
    b. Artéria renal.
    c. Artéria ilíaca.
    d. Artéria hepática.

14. Fluxo de alta resistência é encontrado em todas as artérias abaixo, **EXCETO** na:
- **a.** Aorta.
- **b.** Artéria mesentérica superior.
- **c.** Artéria carótida externa.
- **d.** Artéria vertebral.

15. O que é aterosclerose?
- **a.** Uma dilatação na parede arterial.
- **b.** Um estado de fluxo elevado devido ao nervosismo do paciente.
- **c.** Um espessamento, enrijecimento e deposição de placa na parede íntima das artérias, que pode causar estenose.
- **d.** O estreitamento da aorta.

16. Todos os seguintes são tipos de aneurismas, **EXCETO**:
- **a.** A coarctação.
- **b.** O fusiforme.
- **c.** O sacular.
- **d.** O pseudo-aneurisma.

17. Um aneurisma aórtico abdominal é considerável se seu diâmetro, em cm, for maior do que:
- **a.** 5
- **b.** 4
- **c.** 3
- **d.** 2

18. Um aneurisma abdominal é considerado emergência cirúrgica se tiver mais do que ____ cm.
- **a.** 2
- **b.** 6
- **c.** 4
- **d.** 3

19. Na imagem de ultra-som, a veia cava inferior (VCI) distingue-se da aorta por todas as características abaixo, **EXCETO**:
- **a.** A aorta nunca toca o fígado, enquanto a VCI o faz.
- **b.** A aorta afila-se no sentido súpero-inferior, a VCI tem forma de "rede".
- **c.** A aorta tem paredes mais espessas.
- **d.** A VCI tem maior número de ramos visíveis do que a aorta.

20. O que é a síndrome de Budd-Chiari?
- **a.** Um tumor na aorta.
- **b.** Um alargamento da veia cava interior.
- **c.** Um trombo nas veias hepáticas, impedindo o fluxo de sangue do fígado para a veia cava.
- **d.** Uma anomalia congênita em que as veias hepáticas drenam diretamente no átrio direito.

21. A hipertensão porta pode ser devida a todas as causas abaixo, **EXCETO**:
- **a.** Um trombo na aorta.
- **b.** Trombose da veia porta.
- **c.** Cirrose.
- **d.** Síndrome de Budd-Chiari.

22. Os sinais de ultra-som da síndrome de Budd-Chiari abrangem todos os seguintes, **EXCETO**:
- **a.** Hipertrofia do lobo caudado.
- **b.** Perda de visibilidade das veias hepáticas.
- **c.** Trombo ou tumor no interior do lúmen de uma veia hepática.
- **d.** Aumento da visibilidade das veias hepáticas.

23. O que é a transformação cavernosa da veia porta?
- **a.** Longas colaterais se desenvolvem em resposta à trombose crônica da veia porta.
- **b.** A veia porta se alarga em diversos espaços císticos, chamados cavernas.
- **c.** A veia porta se encolhe e desaparece em resposta à trombose crônica da veia porta.
- **d.** Em caso de trombose da veia porta, a veia umbilical se torna patente e assume o papel da veia porta.

24. A respeito da artéria mesentérica superior (AMS), qual das seguintes afirmações é **VERDADEIRA?**
- **a.** A AMS está localizada 3 cm distalmente com relação ao eixo celíaco.
- **b.** A forma de onda pré-prandial normal da AMS é de baixa resistência, e a forma pós-prandial normal é de alta resistência.
- **c.** Havendo isquemia mesentérica, a forma de onda da AMS pós-prandial continuará de alta resistência, e a velocidade diminuirá.
- **d.** A forma de onda pré-prandial normal da AMS é de alta resistência, e a forma pós-prandial normal é de baixa resistência.

25. Na estenose da artéria renal, todas as características seguintes são verdadeiras, **EXCETO** a de que:
- **a.** A estenose da artéria renal pode ser causada por arteriosclerose ou por hiperplasia fibromuscular.
- **b.** Velocidades de pico sistólico maiores do que 180 cm/s e uma relação renal/aórtica maior do que 3,5 indicam uma redução de diâmetro maior do que 60%, de acordo com os critérios da Universidade de Washington.
- **c.** Velocidades de pico sistólico maiores do que 150 cm/s e uma relação renal/aórtica maior do que 2,5 indicam uma redução de diâmetro maior do que 60%, de acordo com os critérios da Universidade de Washington.
- **d.** A ausência de deflexão (ou sua presença imediatamente antes do pico sistólico), juntamente com uma onda com forma reprimida, indica estenose de pelo menos 60%.

26. Todos os sinais de ultra-som abaixo são indicativos de rejeição de transplante renal, **EXCETO**:
- **a.** Aumento do tamanho do transplante renal.
- **b.** Áreas hiperecóicas no parênquima.
- **c.** Ecogenicidade cortical aumentada.
- **d.** Diminuição do tamanho do transplante renal, com rejeição crônica.

27. Ao se avaliar um transplante renal, os índices normais de resistência da artéria arqueada variam de:
    a. 0,7 a 0,9.
    b. 0,2 a 0,3.
    c. 0,5 a 0,7.
    d. 0,6 a 0,8.

28. A artéria femoral comum se divide em:
    a. Artéria ilíaca interna e artéria ilíaca externa.
    b. Artéria femoral superficial e artéria profunda.
    c. Artéria femoral superficial e artéria poplítea.
    d. Artéria fibular e artéria femoral profunda.

29. Qual o significado do termo *iatrogênico*?
    a. Um evento causado por cirurgia e/ou por procedimento envolvendo punção arterial ou venosa.
    b. Uma pequena bolsa de sangue em movimento, ligada a uma artéria através de uma pequena abertura.
    c. Uma dilatação na parede arterial.
    d. Uma inserção muscular anormalmente posicionada.

30. Um aneurisma de artéria periférica geralmente exige reparação se for igual ou maior do que ____ cm:
    a. 5.
    b. 4.
    c. 3.
    d. 2.

31. Uma doença que causa inflamação de artérias (ou veias), impedindo o fluxo sanguíneo, é chamada ________. Ela sempre começa em vasos palmares ou plantares e evolui centralmente, impedindo a colateralidade.
    a. Síndrome de aprisionamento.
    b. Síndrome de compartimento.
    c. Tromboangiite obliterante.
    d. Doença de Raynaud.

32. Os sintomas geralmente associados à doença arterial crônica dos membros inferiores compreendem:
    a. Claudicação, dor torácica e formigamento no couro cabeludo.
    b. Icterícia, dor em repouso e espessamento das unhas dos pés.
    c. Tumefação, vermelhidão, calor na perna, ao toque; úlceras e vertigens.
    d. Claudicação, dor em repouso e diminuição ou ausência de pulsações palpáveis.

33. Uma das causas de doença aguda dos membros inferiores pode ser:
    a. Síndrome de Raynaud.
    b. Tabagismo.
    c. Quimioterapia.
    d. Doença de Buerger.

34. A claudicação por causa das panturrilhas indica uma doença da artéria:
    a. Femoral comum.
    b. Femoropoplítea.
    c. Aortoilíaca.
    d. Plantar.

35. O manguito usado no exame de pressão segmental deve ser _____% mais largo do que o diâmetro do membro e _____% mais largo do que a circunferência do membro.
    a. 20 a 25, 40.
    b. 30 a 35, 50.
    c. 10 a 20, 30.
    d. 40 a 45, 40.

36. As pressões segmentares podem estar falsamente elevadas quando:
    a. O paciente é muito magro.
    b. O paciente está deitado em supino.
    c. A largura do manguito é 20% a 25% maior do que o diâmetro do membro.
    d. Os vasos do paciente estão calcificados.

37. Para que se usa a oximetria transcutânea?
    a. Para determinar o local da doença em um membro.
    b. Para determinar o diâmetro de um vaso.
    c. Para determinar a cicatrização de um ferimento e o nível de amputação de um membro.
    d. Para determinar o tempo que o paciente consegue andar antes de começar a claudicar.

38. Todos os sinais abaixo correspondem a estenose arterial, **EXCETO**:
    a. A amplificação espectral.
    b. Um aumento na velocidade de pico sistólico.
    c. A forma de onda monofásica.
    d. Uma janela espectral clara, ondulada, com onda de forma trifásica.

39. Se, em um exame de pressão segmentar de membro inferior, a diferença entre dois segmentos adjacentes for maior do que _____ mm Hg, provavelmente a doença está presente no segmento que tem a menor pressão.
    a. 40.
    b. 50.
    c. 30.
    d. 20.

40. Todas as seguintes são causas de doença arterial oclusiva de membro superior, **EXCETO**:
    a. Síndrome do desfiladeiro torácico.
    b. Trombose venosa profunda.
    c. Síndrome de roubo subclávio.
    d. Tromboangiite obliterante.

41. Um importante achado indicador de Síndrome de Raynaud na onda de registro de volume de pulso em membro superior é:
a. O membro dicrótico está ausente.
b. A onda é trifásica.
c. O membro dicrótico encontra-se muito próximo do pico de onda.
d. O membro dicrótico encontra-se distante do pico de onda.

42. Todos os seguintes são tipos de enxertos de diálise, **EXCETO**:
a. Da artéria braquiocefálica para a veia axilar.
b. Da artéria braquial para a veia antecubital.
c. Da artéria radial para a veia cefálica.
d. Da artéria braquial para a veia axilar.

43. O problema mais freqüente nos enxertos de diálise é:
a. O local da anastomose venosa torna-se estenosado.
b. O local da anastomose arterial torna-se estenosado.
c. Ocorre trombose total do enxerto.
d. A parte central do enxerto se torna estenosada.

44. É muito provável que um enxerto de diálise cujo influxo arterial é maior do que _____ cm/s tenha uma redução de diâmetro maior do que 75%:
a. 200.
b. 300.
c. 400.
d. 500.

45. Todos os seguintes são tipos de enxertos de desvio arterial, **EXCETO**:
a. Aortobifemoral.
b. Femorofibular.
c. Femoropoplíteo.
d. Axilofemoral.

46. No ultra-som, um *bypass* arterial de ______ tem um traçado corrugado e ecogênico.
a. Gore-Tex.
b. Enxerto de veia invertida.
c. Dacron.
d. Enxerto de veia *in situ.*

47. O colapso agudo de um *bypass* arterial pode ter qualquer uma das seguintes causas, **EXCETO**:
a. Uma válvula retida.
b. Um pseudo-aneurisma no local da anastomose.
c. Uma doença aterosclerótica.
d. A dissecção cirúrgica da íntima do vaso no local de anastomose.

48. Se a relação entre duas medidas de velocidade for maior do que 2, é porque existe uma estenose de:
a. 75% ou mais.
b. 0%.
c. 20% a 40%.
d. 50% a 75%.

49. Há uma alta possibilidade de trombose quando a velocidade total no enxerto for menor do que _____ cm/s.
a. 40.
b. 50.
c. 60.
d. 70.

50. Nos enxertos *in situ,* o segmento proximal tem um diâmetro _____ e o segmento distal tem um diâmetro _____.
a. Grande, grande.
c. Maior, menor.
d. Menor, maior.
e. Pequeno, pequeno.

51. É improvável que uma úlcera de pé consiga sarar quando a pressão no tornozelo do paciente é menor do que ____ mmHg.
a. 65.
b. 75.
c. 80.
d. 55.

52. Um paciente que tem claudicação deve ter um índice tornozelo/braquial na faixa de:
a. Mais de 0,96.
b. 0,20 ou menos.
c. 0,50 a 0,95.
d. 0,21 a 0,49.

53. Um paciente que tem claudicação deve ter um índice tornozelo/braquial médio de:
a. 0,35 ± 0,15.
b. 0,45 ± 0,15.
c. 0,55 ± 0,15.
d. 0,75 ± 0,15.

54. A pressão segmentar no alto da coxa pode ser mais de _____ mmHg maior do que a pressão braquial, por um artefato devido ao tamanho do manguito.
a. 40.
b. 30.
c. 50.
d. 60.

55. Uma massa cística preenchida por cores enoveladas, com um colo de comunicação com uma artéria é observada na ultra-sonografia por Doppler colorido. Isso é um(a):
a. Hematoma.
b. Linfonodo.
c. Fístula arteriovenosa.
d. Pseudo-aneurisma.

56. Os vários fatores que determinam a taxa de sangue que retorna para o coração incluem todos os abaixo, **EXCETO**:
a. A bomba do músculo da panturrilha.
b. As valvas venosas.
c. A claudicação.
d. A pressão venosa.

57. Nos membros inferiores, o sangue flui do sistema ______ para o sistema ______:
   a. Profundo, superficial.
   b. Superficial, profundo.
   c. Profundo, gástrico.
   d. Superficial, arterial.

58. O que são as perfurantes?
   a. Veias que conectam as veias profundas e as superficiais.
   b. Veias que são *sinus* e atuam como reservatórios de sangue venoso.
   c. Artérias que conectam capilares e arteríolas.
   d. Uma outra denominação das valvas venosas.

59. Todos os seguintes são fatores de risco para desenvolvimento de trombose venosa profunda, EXCETO:
   a. Estase.
   b. Aterosclerose.
   c. Traumatismo.
   d. Hipercoagulabilidade.

60. O que é *phlegmasia alba dolens*?
   a. A ausência congênita de veias profundas.
   b. É quando a veia ilíaca comum esquerda passa por trás da artéria ilíaca comum direita.
   c. Uma perna azulada, intumescida e dolorida por causa de trombose das veias safena magna e iliofemoral.
   d. Uma perna branca, intumescida e dolorida por causa de trombose iliofemoral, com freqüência aumentada no período pós-parto.

61. As complicações mais freqüentes da trombose venosa profunda compreendem:
   a. Dor nas panturrilhas ao deambular, vertigens.
   b Edema e dor em repouso.
   c. Êmbolos pulmonares e incompetência valvular.
   d. Êmbolos pulmonares e tumefação.

62. A primeira medida para tratar uma trombose venosa profunda é:
   a. Cirurgia.
   b. Anticoagulação.
   c. Um filtro de Greenfield.
   d. Trombectomia.

63. O que é insuficiência venosa?
   a. Uma condição em que as valvas venosas não funcionam adequadamente, e o sangue flui na direção errada.
   b. Uma condição em que as veias estão congenitamente ausentes.
   c. Uma condição em que as veias são anormalmente pequenas.
   d. Uma condição em que a veia ilíaca comum esquerda passa por trás da artéria ilíaca comum direita.

64. Todos os seguintes são sintomas de insuficiência venosa, EXCETO:
   a. Dor.
   b. Tumefação.
   c. Unhas dos pés espessadas.
   d. Veias varicosas.

65. O que é celulite?
   a. Uma perna branca, dolorida e inchada por causa de trombose iliofemoral.
   b. Uma infecção dos tecidos dérmicos do membro, que se apresenta com tecidos enrubescidos e quentes, freqüentemente na canela e dorso do pé.
   c. Um defeito congênito em que as cúspides das valvas não se opõem quando fechadas.
   d. Um caso grave de veias varicosas resultantes de um episódio anterior de trombose venosa profunda.

66. Durante o teste de pletismografia de impedância, a capacidade venosa segmentar deve ter uma impedância igual ou maior do que _____ unidades:
   a. 25.
   b. 50.
   c. 60.
   d. 75.

67. A principal diferença entre o teste de pletismografia de impedância (PGI) e o teste de registro de volume de pulso (RVP) é que:
   a. O efluxo venoso máximo é determinado com um segundo em vez de com três segundos.
   b. O efluxo venoso máximo é determinado com 3 segundos em vez de com 1 segundo.
   c. O teste de PGI é mais rápido.
   d. No teste de RVP, o único valor calculado é a capacidade venosa segmentar.

68. Todos os seguintes são indicativos de trombose venosa profunda, EXCETO:
   a. A perda de fluxo espontâneo.
   b. A falta de aumento.
   c. Um fluxo venoso pulsátil.
   d. Um fluxo venoso contínuo em vez de um fluxo venoso fásico.

69. A veia basílica se junta com:
   a. A veia cefálica.
   b. A veia braquial.
   c. A veia jugular interna.
   d. A veia subclávia.

70. Todos os seguintes causam aumento de risco de trombose venosa profunda nos membros superiores, EXCETO:
   a. Um cateter central inserido perifericamente.
   b. Movimentação excessiva dos membros superiores.
   c. Um cateter venoso central.
   d. Quimioterapia.

71. Se uma veia afetada por trombose venosa profunda apresentar-se dilatada por um trombo hipoecóico, muito provavelmente este trombo é:
   a. Agudo.
   b. Crônico.
   c. Recanalizado.
   d. Dissecado.

72. A pele e a glande do pênis são supridas pelas artérias:
    a. Cavernosas.
    b. Uretrais.
    c. Dorsais.
    d. Bulbares.
73. A condição em que se desenvolve uma "placa" ou cicatriz focal na túnica albugínea dos corpos cavernosos é chamada:
    a. Diabetes.
    b. Priapismo.
    c. Insuficiência arterial.
    d. Doença de Peyronie.
74. Todas as seguintes são causas de disfunção erétil, **EXCETO**:
    a. Doença arterial oclusiva.
    b. Uma malformação arteriovenosa.
    c. A presença de uma varicocele.
    d. Relaxamento insuficiente dos músculos lisos.
75. A condição em que as veias do plexo cremastérico ou do plexo pampiniforme se tornam muito aumentadas é chamada:
    a. Malformação arteriovenosa.
    b. Varicocele.
    c. Doença de Peyronie.
    d. Priapismo.
76. Durante um dúplex-Doppler para disfunção erétil, quantos μg de prostaglandina E_1 geralmente são usados em um paciente com 50 anos de idade ou mais?
    a. 10.
    b. 5.
    c. 6.
    d. 20.
77. Durante a realização de um dúplex-Doppler para disfunção erétil, as velocidades de pico sistólico nas artérias cavernosas de seu paciente estão medindo entre 12 e 15 cm/s. O que é que isso indica?
    a. Nada, o teste é normal.
    b. Doença venosa oclusiva crônica.
    c. Doença de Peyronie.
    d. Insuficiência arterial.
78. Durante a realização de um dúplex-Doppler para disfunção erétil, as velocidades diastólicas finais nas artérias cavernosas de seu paciente estão medindo 10 e 15 cm/s. O que é que isso indica?
    a. Nada, o teste é normal.
    b. Doença venosa oclusiva crônica.
    c. Doença de Peyronie.
    d. Insuficiência arterial.
79. Durante um exame de pressão segmentar para disfunção erétil, o índice peniano/braquial obtido no paciente é de 0,85. O que é que isso indica?
    a. Este valor é normal.
    b. Isso indica insuficiência arterial.
    c. Isso indica doença venosa oclusiva crônica.
    d. Isso indica impotência vasculogênica.
80. Durante um exame de pressão segmentar para disfunção erétil, a pressão segmentar braquial do paciente foi de 120 mmHg, e a pressão segmentar peniana mediu 180 mmHg. O que é que isso indica?
    a. Esse é um teste com resultado tangencial.
    b. Indica impotência vasculogênica.
    c. Indica que o paciente tem diabetes.
    d. Esse é um teste com resultado normal.
81. Durante um dúplex-Doppler para disfunção erétil, a velocidade na veia dorsal, após a injeção, aumenta para 10 cm/s. O que é que isso pode indicar?
    a. Possibilidade de insuficiência arterial.
    b. Possibilidade de doença de Peyronie.
    c. Possibilidade de vazamento venoso.
    d. Esse é um valor normal.
82. A artéria carótida comum esquerda origina-se d(a)(o):
    a. Artéria braquiocefálica.
    b. Artéria vertebral.
    c. Artéria subclávia.
    d. Arco aórtico.
83. O primeiro ramo da artéria carótida interna é a artéria:
    a. Maxilar interna.
    b. Auricular posterior.
    c. Oftálmica.
    d. Temporal superficial.
84. A variante mais comum do polígono de Willis é:
    a. Uma artéria cerebral média hipoplásica.
    b. Uma artéria cerebral anterior hipoplásica.
    c. Uma artéria basilar aumentada.
    d. Uma artéria cerebral média aumentada.
85. Cerca de 75% do sangue que vai para o cérebro passa através:
    a. Das artérias carótidas internas.
    b. Das artérias carótidas externas.
    c. Das artérias vertebrais.
    d. Do polígono de Willis.
86. O sistema circulatório anterior é constituído:
    a. Pelas artérias vertebrobasilares e seus ramos.
    b. Pelas artérias braquiocefálicas e seus ramos.
    c. Pelo polígono de Willis e artérias vertebrais.
    d. Pelas artérias carótidas e seus ramos.
87. Uma fina camada de material lipídico sobre a íntima de uma artéria é descrita como:
    a. Uma placa fibrosa.
    b. Uma estria graxa.
    c. Uma hemorragia intraplaca.
    d. Uma lesão complicada.

88. O Estudo da Aterosclerose Assintomática de Carótida constatou o benefício terapêutico da endarterectomia para pacientes assintomáticos que têm uma redução de diâmetro da artéria carótida interna maior do que:
a. 80%.
b. 70%.
c. 50%.
d. 60%.

89. Para perfundir o braço em presença de uma doença significativa das artérias braquiocefálicas ou das subclávias proximais, o sangue tem de subir pela artéria vertebral contralateral, atravessar pela artéria basilar e descer pela artéria vertebral do lado afetado. Isso se chama:
a. Displasia fibromuscular.
b. Tumor do corpo carotídeo.
c. Síndrome do roubo vertebral.
d. Amaurose fugaz.

90. Quando se faz o Doppler transcraniano, localiza-se melhor a artéria cerebral média usando a janela:
a. Transtemporal.
b. Transforaminosa.
c. Transorbitária.
d. Submandibular.

91. A colateralidade externo-interna, durante o Doppler transcraniano, é indicada por:
a. Fluxo anterógrado na artéria colateral medial ipsolateral.
b. Fluxo retrógrado na artéria colateral anterior ipsolateral.
c. Fluxo retrógrado na artéria oftálmica ipsolateral.
d. Fluxo retrógrado na artéria vertebral ipsolateral.

92. Em um teste de oculopneumopletismografia-Gee, as pressões sistólicas oftálmicas, em mmHg, devem ser inferiores a:
a. 3.
b. 5.
c. 4.
d. 2.

93. Durante um exame de carótida por dúplex-Doppler a artéria carótida interna proximal do paciente mede 1,54/0,89 m/s. O que é que isso indica?
a. Uma redução de diâmetro de 1% a 15%.
b. Uma redução de diâmetro de 50% a 79%.
c. Esse valor é normal.
d. Uma redução de diâmetro de 16% a 49%.

94. De acordo com os critérios do Estudo Norte-americano de Endarterectomia da Carótida Sintomática, uma relação maior do que _______ entre a VPS da artéria carótida interna e a VPS da artéria carótida comum é compatível com uma redução de diâmetro de _____%.
a. 8 e 60.
b. 10 e 75.
c. 4 e 70.
d. 5 e 80.

95. A capacidade que um teste tem de expressar um resultado normal quando o teste padrão também expressa resultado normal chama-se:
a. Especificidade.
b. Sensibilidade.
c. Valor da previsão de positivo.
d. Valor preditivo de negativo.

96. A sensibilidade de um teste é calculada:
a. Verdadeiro-negativos/(verdadeiro-negativos + falso-positivos).
b. Verdadeiro-positivos/(verdadeiro-positivos + falso-positivos).
c. Verdadeiro-negativos/(verdadeiro-negativos + falso-negativos).
d. Verdadeiro-positivos/(verdadeiro-positivos + falso-negativos).

97. O número total de testes corretos dividido pelo número total de todos os testes é conhecido como:
a. Acurácia.
b. Teste padrão.
c. Valor preditivo positivo.
d. Sensibilidade.

98. O valor preditivo positivo de um teste é calculado:
a. Verdadeiro-negativos/(verdadeiro-negativos + falso-positivos).
b. Número total de testes corretos/número total de todos os testes.
c. Verdadeiro-positivos/(verdadeiro-positivos + falso-positivos).
d. Verdadeiro-positivos/(verdadeiro-positivos + falso-negativos).

99. (O)(A) _____ indica a porcentagem de testes não-invasivos que prevêem corretamente a normalidade:
a. Valor preditivo positivo.
b. Valor preditivo negativo.
c. Especificidade.
d. Sensibilidade.

100. Uma centena de pacientes [200 artérias carótidas internas (ACIs)] foram examinados, num laboratório vascular, através de ultra-sonografia dúplex de carótida e de angiografia cerebral. Nesses pacientes, 50 ACIs foram acertadamente classificadas como tendo estenoses hemodinamicamente significativas, 120 ACIs foram acertadamente classificadas como estando dentro dos limites normais, 23 ACIs foram erroneamente classificadas como tendo estenoses hemodinamicamente significativas e 7 ACIs foram erroneamente classificadas como estando dentro dos limites normais. Como se calcula a acurácia geral?
a. 120/143.
b. 170/193.
c. 120/127.
d. 170/200.

101. Você está avaliando as veias da panturrilha de um paciente e não está conseguindo vê-las serem preenchidas com cor. O que você faz?

a. Encerra o exame porque as veias da panturrilha devem estar com trombos.
b. Certifica-se de que o filtro de paredes está regulado para alto.
c. Certifica-se de que o ganho de cores está regulado para bem baixo.
d. Certifica-se de que a freqüência de repetição de pulsos (PRF) não está regulada muito alta.

102. Você está avaliando a artéria carótida interna de um paciente, e o sinal está aparecendo como se estivesse "enrolado ao redor" da linha de base. O que você faz para consertar isso?

a. Aumenta a freqüência de repetição de pulsos (PRF).
b. Diminui a freqüência de repetição de pulsos (PRF).
c. Muda o filtro de paredes para "alto".
d. Aumenta o ganho de Doppler.

103. Você está avaliando uma veia femoral superficial de um paciente com Doppler colorido. Na tela, o quadro de cores do Doppler mostra um lado da veia em azul, o outro lado em vermelho e ausência de cor no meio da veia. O que você pode fazer para consertar isso?

a. Mudar o filtro de paredes para "baixo".
b. Aumentar a freqüência de repetição de pulsos (PRF).
c. Direcionar o quadro em concordância com a veia ou calçar o transdutor para angulá-lo com a veia.
d. Aumentar o ganho de cor.

104. Quando se usa o Doppler para investigar uma veia e é necessário usar um ângulo correto, geralmente o ângulo preferido para obter medidas precisas de velocidade é de _____ graus:

a. 65.
b. 75.
c. 30.
d. 60.

APÊNDICE

Chave de Respostas

1.	b	36.	d	71.	a
2.	d	37.	c	72.	c
3.	d	38.	d	73.	d
4.	c	39.	d	74.	c
5.	a	40.	b	75.	b
6.	c	41.	c	76.	a
7.	b	42.	a	77.	d
8.	d	43.	a	78.	b
9.	c	44.	c	79.	a
10.	b	45.	b	80.	b
11.	a	46.	c	81.	c
12.	d	47.	c	82.	d
13.	c	48.	d	83.	c
14.	d	49.	a	84.	b
15.	c	50.	b	85.	a
16.	a	51.	d	86.	d
17.	c	52.	c	87.	b
18.	b	53.	a	88.	d
19.	d	54.	b	89.	c
20.	c	55.	d	90.	a
21.	a	56.	c	91.	c
22.	d	57.	b	92.	b
23.	a	58.	a	93.	b
24.	d	59.	b	94.	c
25.	c	60.	d	95.	a
26.	b	61.	c	96.	d
27.	d	62.	b	97.	a
28.	b	63.	a	98.	c
29.	a	64.	c	99.	b
30.	d	65.	b	100.	d
31.	c	66.	d	101.	d
32.	d	67.	a	102.	a
33.	c	68.	c	103.	c
34.	b	69.	b	104.	d
35.	a	70.	b		

Índice Remissivo

Os números em *itálico* são referentes às figuras e tabelas.

W